Alergia em Otorrinolaringologia

Thieme Revinter

Alergia em Otorrinolaringologia

Christine B. Franzese
Professor of Clinical Otolaryngology
Director of Allergy
Department of Otolaryngology
University of Missouri Health Care
Columbia, Missouri

Cecelia C. Damask
Clinical Assistant Professor
Department of Otolaryngology—Head and Neck Surgery
University of Central Florida
Orlando, Florida
Private Practitioner
Lake Mary Ear, Nose, Throat & Allergy
Lake Mary, Florida

Sarah K. Wise
Professor
Department of Otolaryngology—Head & Neck Surgery
Director
Residency Program
Emory University School of Medicine
Atlanta, Georgia

Matthew W. Ryan
Associate Professor
Department of Otolaryngology—Head & Neck Surgery
UT Southwestern Medical Center
Dallas, Texas

72 Ilustrações

Thieme
Rio de Janeiro • Stuttgart • New York • Delhi

Dados Internacionais de Catalogação na Publicação (CIP)

F837a

Franzese, Christine B.
Alergia em Otorrinolaringologia/Christine B. Franzese et al.; tradução de Silvia Spada et al. – 1. Ed. – Rio de Janeiro – RJ: Thieme Revinter Publicações, 2021.

306 p.: il; 14 x 21 cm.

Título Original: *Handbook of Otolaryngic Allergy*
Inclui Índice Remissivo e Bibliografia.

ISBN 978-65-5572-056-3
eISBN 978-65-5572-057-0

1. Alergia. 2. Imunologia. 3. Exame. 4. Tratamento. I. Título.

CDD: 617.51
CDU: 616.21

Tradução:

SILVIA SPADA (Caps. 1 a 5, 16 a 20 e 31 a 35)
Tradutora Especializada na Área da Saúde, SP

SORAYA IMON (Caps. 21 a 30)
Tradutora Especializada na Área da Saúde, SP

SANDRA MALLMANN (Caps. 6 a 10 e 36 a 40)
Tradutora Especializada na Área da Saúde, RS

RENATA SCAVONE (Caps. 11 a 15 e 41 a 47)
Tradutora Especializada na Área da Saúde, SP

Revisão Técnica:

RICARDO RODRIGUES FIGUEIREDO
Médico Otorrinolaringologista
Doutorado em Ciências/Otorrinolaringologia pela Universidade Federal de São Paulo
Mestrado em Cirurgia Geral-ORL pela Universidade Federal do Rio de Janeiro
Professor Adjunto e Chefe do Serviço de ORL da Faculdade de Medicina de Valença, RJ

Título original:
Handbook of Otolaryngic Allergy
Copyright © 2019 by Thieme
ISBN 978-1-62623-906-7

© 2021 Thieme. All rights reserved.

Thieme Revinter Publicações Ltda.
Rua do Matoso, 170
Rio de Janeiro, RJ
CEP 20270-135, Brasil
http://www.ThiemeRevinter.com.br

Thieme USA
http://www.thieme.com

Design de Capa: © Thieme
Créditos da Imagem da Capa: Figura 16-7A

Impresso no Brasil por Forma Certa Gráfica Digital Ltda.
5 4 3 2 1
ISBN 978-65-5572-056-3

Também disponível como eBook:
eISBN 978-65-5572-057-0

Nota: O conhecimento médico está em constante evolução. À medida que a pesquisa e a experiência clínica ampliam o nosso saber, pode ser necessário alterar os métodos de tratamento e medicação. Os autores e editores deste material consultaram fontes tidas como confiáveis, a fim de fornecer informações completas e de acordo com os padrões aceitos no momento da publicação. No entanto, em vista da possibilidade de erro humano por parte dos autores, dos editores ou da casa editorial que traz à luz este trabalho, ou ainda de alterações no conhecimento médico, nem os autores, nem os editores, nem a casa editorial, nem qualquer outra parte que se tenha envolvido na elaboração deste material garantem que as informações aqui contidas sejam totalmente precisas ou completas; tampouco se responsabilizam por quaisquer erros ou omissões ou pelos resultados obtidos em consequência do uso de tais informações. É aconselhável que os leitores confirmem em outras fontes as informações aqui contidas. Sugere-se, por exemplo, que verifiquem a bula de cada medicamento que pretendam administrar, a fim de certificar-se de que as informações contidas nesta publicação são precisas e de que não houve mudanças na dose recomendada ou nas contraindicações. Esta recomendação é especialmente importante no caso de medicamentos novos ou pouco utilizados. Alguns dos nomes de produtos, patentes e design a que nos referimos neste livro são, na verdade, marcas registradas ou nomes protegidos pela legislação referente à propriedade intelectual, ainda que nem sempre o texto faça menção específica a esse fato. Portanto, a ocorrência de um nome sem a designação de sua propriedade não deve ser interpretada como uma indicação, por parte da editora, de que ele se encontra em domínio público.

Todos os direitos reservados. Nenhuma parte desta publicação poderá ser reproduzida ou transmitida por nenhum meio, impresso, eletrônico ou mecânico, incluindo fotocópia, gravação ou qualquer outro tipo de sistema de armazenamento e transmissão de informação, sem prévia autorização por escrito.

*Ao meu marido, Michael, e às minhas filhas, Catherine e Chrissy:
Agradeço-os por todo amor, apoio e paciência comigo,
enquanto eu trabalhava neste projeto.
Não o teria concluído sem vocês.
Agora, posso me concentrar no que realmente importa – passar o tempo
com minha maravilhosa família, jogando Dungeons & Dragons,
e brincando de fantasiar-se de personagens na Comic Cons.*

*Aos meus coeditores, Sarah, Cecelia e Matt: Vocês são incríveis.
Muito obrigada pela ajuda.
Este livro não teria acontecido sem vocês. Hurra!*

Christine B. Franzese

Sumário

Apresentação xx

Prefácio xxi

Agradecimentos xxiii

Colaboradores xxiv

Parte 1: Princípios Básicos

1 Princípios Básicos de Imunologia 2
Christine B. Franzese
1.1 Introdução 2
1.2 Reações de Hipersensibilidade 2
1.3 Imunidade Adaptativa 2
1.4 Respostas Imunes Adaptativas 2
1.5 Os Principais Personagens 3
1.6 Tolerância e Padrão de Resposta do Sistema Imune 4
1.7 Uma Palavra sobre a Simplificação do Sistema Imune 4
Bibliografia 5

2 Rinite Alérgica: Definição e Classificações 6
Christine B. Franzese
2.1 As Chaves para o Sucesso 6
2.2 A Definição 6
2.3 O Sistema de Classificação não tão Perfeito 6
2.4 Gravidade 8
Bibliografia 8

3 Sensibilização *Versus* Alergia 9
Christine B. Franzese
3.1 O Enigma mais Interessante 9
3.2 Assunto Sério 9
3.3 Conduta Errônea 11
3.4 Uma Última Frustração... 11
Bibliografia 12

4	**Conceito de Via Aérea Unificada** **13**	
	Christine B. Franzese	
4.1	O que É 13	
4.2	Como isto Pode Funcionar? 13	
4.3	Que tal o Gotejamento Pós-Nasal? Isto Pode Causar Inflamação Pulmonar? 13	
4.4	Por que É Importante? 14	
	Bibliografia 14	
5	**Alérgenos Inalantes: Gramíneas** **15**	
	Steven M. Houser ▪ *Sarah K. Wise*	
5.1	Quando o Verão não É algo a se Aguardar 15	
5.2	Assunto Sério 15	
5.2.1	Revisão Rápida... O que É um Antígeno? E o que É um Alérgeno? 15	
5.2.2	Fale um pouco mais sobre os Alérgenos... Por Favor? 15	
5.2.3	O que São Extratos de Alérgeno Padronizados e não Padronizados? 16	
5.2.4	O que É Reação Cruzada? 16	
5.2.5	Quais São os Postulados de Thommen? 17	
5.2.6	O que É Exatamente o Pólen? 18	
5.2.7	Que Tipos de Plantas Produzem Polens Alergênicos? 18	
5.2.8	Quais São os Destaques sobre Alérgenos de Gramíneas? 18	
5.2.9	Quando as Gramíneas Polinizam? 19	
5.2.10	Quais São as Gramíneas Alergênicas mais Comuns? 20	
	Bibliografia 21	
6	**Alérgenos Inalantes: Árvores** **22**	
	Steven M. Houser ▪ *Sarah K. Wise*	
6.1	Problemas com Árvores na Primavera 22	
6.2	Assunto Sério 22	
6.2.1	Quais São os Tipos Comuns de Árvores Alergênicas na América do Norte? .. 22	
6.2.2	Quando as Árvores Polinizam? 23	
6.2.3	Quais São as Árvores Alergênicas Comuns? 23	
6.2.4	Quais Árvores Têm os Principais Alérgenos Conhecidos? 25	
6.2.5	Quais Árvores Têm Extratos Alergênicos Padronizados Disponíveis? 25	
	Bibliografia 25	
7	**Alérgenos Inalantes: Mofo** **26**	
	Steven M. Houser ▪ *Sarah K. Wise*	
7.1	Esporos Podem te Derrubar 26	
7.2	Assunto Sério 26	
7.2.1	O que Preciso Saber sobre Alergia a Mofo? 26	
7.2.2	Quais São os Mofos Alergênicos Comuns? 27	
7.2.3	Quais Mofos Têm os Principais Alérgenos Conhecidos? 27	
7.2.4	Quais Mofos Têm Extratos Alergênicos Padronizados Disponíveis? 28	
	Bibliografia 28	

Sumário ix

8	Alérgenos Inalantes: Epidérmicos e Pelos de Animais 29
	Steven M. Houser ▪ Sarah K. Wise
8.1	Poeira e Pelos de Animais 29
8.2	Assunto Sério...29
8.2.1	Quais Alérgenos Potenciais Encontramos durante o Ano Inteiro?.............. 29
8.2.2	Informações sobre Ácaros da Poeira... Assentam em Mim!....................... 29
8.2.3	E quanto ao Pelo de Animais de Estimação?... 30
8.2.4	Quais Epidérmicos e Pelos de Animais Possuem Alérgenos Maiores que São Conhecidos?.. 30
8.2.5	Quais Epidérmicos e Pelos de Animais Têm Extratos de Alergênicos Padronizados Disponíveis?... 31
	Bibliografia 31

9	Alérgenos Inalantes: Ervas Daninhas 32
	Steven M. Houser ▪ Sarah K. Wise
9.1	Quando as Ervas Daninhas São as Piores 32
9.2	Assunto Sério...32
9.2.1	Quais São os Tipos Comuns de Ervas Daninhas Alergênicas na América do Norte?... 32
9.2.2	E quanto às Famílias de Ervas Daninhas Menores ou Ervas Daninhas Localmente Importantes? 34
9.2.3	O que mais Devo Saber sobre Ervas Daninhas... Ou Ervas Daninhas "Impostoras"? 34
9.2.4	Quando as Ervas Daninhas Polinizam? 34
9.2.5	Quais São as Ervas Daninhas Alergênicas Comuns?................................. 34
9.2.6	Quais Ervas Daninhas Têm Alérgenos Maiores que São Conhecidos?......... 36
9.2.7	Quais Ervas Daninhas Têm Extratos Alergênicos Padronizados Disponíveis? 36
	Bibliografia 36

Parte 2: Diagnóstico de Alergia

10	História 38
	Christine B. Fanzese
10.1	História da Doença Atual 38
10.2	História Patológica Pregressa...39
10.3	História Cirúrgica Pregressa 39
10.4	Medicações...39
10.5	História Familiar/Social 40
10.6	Revisão de Sistemas 40
	Bibliografia 40

11	Coletas de Dados e Questionários para Pacientes 41
	Christine B. Franzese
11.1	Usar ou não Usar..41
11.2	O Básico 41
11.3	Minhas Humildes Sugestões 42
	Bibliografia 43

12	**Exame Físico** **44**	
	Christine B. Franzese	
12.1	Nem tudo que Faz Espirrar É Alérgico 44	
12.2	O Exame Físico 44	
	Bibliografia 47	
13	**Diagnóstico Diferencial** **48**	
	Christine B. Franzese	
13.1	Os Imitadores e os Impostores 48	
	Bibliografia 50	

Parte 3: Métodos de Exame

14	**Condições que Influenciam o Exame Cutâneo** **52**	
	Christine B. Franzese	
14.1	Preparação para o Sucesso 52
14.2	Doenças 52
14.3	Medicamentos 53
14.4	Experiência da Autora 54
14.5	Uma Palavra Especial sobre Betabloqueadores 55
	Bibliografia 55
15	**Teste Cutâneo: Puntura (*Prick Test*)** **56**
	Christine B. Franzese
15.1	As Informações mais Interessantes 56
15.2	Considerações Importantes 56
15.2.1	Quem É um Bom Candidato para o Teste Cutâneo? 56
15.2.2	O que o Teste me Diz? 56
15.2.3	Quanto Tempo Demora? Quando Posso Ver o Resultado? 56
15.2.4	O que É um Teste Positivo? O que Indica? 56
15.2.5	O que É um Teste Negativo? O que Indica? 57
15.2.6	O que É Controle Negativo e o que É Pápula? 57
15.2.7	E o que É Pápula? 57
15.2.8	Você Precisa de um Controle Positivo e um Controle Negativo? Por quê? . 57
15.2.9	O que É o Controle Positivo? 57
15.2.10	Quais São os Antígenos Testados? 57
15.2.11	Onde Faço o Teste? 57
15.2.12	Não, Quero Saber onde Fazer o Teste no Paciente? 58
15.2.13	O *Prick test* Pode Mesmo Causar uma Anafilaxia? 58
15.2.14	Materiais Necessários 58
15.3	Informações Importantíssimas (Como Fazer o Exame!) 59
15.4	Técnica com Dispositivo de Puntura Única 59
15.4.1	Etapa 1 59
15.4.2	Etapa 2 60
15.4.3	Etapa 3 60

15.4.4	Etapa 4	63
15.4.5	Etapa 5	63
15.4.6	Etapa 6	63
15.4.7	Etapa 7	64
15.5	**Técnica com Dispositivo de Puntura Múltipla**	**64**
15.5.1	Etapa 1	64
15.5.2	Etapa 2	64
15.5.3	Etapa 3	64
15.5.4	Etapa 4	66
15.5.5	Etapa 5	66
15.5.6	Etapa 6	66
15.5.7	Etapa 7	67
	Bibliografia	**68**
16	**Teste Cutâneo de Alergia: Intradérmico**	**69**
	Christine B. Franzese	
16.1	**Penetrando na (e não sob a) Pele de um Paciente**	**69**
16.2	**Coisa Séria**	**69**
16.3	**Ferramentas de Trabalho (Que São Necessárias)**	**71**
16.4	**Informações Chocantes (Como Realmente Fazer isto!)**	**71**
16.4.1	Preparação de Diluições para a Placa de Teste/Tratamento	71
16.4.2	Preparação dos Controles	77
16.4.3	Técnica de Teste Intradérmico Único	78
16.4.4	Técnica de Teste Dilucional Intradérmico	81
	Bibliografia	**83**
17	**Teste Cutâneo: Técnicas Combinadas**	**84**
	Christine B. Franzese	
17.1	**Informação mais Interessante**	**84**
17.2	**Coisa Séria**	**84**
17.3	**Informação Chocante (Como Realmente Fazer isto!)**	**85**
17.3.1	Protocolo de Teste Quantitativo Modificado	85
	Bibliografia	**87**
18	**Teste Específico de Imunoglobulina E para Alergia a Inalantes**	**88**
	James W. Mims ▪ *Matthew W. Ryan* ▪ *Cecelia C. Damask*	
18.1	**Levando o Soro a Sério**	**88**
18.2	**Técnica para Medir sIgE**	**88**
18.2.1	Etapa 1: Incubação	88
18.2.2	Etapa 2: Primeira Lavagem	89
18.2.3	Etapa 3: Rotulagem	89
18.2.4	Etapa 4: Segunda Lavagem	90
18.2.5	Etapa 5: Mensuração	90
18.3	**Comparações entre os Testes Cutâneo e de IgE**	**90**
18.4	**Sensibilidade e Especificidade**	**91**
18.5	**Outras Vantagens e Desvantagens**	**92**

18.6	Interpretação do Teste de sIgE	92
18.7	O Futuro dos Testes de sIgE	93
18.7.1	Testando o "Componente"	93
	Bibliografia	95

Parte 4: Tratamento

19	**Higiene Ambiental**	**98**
	Sarah K. Wise	
19.1	Uma Palavra sobre Prevenção	98
19.2	Coisa Séria	98
19.2.1	Mensurações de Ácaros da Poeira Funcionam?	98
19.2.2	Joãozinho Tem Alergia a Gato. Ele Tem que se Livrar do Gato Fofo. Certo?	99
19.2.3	Baratas. Repugnante! Podemos Controlar Baratas para Aliviar os Sintomas Alérgicos?	99
19.2.4	É Primavera e o Pólen está em toda Parte. Não Há como Controlar isto, Há?	100
	Bibliografia	101
20	**Farmacoterapia: Descongestionantes**	**102**
	Christine B. Franzese	
20.1	Uma Palavra de Cautela	102
20.2	O que É esta Classe de Medicamento?	102
20.3	São Bons para Tratar quais Sintomas?	102
20.4	Exemplos desta Classe	102
20.5	Por que e quando Usar	103
20.6	Riscos e Efeitos Colaterais	103
20.7	Uma Palavra Especial sobre as Combinações de Anti-Histamínicos-Descongestionantes (Preparações Orais, Oculares)	104
	Bibliografia	104
21	**Anticolinérgicos**	**105**
	Christine B. Franzese	
21.1	Quando o Nariz Parece uma Torneira	105
21.2	O que É esta Classe de Medicamento?	105
21.3	Quais Sintomas São Adequados para Tratamento?	105
21.4	Exemplos desta Classe	105
21.5	Por que e quando Usar	105
21.6	Riscos e Efeitos Colaterais	106
	Bibliografia	106
22	**Anti-Histamínicos**	**107**
	Christine B. Franzese	
22.1	Uma das Medicações Carros-Chefe para Alergia	107
22.2	O que É esta Classe de Medicamento?	107

22.3	Quais Sintomas São Adequados para Tratamento?	107
22.4	Exemplos desta Classe	108
22.5	Por que e quando Usar	108
22.6	Riscos e Efeitos Colaterais	109
22.7	Idades de Uso	109
	Bibliografia	110
23	**Corticosteroides**	**111**
	Christine B. Franzese	
23.1	Outro Carro-Chefe Importante	111
23.2	O que É esta Classe de Medicação?	111
23.3	Quais Sintomas São Adequados para Tratamento?	111
23.4	Exemplos desta Classe	111
23.5	Por que e quando Usar	112
23.6	Riscos e Efeitos Colaterais	112
23.7	Uma Nota de Cautela sobre as Preparações de Corticosteroide Injetáveis	113
23.8	Idade de Uso Especificada pela FDA no Rótulo	113
	Bibliografia	114
24	**Antagonistas de Receptor de Leucotrieno**	**115**
	Sarah K. Wise	
24.1	A Informação mais Interessante	115
24.2	Coisa Séria	115
24.2.1	O que São os Leucotrienos? (*i. e.*, de volta à bioquímica...)	115
24.2.2	Agora que a Ciência Está Desvendada, por que se Preocupar com os Leucotrienos na Alergia?	115
24.2.3	Quais São os Antagonistas do Receptor de Leucotrieno?	116
24.2.4	Por uma Questão de Completude... O que É um "Inibidor de Síntese"?	116
24.2.5	Quais Condições Alérgicas os Antagonistas de Receptor de Leucotrieno Podem Tratar?	116
24.2.6	Como os Antagonistas de Receptor de Leucotrieno se Comparam a Outras Medicações para Rinite Alérgica?	117
24.2.7	Qual É a melhor Forma de Usar os Antagonistas de Receptor de Leucotrieno?	117
24.2.8	Consumidor (e Profissional Médico), Cuidado! Quais São os Efeitos Colaterais dos Antagonistas de Receptor de Leucotrieno?	117
	Bibliografia	118
25	**Estabilizadores de Mastócitos**	**119**
	Sarah K. Wise	
25.1	Prevenção da Degranulação	119
25.2	Coisa Séria	119
25.2.1	O que É a Cromolina?	119
25.2.2	Quais Condições Alérgicas Podem Ser Tratadas com Estabilizadores de Mastócito?	120

25.2.3	Qual É o melhor Modo de Usar os Produtos à Base de Cromolina?	120
25.2.4	O que Há de tão Positivo sobre os Estabilizadores de Mastócito?	120
25.2.5	O que Há de *não* tão Positivo sobre os Estabilizadores de Mastócito?	120
	Bibliografia	**121**
26	**Terapias Combinadas**	**122**
	Sarah K. Wise	
26.1	**Trabalhando Junto**	**122**
26.2	**Coisa Séria**	**122**
26.2.1	O que São as Terapias Combinadas?	122
26.2.2	Descreva para Mim e Mostre os Pontos Fortes. Apenas Fatos. O que Eu Realmente Preciso Saber?	122
	Bibliografia	**125**
27	**Imunobiológicos**	**126**
	Cecelia C. Damask	
27.1	**Introdução aos Imunobiológicos**	**126**
27.2	**Imunoglobulina E**	**126**
27.2.1	Omalizumabe	126
27.2.2	Interleucina-5	131
27.2.3	Mepolizumabe	131
27.2.4	Reslizumabe	131
27.2.5	Benralizumabe	131
27.2.6	Interleucina-4 e Interleucina-13	132
27.2.7	Dupilumabe	132
27.2.8	Lebrikizumabe e Tralokinumabe	132
27.2.9	Linfopoietina Estromal Tímica	132
27.2.10	Tezepelumabe	133
27.3	**Interleucina-31**	**133**
27.3.1	Nemolizumabe	133
27.3.2	O que ainda não Sabemos?	133
	Bibliografia	**134**
28	**Tratamentos Alternativos**	**135**
	Christine B. Franzese	
28.1	**A Mente É uma Coisa Poderosa**	**135**
28.2	**Mel/Mel Local/Mel Puro**	**135**
28.3	**Riscos/Efeitos Colaterais**	**136**
28.4	**Acupuntura**	**136**
28.5	**Riscos/Efeitos Colaterais**	**136**
28.6	**Fitoterapias**	**136**
28.7	**Riscos/Efeitos Colaterais**	**137**
	Bibliografia	**138**
29	**Imunoterapia: Imunoterapia Subcutânea**	**139**
	Cecelia C. Damask ■ Christine B. Franzese	
29.1	**O Básico sobre a Imunoterapia Subcutânea**	**139**
29.2	**Usar ou não *Endpoints***	***139***

29.3	Você Pode Explicar isso de Novo?.	140
29.4	Algumas Palavras sobre Conservantes	140
29.5	Exemplos de Receita	141
29.6	Coisa Séria: Mistura de Frascos.	141
29.7	Ferramentas de Comercialização (Tudo que É Necessário).	141
29.8	Informação Chocante (Como Realmente Fazer isso!)	143
29.9	A Próxima Receita	144
29.10	Exemplos de Receita para Misturar o Próximo Frasco do Paciente	144
29.11	Administração de Injeção	146
29.12	Protocolos de Dessensibilização Progressiva (Administração de Doses Crescentes) de Injeções	147
29.13	Qual Concentração Usar? O que É Considerado Terapêutico?	147
29.14	Qual É o Volume da Injeção de Manutenção?	149
29.15	Por quanto Tempo um Paciente Permanece na SCIT? Quando Eles Param? Eles Devem Ser Testados Novamente?	149
	Bibliografia	149
30	**Imunoterapia: Imunoterapia Sublingual**	**150**
	Bryan Leatherman ■ Sarah K. Wise ■ Christine B. Franzese	
30.1	Buscando Desesperadamente uma Alternativa às Injeções	150
30.2	**Coisa Séria**	**150**
30.2.1	Por que a Imunoterapia? Por que a Imunoterapia Sublingual?	150
30.2.2	Como a SLIT Atua?	151
30.2.3	Quais São as Evidências Disponíveis da Eficácia da SLIT?	151
30.2.4	A SLIT é mais Segura do que a SCIT. Verdadeiro ou Falso?	152
30.2.5	Qual É a Melhor Dose de SLIT para Fornecer aos Pacientes?	153
30.2.6	Agora, Vamos à Prática. Como Fazer isso?	153
30.2.7	Como Misturar um Frasco de SLIT Aquosa?	154
30.2.8	Quanto Tempo esses Frascos de Manutenção Duram? É Necessário Mantê-los Mediante Refrigeração?	158
30.2.9	O que *não* Sabemos sobre a SLIT?	158
	Bibliografia	159
31	**Comprimidos Sublinguais**	**160**
	Christine B. Franzese	
31.1	Em Busca de Unicórnios	160
31.2	Quem É Candidato ao Comprimido de Imunoterapia Sublingual?	160
31.3	As Aplicações Práticas dos Comprimidos	160
31.4	Comprimidos de SLIT (Disponíveis nos Estados Unidos)	161
31.4.1	Capim-Rabo-de-Rato	161
31.4.2	Erva-de-Santiago	162
31.4.3	Ácaro da Poeira Doméstica	162
31.4.4	Comum a todos os Comprimidos de SLIT	162
31.5	Canibalismo do Comprimido e Trazer Novos Pacientes à Clínica	164
	Bibliografia	164

32	**Imunoterapia pela Mucosa Oral**	**165**
	Christine B. Franzese	
32.1	Tornando-se Parte da Rotina	165
32.2	Creme Dental para Alergia – O que Dizer?	165
32.3	Uma Palavra antes de Iniciar	165
32.4	Quem É Candidato à OMIT?	166
32.5	Como Misturar a Imunoterapia pela Mucosa Oral?	166
32.6	Como Usar a Imunoterapia pela Mucosa Oral?	167
32.7	Uma Palavra antes de Terminar	168
	Bibliografia	169
33	**Tratamento: Monossensibilização *Versus* Polissensibilização**	**170**
	Christine B. Franzese	
33.1	A Eterna Pergunta	170
33.2	Tratando o Paciente Monossensibilizado/Monoalérgico e o Paucissensibilizado/Paucialérgico	170
33.3	Tratando o Paciente Polissensibilizado/Polialérgico: Mono/Pauciterapia	171
33.4	Tratando o Paciente Polissensibilizado/Polialérgico: Politerapia	172
33.5	Implicações Financeiras	172
	Bibliografia	173

Parte 5: Emergências em Alergia

34	**Anafilaxia**	**176**
	Christine B. Franzese	
34.1	Fique Calmo e Administre Epinefrina	176
34.2	Uma Pitada de Prevenção	176
34.3	Prepare-se para o Pior	177
34.4	Quando Ocorre Anafilaxia	180
34.5	Uma Palavra sobre a Epinefrina	182
34.6	Espere o Melhor	182
	Bibliografia	183
35	**Outras Urgências e Emergências**	**184**
	Christine B. Franzese	
35.1	Um Cavalo com Listras	184
35.2	Reações Locais	184
35.3	Reação Vasovagal	185
35.4	Exacerbação da Asma	185
35.5	Urticária Isolada	186

35.6	Dor no Peito/Hipoglicemia/Outros Sintomas não Relacionados com a Anafilaxia 186
	Bibliografia 186

Parte 6: Transtornos Atópicos Associados

36	Alergia à Penicilina 188
	Christine B. Franzese
36.1	Medo e Rotulagem 188
36.2	Assunto Sério 188
36.3	História 189
36.4	Diagnóstico e Testagem 189
36.5	Informação Chocante – Como Realmente Fazer isto! 189
	Bibliografia 193
37	Asma 194
	Christine B. Franzese
37.1	Mais do que apenas um Chiado 194
37.2	O quanto Pode Ficar Grave 194
37.3	Controle 195
37.4	Os não Diagnosticados 198
37.5	O Entendimento Futuro da Asma 198
	Bibliografia 199
38	Alergia Alimentar 200
	Elizabeth J. Mahoney Davis ▪ Matthew W. Ryan ▪ Cecelia C. Damask
38.1	Alergia Alimentar em poucas Palavras 200
38.2	Definições e Classificação de Alergia Alimentar 201
38.3	Tratamento 203
	Bibliografia 204
39	Esofagite Eosinofílica (EoE) 205
	Cecelia C. Damask ▪ Michael J. Parker
39.1	Informações mais Interessantes 205
39.2	O que Sabemos? 205
39.3	O que ainda não Sabemos no Momento? 205
39.4	Prevalência 206
39.5	Apresentação Clínica 206
39.6	Achados Endoscópicos 207
39.7	Manejo 207
	Bibliografia 209

40	**Dermatite Atópica**	**210**
	Cecelia C. Damask	
40.1	Mais do que Superficial	210
40.2	Cuidados e Reparo da Barreira Cutânea São Primordiais	211
40.3	O Futuro do Tratamento da Dermatite Atópica	212
	Bibliografia	213

Parte 7: A Prática Leva à Perfeição

41	**Planilhas de Teste de Alergia com Respostas**	**216**
	Christine B. Franzese	
42	**Planilhas de Preparo de Amostras com Respostas**	**227**
	Christine B. Franzese	

Parte 8: Incorporando a Alergia ao seu Consultório

43	**USP <797> e Manipulação**	**248**
	Cecelia C. Damask ▪ *Christine B. Franzese*	
43.1	O que É Capítulo <797> USP?	248
43.2	Qual É a Nova Versão do Capítulo <797> USP?	248
43.3	Quem É Responsável pelo Preparo?	248
43.4	Onde a Manipulação de Produtos é Feita?	249
43.5	O que É Técnica Asséptica de Manipulação?	249
43.6	Como a Técnica Asséptica de Manipulação é Avaliada?	250
43.7	O que É Teste dos Dedos Enluvados e por que É Necessário ou Adicionado?	250
	Bibliografia	251
44	**Montagem da Clínica**	**252**
	William R. Reisacher ▪ *Matthew W. Ryan* ▪ *Cecelia C. Damask*	
44.1	Por que Adicionar o Diagnóstico e o Tratamento da Alergia à sua Prática Médica?	252
44.2	O que Significa Exatamente "Adicionar o Diagnóstico e o Tratamento da Alergia" à Prática Médica?	252
44.3	Fatores a Considerar	253
44.4	Preparo da Clínica	254
44.4.1	Treinamento em Alergia	254
44.4.2	Quais Serviços Oferecer	254
44.4.3	Preparo do Espaço para Alergia	256
44.5	Equipamentos Necessários	258
44.5.1	Geladeira	258
44.5.2	Cadeira para Tratamento de Pacientes	258
44.5.3	Coletores de Materiais Perfurocortantes	259
44.5.4	*Kit*/Carrinho de Emergência	259

Sumário

44.6	**Aquisição de Suprimentos**	**260**
44.6.1	Estantes para Frascos de Teste e Tratamento	260
44.6.2	Seringas	260
44.6.3	Dispositivos para *Prick Tests*	260
44.6.4	Extratos de Alérgenos	261
44.6.5	Frascos de Vidro com ou sem Diluente	262
44.6.6	Diluente, Histamina e Glicerina	262
44.6.7	Outros Materiais	262
44.7	**Documentação**	**263**
	Bibliografia	**264**
45	**Escolha de Pacientes**	**265**
	Cecelia C. Damask	
45.1	**Montando o Quebra-Cabeças**	**265**
45.2	**Considerações Principais**	**265**
45.3	**Precauções**	**266**
Bibliografia		**267**
46	**Escolha e Treinamento da Enfermagem**	**268**
	William R. Reisacher ▪ Matthew W. Ryan ▪ Cecelia C. Damask	
46.1	**Formação da Equipe**	**268**
47	**Cobrança**	**271**
	Cecelia C. Damask ▪ Matthew W. Ryan ▪ William R. Reisacher	
47.1	**Informações Principais**	**271**
47.2	**Cobrança**	**271**
47.3	**Requisitos de Supervisão**	**272**
	Índice Remissivo	**274**

Apresentação

O conteúdo deste livro é um texto rico em informações apoiadas por referências amplas e recentes; portanto, ele é muito mais que um "manual". A lista de colaboradores reflete a participação dos notáveis conferencistas e pesquisadores da subespecialidade.

O livro beneficia-se da maestria dos editores, uma vez que a duplicação de materiais, mesmo nos capítulos estritamente relacionados, é mantida a um mínimo, poupando desse modo o valioso tempo dos leitores. Não é um volume pretensioso e tende a se assemelhar a uma abordagem amigável ao estudante dos cursos básicos e avançados da American Academy of Otolaryngic Alergia (AAOA). O texto é apoiado pelo uso frequente de abordagens de "pérola clínica" e de "como fazer isso". Até os conceitos básicos de ciência são apresentados na forma de tópicos com marcadores gráficos para enfatizar os fatos de maior relevância clínica. Na parte final do livro, há a seção "a prática leva à perfeição" com vinhetas clínicas (e respostas) envolvendo técnicas críticas, como a montagem inicial, seguida da manutenção dos frascos de imunoterapia com base nos resultado de testes cutâneos ou sIgE do indivíduo.

Os autores incluíram as respostas para as perguntas mais comuns feitas por residentes em palestras na faculdade. Essas perguntas incluem pesquisas de opinião feitas a nossos pacientes que se aventuram além do domínio da medicina com base em fatos. Portanto, há capítulos curtos sobre medicamentos fitoterápicos/homeopáticos e acupuntura.

Muitos cursos e, praticamente, todos os artigos falham em abordar o essencial a ser integrado à prática de alergia otorrinolaringológica, mas sem este os clínicos perderiam tempo e recursos. Sim, algumas vezes, nossos colegas seniores podem orientá-los, mas é possível que desconheçam as práticas profissionais mais atualizadas ou eficientes (o que, no meu caso, levou anos para perceber). O editor reconhece o problema; assim, os capítulos finais do livro são dedicados ao mecanismo da organização do consultório, seleção/treinamento, seleção do paciente e faturamento/codificação.

Há quase uma década surgiu uma revisão abrangente sobre alergia otorrinolaringológica, e este livro foi extremamente necessário para isto, se não o foi por outra razão. O fato de ser um livro sucinto, bem escrito e muito amigável ao clínico é um bônus. Como em todos os livros, independentemente do nível de abrangência, o texto não isenta o clínico da responsabilidade de fazer cursos periodicamente ou de comparecer a reuniões anuais para se manter bem informado sobre tópicos que evoluem rapidamente ou sobre os aspectos menos comuns da subespecialidade. Posto isto, para aqueles que se dedicam à prática em alergia otorrinolaringológica, este livro é, atualmente, o único e melhor recurso, e deve ser colocado em local de fácil alcance no consultório.

J. David Osguthorpe, MD
Former Professor
Department of Otolaryngology–Head e Neck Surgery
College of Medicine
Medical University of South Carolina
Ralph H. Johnson VA Medical Center
Charleston, South Carolina

Prefácio

Parabéns leitor! Você acabou de fazer a melhor aquisição possível de toda a sua vida a um custo bem empregado como é o caso deste livro. Espero que você realmente leia o título do livro, e se interesse, ainda que de forma passageira, em aprender sobre a prática em Alergologia, porém mesmo que não se importe com a Hipersensibilidade Mediada por IgE Tipo I, nem tudo está perdido! Este livro preencherá, em sua alma, um vazio que você não sabia existir. Porém, caso não tenha uma alma, nem esteja preocupado com quaisquer lacunas que ela possa ter, ainda assim este livro lhe proporcionará conhecimento prático e dicas úteis a serem empregados em sua prática diária, seja você um Novato Total no Mundo da Especialidade em Alergia ou se encontre no nível final de proficiência.

Este livro logo se tornará um companheiro muito útil a você, assentado ao seu lado, no consultório, ou no bolso de seu paletó. Suas páginas, em breve, formarão "orelhas", sua capa terá manchas de café e/ou de alimentos. Você poderá até escrever nele, sublinhando ou ressaltando certas áreas, ou simplesmente examinar carinhosamente o seu texto. Ouça, não julgue. O que você não deve fazer é deixá-lo em algum lugar na prateleira. Isto será um total desperdício de seus suados ganhos, e, se for o que deseja fazer, eu tenho uma sugestão melhor! Pegue qualquer quantia de seu suado dinheiro e envie-o à University of Missouri, Columbia Department of Otolaryngology, ATENÇÃO: Christine Franzese, One Hospital Drive, Suite MA314, Columbia, MO 65212. Nenhum valor é exíguo demais (ou excessivo!), e eu aceito todos os principais cartões de crédito ou moedas vigentes.

Em um tom [ligeiramente] mais sério, a ideia para este livro floresceu de três problemas que eu sempre enfrentava quando tentava aumentar minha base de conhecimento através do mundo dos textos impressos. O primeiro problema foi: eu lia todos esses maravilhosos e majestosos volumes e manuscritos, – enciclopédias repletas de ricos conhecimentos básicos sobre alergia — mas na hora de pôr em prática todas essas coisas boas, – a parte real de como fazer isto efetivamente – bem, esta parte (que decepção!) estava faltando. Em vez de descrições claras sobre o que deveria ser feito, o que havia eram vagas sentenças que encobriam o real procedimento ou protocolo de testes. Embora eu fosse versada em conhecimento básico, ainda não estava certa de como pôr esse conhecimento em prática. O outro problema era que os maravilhosos e majestosos volumes e manuscritos, já mencionados antes, destilando um rico conhecimento alergológico (poderia ser muco?), também eram mortalmente chatos. Não me leve a mal, eles constituem um fantástico material de referência. Mas também têm acentuada tendência a induzir uma imediata e irresistível sonolência. Descobri rapidamente que meu cérebro não poderia absorver conhecimento dormindo sobre o texto. Neste sentido, descobri que esses artigos contêm conhecimento prático (para manter os olhos abertos, escorei-os com palitos), mas levou uma eternidade (ok, talvez nem tanto, mas ainda assim...) para entender: – Como aplico isto à minha prática diária?

Este livro NÃO é um volume de referência. Se você esperava que fosse um desses ricos textos destilando muco, descritos anteriormente, destes existem aos montões. Então, devolve este livro e peça o dinheiro de volta. A finalidade deste livro NÃO é lhe falar sobre o conhecimento básico de um assunto, nem a ciência básica, nem o significado da vida.

Este livro é um guia muito prático, eficiente, do tipo "mãos à obra". Ele não lhe dará sono (se isto acontecer, eu vou chorar ou trabalhar com você em busca de um transtorno do sono, ou ambos). Vou lhe dar o "busílis" da ciência básica, aquele "o que realmente preciso saber" sobre cada tema, e informações chocantes, *i. e.*, como realmente faço o procedimento! Este livro não é para os corações fracos, nem para aqueles sem um senso de humor. Mas se descobrir que tem inclinação para a prática profissional em alergia, você descobrirá que o diagnóstico, a conduta e o tratamento dos pacientes alérgicos podem ser extremamente gratificantes. Caro leitor, eu espero que você considere este livro valioso em sua busca na prática profissional em alergia.

Sua humilde serva
Christine B. Franzese, MD, FAAOA

Agradecimentos

Quero agradecer à minha fantástica e maravilhosa equipe de ENT and Allergy Center of Missouri por toda a sua ajuda e apoio. Agradeço, ainda, a Cindy, Jane, Dani, Elaine, Brooke, Brook, Nichole, Nick, Christy, Sarah, Carie, Ashley, Courteney, Jessie e Will. É um privilégio trabalhar com todos vocês.

Christine B. Franzese, MD

Colaboradores

ELIZABETH J. MAHONEY DAVIS, MD
Private practice
Newburyport, Massachusetts
Clinical Assistant Professor
Department of Otolaryngology – Head and Neck Surgery
Boston University School of Medicine
Boston, Massachusetts

STEVEN M. HOUSER, MD, FACS
Professor
Department of Otolaryngology – Head and Neck Surgery
Case Western Reserve University School of Medicine
MetroHealth Medical Center
Cleveland, Ohio

BRYAN LEATHERMAN, MD
Private practice
Coastal Sinus and Allergy Center
Gulfport, Mississippi

JAMES W. MIMS, MD
Associate Professor
Department of Otolaryngology – Head and Neck Surgery
Wake Forest School of Medicine
Wake Forest University
Winston-Salem, North Carolina

MICHAEL J. PARKER, MD
Private practice
Camillus, New York
Clinical Associate Professor
Department of Otolaryngology – Head & Neck Surgery
State University of New York Upstate Medical University
Syracuse, New York

WILLIAM R. REISACHER, MD
Associate Professor
Otolaryngology
Director of Allergy Services
Department of Otolaryngology – Head & Neck Surgery
Weill Cornell Medicine
Cornell University
New York-Presbyterian Hospital
New York, New York

Parte 1

Princípios Básicos

1. Princípios Básicos de Imunologia — 2
2. Rinite Alérgica: Definições e Classificações — 6
3. Sensibilização *versus* Alergia — 9
4. Conceito de Via Aérea Unificada — 13
5. Alérgenos Inalantes: Gramíneas — 15
6. Alérgenos Inalantes: Árvores — 22
7. Alérgenos Inalantes: Mofos — 26
8. Alérgenos Inalantes: Epidérmicos e Caspas — 29
9. Alérgenos Inalantes: Ervas Daninhas — 32

1 Princípios Básicos de Imunologia

Christine B. Franzese

1.1 Introdução

A maioria dos clínicos em atividade não são necessariamente imunologistas especializados nas pesquisas de referência mais recentes. A imunologia é um dos temas ensinados aos estudantes de Medicina e, apesar de importante, não parece ser aplicável à prática clínica do dia a dia. Entretanto, é útil ter conhecimento dos mecanismos básicos envolvidos nos distúrbios alérgicos para a total compreensão de como atuam os tratamentos dessas doenças e como maximizar os benefícios aos pacientes. Neste capítulo, é descrita, em termos simples, uma breve revisão da imunologia por trás da hipersensibilidade mediada pela imunoglobulina E (IgE) tipo I.

1.2 Reações de Hipersensibilidade

Existem vários tipos diferentes de reações de hipersensibilidade. Este livro aborda principalmente as reações de hipersensibilidade mediadas por IgE tipo I, a causa das "alergias". Como sugerido, essas reações iniciam-se muito rapidamente (daí sua natureza "imediata"), e a imunoglobulina primariamente envolvida (*i. e.*, o anticorpo) é a IgE.

1.3 Imunidade Adaptativa

O sistema imune pode ser dividido em duas partes básicas – o sistema imune inato e o sistema imune adaptativo. O sistema imune inato compreende uma rede de barreiras, defesas enzimáticas e celulares que protegem o corpo contra invasores, usando mecanismos que não mudam ou se alteram, independentemente de quais patógenos estão atacando o corpo. O sistema imune adaptativo compreende as defesas celulares e humorais (imunoglobulinas, proteínas e sinais químicos) que se modificam ou se alteram com a natureza do patógeno invasor. Ele também possui "memória", e suas respostas geralmente se tornam mais vigorosas com a exposição repetida à mesma infecção.

1.4 Respostas Imunes Adaptativas

O sistema imune adaptativo pode responder de diferentes maneiras, mas pode ser dividido em dois tipos diferentes de respostas com base no tipo de células T-*helper* (T_h) envolvidas. As respostas $T_h 1$ são ajustadas para a defesa contra os invasores intracelulares, enquanto as respostas $T_h 2$ são destinadas a defender contra patógenos e parasitas extracelulares. Antes de prosseguir, vamos revisar as diferentes células que têm um papel em distúrbios alérgicos e seus tratamentos.

1.5 Os Principais Personagens

Células apresentadoras de antígenos (APCs): Uma classe de células que iniciam a reação alérgica. Esses tipos de células incluem as células dendríticas, células de Langerhans e outras células. Quando as APCs entram em contato com um patógeno desconhecido, elas o engolem, cortam-no em minúsculos pedaços e, então, apresentam esses pedacinhos em sua superfície para mostrar às outras células, dizendo, "Ei! Você sabe o que é isto? Já viu isto antes?"

Células T: Uma classe de células sanguíneas da linhagem branca. As células T ocorrem em diferentes variedades, e cada variedade tem seus próprios papéis e responsabilidades dentro do sistema imune. Neste capítulo, serão discutidos apenas alguns tipos de células T. Uma APC geralmente mostra suas cargas a algum tipo de células T nos estágios mais iniciais da infecção.

Células T-*helper*: Uma classe de células T, sendo o tipo celular mais importante no sistema imune adaptativo. Essas células ajudam a direcionar outras células na produção de anticorpos, atacam as células infectadas ou liberam mensagens químicas. Podem ajudar a ativar uma parte do sistema imune e/ou suprimir outras. Essas células direcionam as células B a produzir diferentes tipos de anticorpos.

Células B: Uma classe de células sanguíneas de linhagem branca que produzem Ig. Embora possam atuar como APCs, na prática a produção de anticorpos é sua tarefa principal. As células T enviam sinais às células B para produzir uma classe específica de anticorpos.

Imunoglobulinas: Essas proteínas também são conhecidas como anticorpos. Englobam cinco variedades diferentes: IgG, IgM, IgA, IgD e IgE. Estas são proteínas fabricadas por células B que se ligam a uma ampla gama de moléculas e "sinalizam" essas coisas para o sistema imune. Quando um anticorpo se liga a algo, as Igs dizem ao sistema imune, "Ei, preste atenção nisto! Faça alguma coisa!"

Células T-*helper* tipo 1 (T_h1): Um tipo de célula T_h responsável pela defesa contra bactérias, vírus e outras infecções intracelulares. As células T_h1 enviam sinais para as células B e as direcionam para produzir IgG. Quando excessivamente ativadas ou quando não trabalham de maneira correta, este ramo do sistema imune pode induzir doenças autoimunes.

Células T-*helper* tipo 2 (T_h2): Um tipo de célula T_h responsável pela defesa contra parasitas e outras infecções extracelulares. As células T_h2 enviam sinais às células B e as direcionam para produzir IgE. Quando excessivamente ativadas, ou quando não trabalham de maneira correta, este ramo do sistema imune leva a distúrbios alérgicos e hipersensibilidade mediada por IgE tipo I. Quando pensar em T_h2, pense: "atchim, saúde!".

Células T regulatórias (T_{reg}): Um tipo de célula T que, quando trabalha de maneira correta, mantém as outras células T em xeque, especialmente as células T_h. Isto as impede de trabalhar demais com as coisas, dizendo, "Relaxem, tomem uma pílula de descontração". Essas células têm um papel importante no desenvolvimento da tolerância e na imunoterapia.

Mastócitos: Essas células sanguíneas de linhagem branca existem nos tecidos corporais. Elas são, essencialmente, como pequenos sacos flutuantes de histamina e outros mediadores químicos. Elas ligam a IgE à sua superfície e quando estimuladas liberam histamina e outros mediadores inflamatórios que causam a típica resposta de eritema e pápula (prurido, vermelhidão, edema).

Basófilos: Essas células sanguíneas brancas flutuam na corrente sanguínea e são similares aos mastócitos, mas não são a mesma coisa. Também são como saquinhos flutuantes de histamina e outros mediadores químicos. Eles também ligam IgE e participam de doenças alérgicas e anafilaxia.

Eosinófilos: Uma classe de células sanguíneas brancas que podem ser conhecidas como "matadoras de vermes," por causa do seu papel no combate a parasitas extracelulares. Também são como saquinhos flutuantes de mediadores químicos pré-formados e migram do sangue para o interior de vários órgãos e tecidos. Também têm um papel nos distúrbios alérgicos e na asma.

1.6 Tolerância e Padrão de Resposta do Sistema Imune

O desenvolvimento da doença alérgica depende de dois fatores básicos. O primeiro é a quebra da tolerância, e o outro se houver uma tendência no padrão da resposta imune adaptativa. Uma das coisas mais importantes que o sistema imune faz é aprender a identificar, reconhecer e discriminar entre uma parte que pertence ao organismo (própria ou *self*) e aquela que pertence ao resto do mundo (não própria ou *non-self*), e também o que é uma ameaça ao *self* – tanto ameaças internas como externas. O processo pelo qual o sistema imune aprende a diferenciar entre o *self*, o *non-self* e as ameaças é chamado de tolerância. Quando a tolerância atua da maneira esperada, o sistema imune ataca tanto as ameaças externas *non-self* (i. e., bactérias) como as internas *self* (i. e., células malignas) sem incomodar o que não é ameaçador *non-self* (i. e., pólen) e os componentes *self*-normais.

Quando há quebra de tolerância, o sistema imune pode começar a atacar coisas, *self* e *non-self*, que não são ameaças enquanto ignora as ameaças reais internas e externas. Quando isto acontece, podem-se desenvolver distúrbios alérgicos, se houver um padrão de resposta do sistema imune favorecendo a T_h2. Idealmente, as diferentes respostas imunes atuam em equilíbrio (▶ Fig. 1.1). Quando ocorre uma alteração que favoreça um tipo de resposta imune em relação a outro, então há um padrão de resposta no sistema imune. Se este padrão favorecer a resposta de T_h2, desenvolvem-se doenças alérgicas. Um dos benefícios potenciais da imunoterapia é a redução e eliminação potencial desse padrão T_h2.

1.7 Uma Palavra sobre a Simplificação do Sistema Imune

Neste capítulo, é apresentada uma versão simplificada da imunologia atuando na hipersensibilidade mediada por IgE tipo I. Entretanto, o sistema imune certamente não é tão simples e fácil como é apresentado aqui, e há nuanças que não são abordadas. À medida que a nossa compreensão melhora e a pesquisa progride, torna-se aparente que a função de barreira do sistema imune inato não é necessariamente tão simples como se pensava inicialmente, e que as células do sistema imune adaptativo nem sempre se apegam a seus papéis definidos ou funcionam da maneira que seria aparentemente. Por exemplo, as células epiteliais não apenas servem de barreira, mas também podem produzir

1.7 Uma Palavra sobre a Simplificação do Sistema Imune

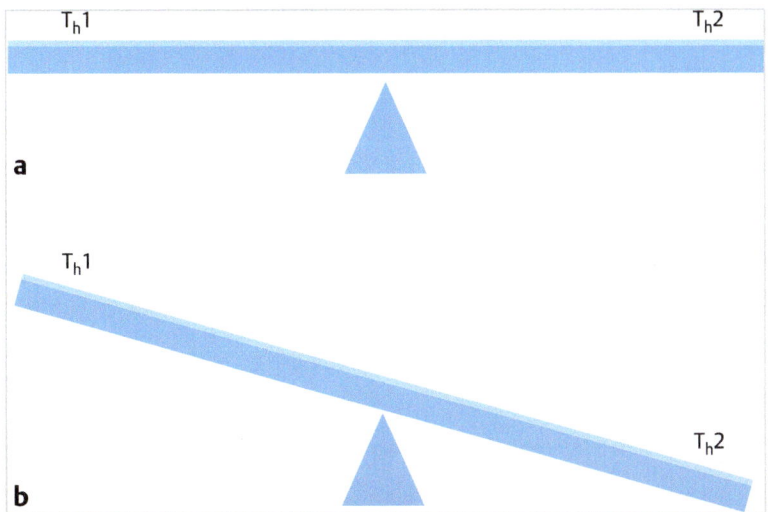

Fig. 1.1 (a) Quando os lados T_h1 e T_h2 do sistema imune estão em equilíbrio. **(b)** Quando o sistema imune exibe um padrão T_h2 e favorece uma resposta T_h2.

mensagens químicas que modificam a resposta imune para o padrão T_h2. A APC também pode ter uma tendência inata a favorecer o padrão T_h1 ou T_h2, dependendo das circunstâncias. A expectativa é de que este breve capítulo sirva como um lembrete simples dos conceitos de imunologia, e incentive mais a exploração desse tema fascinante.

Bibliografia

[1] Chaplin DD. Overview of the immune response. J Allergy Clin Immunol. 2010; 125(2) Suppl 2:S3-S23
[2] Togias AG. Systemic immunologic and inflammatory aspects of allergic rhinitis. J Allergy Clin Immunol. 2000; 106(5) Suppl:S247-S250

2 Rinite Alérgica: Definição e Classificações

Christine B. Franzese

2.1 As Chaves para o Sucesso

A melhor maneira de encontrar uma solução para um problema é primeiramente defini-lo. Depois de saber exatamente com o que está lidando, você estará muito mais próximo de alcançar o seu objetivo. Em imunologia, o objetivo é determinar o melhor tipo de tratamento para a alergia dos pacientes. A classificação do tipo de rinite alérgica que os pacientes apresentam é útil para guiar não apenas a seleção de quais antígenos se podem testar nesses pacientes, mas também quais tratamentos farmacêuticos podem ser usados e determinar se a imunoterapia é a melhor opção.

2.2 A Definição

O que é rinite alérgica? Rinite alérgica é uma condição inflamatória da mucosa nasal mediada pela sensibilização por imunoglobulina E (IgE) a um aeroalérgeno (hipersensibilidade tipo I), tendo como sintomas espirros, congestão nasal e secreção nasal clara quando o indivíduo é exposto ao alérgeno em questão. O diagnóstico deste distúrbio é feito quando um paciente exibe ou apresenta uma história de sintomas de rinite alérgica com teste positivo para IgE para um ou mais antígenos suspeitos.

A produção e a sensibilização de IgE local podem afetar outras superfícies mucosas. Assim, a conjuntivite alérgica tem definição similar à da rinite alérgica, mas afeta o olho. A faringite alérgica afeta a faringe, a laringite alérgica afeta a laringe e a asma alérgica afeta os pulmões.

2.3 O Sistema de Classificação não tão Perfeito

A classificação de rinite alérgica é dependente do tempo e da persistência dos sintomas e de como a doença evoluiu ao longo dos anos. A maioria dos médicos está familiarizada com os termos "sazonal" e "perene". As diretrizes da Allergic Rhinitis in Asthma (ARIA) introduziram novos termos, porque os termos antigos aparentemente não descreviam plenamente os diferentes tipos de rinite alérgica. As diretrizes da ARIA recomendam que os termos novos não devam ser usados junto com a terminologia antiga. Entretanto, ainda é muito comum o uso dos termos antigos, ou mesmo sua combinação com os novos (apesar do que dizem as diretrizes), pois os termos das diretrizes da ARIA também não cobrem todos os tipos.

2.3 O Sistema de Classificação não tão Perfeito

É importante usar rotineiramente os termos escolhidos ou o sistema de classificação e permanecer consistente (não apenas em nossa prática, mas também com os nossos parceiros). Documentar o momento em que ocorrem os sintomas é a chave para a seleção dos antígenos para testes e tratamento. Classificar o tipo de rinite alérgica ajuda a solidificar esse momento em sua documentação. Alguns termos de classificação são discutidos adicionalmente, as aspas denotam a terminologia das diretrizes da ARIA.

Sazonal: Os sintomas ocorrem durante uma ou mais estações do ano. Geralmente são causados por um ou mais alérgenos externos, tipicamente polens.

> Diferentes polens têm seu pico durante as diferentes estações; assim, é importante notar durante qual(ais) estação(ões) ou mês(es) do ano ocorrem os sintomas.

Intermitente*: Os sintomas ocorrem em menos de 4 dias por semana ou menos de 4 semanas consecutivas. Isto não equivale à rinite alérgica sazonal, embora a tendência seja de pensar nestes termos dessa forma.

> Documente ainda qual mês(es) ou período(s) do ano ocorrem os sintomas.

Relacionados com a exposição: Os sintomas ocorrem quando da exposição aos alérgenos específicos, por exemplo, os pacientes desenvolvem sintomas quando na proximidade de um gato ou outro animal.

> Note a exposição específica e os sintomas. Por exemplo, os hamsters causam conjuntivite alérgica em alguns pacientes.

Perene: Os sintomas ocorrem durante o ano todo ou a qualquer momento; geralmente causados por alérgenos de ambientes internos, como baratas, mofos e ácaros da poeira.

> Alérgenos relacionados com a exposição podem causar sintomas perenes (ou persistentes), como nos pacientes alérgicos a gatos, que possuem um ou mais gatos.

Persistente*: Os sintomas ocorrem por mais de 4 dias por semana ou pelo menos em 4 semanas consecutivas ou na maior parte do tempo. Novamente, não se considera este termo equivalente à perene ainda que pareça semelhante.

> Ser o mais específico possível em relação ao momento em que o sintoma ocorre aumenta sua acurácia na seleção dos antígenos ofensores. Eu, pessoalmente, misturo esses termos para capturar o quadro mais precisamente (i. e., "rinite perene com reagudizações sazonais na primavera/outono", "rinite perene por exposição a gato"), pois é muito comum que os pacientes apresentem um quadro misto.

2.4 Gravidade

Questionários de qualidade de vida podem ser úteis para avaliar a gravidade dos sintomas, mas caso não os utilize, certifique-se de classificar ou anotar a gravidade dos sintomas do paciente. Isto é útil na discussão das opções de tratamento com o paciente. Ao considerar imunoterapia, quanto maior for a gravidade dos sintomas de um paciente, maior será a probabilidade de que o paciente perceba a melhora pela imunoterapia, assim como maior será sua adesão à mesma. Um paciente com sintomas leves e breves durante uma estação e com boa resposta a um só medicamento não necessita de imunoterapia, e possivelmente não é um bom candidato para esta. Embora tecnicamente seja provável que "melhorem com a imunoterapia," a questão é se eles irão "melhorar o suficiente" para levar à adesão à terapia.

> **Pérolas Clínicas**
>
> - A classificação é com base no momento dos sintomas.
> - Seja o mais específico possível em relação ao período/exposições.
> - Preste atenção à gravidade dos sintomas ao considerar/discutir as opções de tratamento.

Bibliografia

[1] Bousquet J, Van Cauwenberge P, Khaltaev N, Aria Workshop Group, World Health Organization. Allergic rhinitis and its impact on asthma. J Allergy Clin Immunol. 2001; 108(5) Suppl:S147–S334

[2] Wallace DV, Dykewicz MS, Bernstein DI, et al. Joint Task Force on Practice, American Academy of Allergy, Asthma & Immunology, American College of Allergy, Asthma and Immunology, Joint Council of Allergy, Asthma and Immunology. The diagnosis and management of rhinitis: an updated practice parameter. J Allergy Clin Immunol. 2008; 122(2) Suppl:S1–S84

3 Sensibilização *Versus* Alergia

Christine B. Franzese

3.1 O Enigma mais Interessante

"Eu sou alérgico a (*insira aqui o substantivo – modo de viver, o Estado do Missouri etc.*)." O indivíduo com a experiência de alergia, ainda que por um curto período, irá se deparar com algumas situações difíceis que podem causar a frustração do médico e/ou do paciente. Um desses cenários é o do paciente com numerosos testes positivos para alergia, independentemente de ser um teste cutâneo ou um exame de sangue. Singularmente, os pacientes nesse cenário tendem a reagir em uma de duas maneiras principais – a primeira reação é a aceitação de que são realmente "alérgicos" a tudo, fadados ao mal-estar atópico, e que você deve tratá-los absolutamente para tudo aquilo que deu positivo nos testes. Mas eles são realmente "alérgicos" a tudo?

A segunda maneira de reação encontrada pelo paciente com numerosos testes positivos, "Seus testes devem estar errados, Doutor/Não entendo — Fui exposto a (*insira aqui o substantivo — gatos, poeira, estação do verão etc.*) e não tenho quaisquer problemas". Sem uma explicação adequada, isto pode levar o paciente à confusão, ao equívoco (uma falsa aceitação da alergia quando não existe nenhuma), ou à desconfiança em relação ao processo de testes ou ao médico (*"Eu não sou alérgico ao meu cão, este charlatão não tem a noção de como agir nisto"*). Sem a compreensão adequada sobre a posição do médico, isto pode levar ao tratamento excessivo, à prevenção desnecessária e à ausência de percepção do benefício do tratamento.

3.2 Assunto Sério

O que é sensibilização? Neste caso, a sensibilização é a demonstração da presença de anticorpos imunoglobulina E (IgE) a um ou mais antígenos. O tipo de testes (pele *versus* sangue) é irrelevante, pois se o paciente for sensibilizado, haverá um ou mais testes positivos para alergia. A chave aqui é que a sensibilização não equivale aos sintomas. É importante entender que a sensibilização não é o mesmo que apresentar sintomas clínicos.

O que é alergia? Neste caso, a alergia é a correlação dos sintomas clínicos (i. e., espirros, prurido etc.) com a exposição a um antígeno e um teste positivo para alergia (cutâneo ou de sangue), indicando a presença de anticorpos IgE para um antígeno específico. Por exemplo, um paciente com um resultado positivo em um teste cutâneo para gatos tem congestão nasal quando exposto a gatos. Isto é alergia.

Então você está dizendo que o meu paciente que teve resultados positivos em testes (cutâneo ou de sangue) para ácaros da poeira, mas não apresenta sintomas quando exposto à poeira não é alérgico a ácaros da poeira? Tecnicamente, sim. Este é um exemplo de sensibilização sem alergia clínica. Embora o paciente apresente IgE para ácaros da poeira, não existe uma correlação com os sintomas clínicos.

Mas os resultados do teste foram superpositivos! Pápulas elevadas no teste cutâneo (ou níveis massivos de IgE)! Eles DEVEM ser alérgicos! Não. Esta é uma das coisas frustrantes sobre a alergia. O nível real de sensibilização não se correlaciona necessariamente com a gravidade ou a presença de sintomas de alergia. Um paciente com resultados escassamente positivos no teste para alergia pode ter reações sérias ou potencialmente fatais à exposição; em contrapartida, um paciente com resultados acentuadamente positivos no teste pode ter sintomas incômodos muito leves e escassos. A presença de um resultado positivo no teste indica, por si só, que é uma sensibilização, e não alergia.

Por que isto acontece? Bem, não temos uma certeza definitiva. Em parte isto decorre de reação cruzada a diferentes antígenos e ao compartilhamento de epítopos ao nível molecular. Existem alguns dados recentes sugerindo que não é apenas a presença de IgE que é importante, mas a proporção de IgE para IgG (ou mais especificamente IgG4) que pode ajudar a distinguir entre os pacientes com sensibilização somente e aqueles com alergia clínica. Entretanto, não há evidências suficientes nesse ponto para recomendar a solicitação de IgG4 antígeno-específica rotineiramente.

E se o paciente esqueceu que tem sintomas? Isto acontece. É sabido que os pacientes com alergia pensam que seus sintomas são "normais". Muitos pacientes que disseram à autora com expressão séria no rosto que "as pessoas normais não conseguem respirar pelo nariz". Particularmente nos pacientes que têm alergias durante o ano todo, esses sintomas tendem a se tornar "normais" e podem não ser relatados a você, ou os pacientes não os veem como significativos. É algo com que convivem por tanto tempo que isto se torna o normal para eles. No entanto, após um teste, depois de se dar atenção a certos antígenos, os pacientes muitas vezes unem um ou dois antígenos e descobrem então que de fato eles têm problemas realmente com determinados antígenos.

Então, se o paciente desejar imunoterapia, o que devo tratar? A alergia tem uma história de sintomas à exposição com um resultado positivo em teste, então trate apenas para antígenos que se enquadram nessa definição. Não se recomenda que o paciente seja tratado para antígenos que demonstrem somente sensibilização.

Tenha à mão um formulário de seu teste cutâneo para que seus funcionários verifiquem quadros ou listas de quais são os sintomas apresentados pelo paciente, período/sazonalidade dos sintomas e exposições (animais de estimação etc.). Isto facilita a discussão dos resultados com o paciente e a seleção de antígenos para o tratamento, sem ter de recorrer às suas anotações para encontrar essa informação.

Então, o que faço agora? A maneira de lidar com cada paciente dependerá da situação, mas geralmente é proveniente diretamente da educação e aconselhamento do paciente. É mais fácil dizer do que fazer. Resultados positivos de teste sem sintomas podem causar certo prejuízo a você e a seu paciente.

3.3 Conduta Errônea

Cenário um: *O paciente é "alérgico ao seu modo de vida"*. Embora seja bem possível que o paciente seja realmente alérgico a tudo para o qual ele testou positivo, também é provável que não seja. Certamente, o risco de doença alérgica aumenta com a quantidade de sensibilizações, mas você também deve ter em mente a reação cruzada e a presença de sintomas. O melhor a fazer, neste cenário, é comparar os sintomas à exposição com os resultados positivos dos testes. Se o paciente admitir que tem sintomas durante todo o ano com picos em cada estação e a todas as exposições, então você terá de usar o melhor julgamento clínico em relação aos antígenos mais relevantes para o paciente e fazer o respectivo tratamento.

Não é recomendável convencer o paciente, neste cenário, de que "não são alérgicos" a algo. Se tentar fazer isto, será mais frequente um sim do que um não de que se dará mal. Em vez disso, discuta com o paciente o que ocorre com ele (a que ele está sensibilizado), e não o que não ocorre.

Cenário dois: Seus testes estão errados. Embora nenhum teste seja perfeito, testes para alergia via pele e/ou sangue são bastante confiáveis. Embora você possa discutir as taxas de falsos positivos em testes cutâneos ou exames de sangue, os pacientes neste cenário são muito mais receptivos a uma discussão de sensibilização *versus* alergia. Essa discussão tende a ser muito melhor com o paciente do que uma discussão sobre as falhas do método usado para testá-los para alergias. Esses pacientes também tendem a ser mais receptivos às explicações referentes à reação cruzada de certos antígenos.

3.4 Uma Última Frustração...

"Seus testes devem estar errados, Doutor/Não entendo – EU SOU alérgico a (insira o substantivo aqui – gatos, poeira, estação do verão etc.) e tenho sintomas quando sou exposto".

Este é o terrível cenário quando um paciente que se apresenta para fazer um teste de alergia e tem resultados negativos no teste geral, incluindo as coisas às quais ele pode apresentar sintomas. Embora seja raro, isto pode acontecer, portanto esteja preparado para isto. Nenhum teste é perfeito e você deve estar informado sobre os diferentes métodos para sua realização, caso isto aconteça. É razoável discutir, usando um método diferente de testar em pacientes com história fortemente sugestiva de alergia. No entanto, nem todo sintoma é mediado por IgE e nem tudo pode ser atribuído a uma doença alérgica. Esteja preparado para discutir e tratar outros distúrbios em seu diferencial, como a rinite por irritante. Se os medicamentos para alergia, como os anti-histamínicos ou *sprays* de esteroide nasal, funcionarem para o paciente, continue a utilizá-los. Em nenhuma circunstância, você deverá iniciar a imunoterapia para um antígeno para o qual o resultado do teste foi negativo. A imunoterapia trata doença alérgica mediada por IgE, e até que você disponha de evidências de que um determinado antígeno tinha IgE para ele, a imunoterapia não é indicada para esse antígeno.

> **Pérolas Clínicas** **M!**
>
> - Sensibilização é o resultado positivo no teste alergênico (teste cutâneo ou de exame de sangue).
> - Alergia é a sensibilização aliada a uma história de sintomas correspondentes.
> - Não trate alérgenos que não apresentam testes com resultados positivos.
> - Compare os sintomas nos resultados do teste para ajudar na orientação de quais antígenos tratar.

Bibliografia

[1] Carroll WD, Lenney W, Child F, et al. Asthma severity and atopy: how clear is the relationship? Arch Dis Child. 2006; 91(5):405-409

[2] Johansson SG, Bieber T, Dahl R, et al. Revised nomenclature for allergy for global use: Report of the Nomenclature Review Committee of the World Allergy Organization, October 2003. J Allergy Clin Immunol. 2004; 113(5):832-836

[3] Roberts G, Ollert M, Aalberse R, et al. A new framework for the interpretation of IgE sensitization tests. Allergy. 2016; 71(11):1540-1551

4 Conceito de Via Aérea Unificada

Christine B. Franzese

4.1 O que É

Existem diferentes classificações ou "fenótipos" para rinites, como rinite alérgica, rinite não alérgica e rinite mista. Também existem diferentes tipos de asma, como o fenótipo alérgico, o não alérgico e o misto. Essas diferentes classificações ou tipos de rinite e asma parecem muito semelhantes ou sobrepostos. Essa similaridade é vital para a compreensão do conceito de via aérea unificada: a ideia de que os tratos respiratórios, superior e inferior, estão ligados, não apenas anatomicamente, mas também por fisiopatologia e mecanismos de inflamação; uma inflamação no trato respiratório superior pode influenciar o trato respiratório inferior (e vice-versa) como parte de um sistema único. Este conceito também ajuda a ressaltar que a hipersensibilidade mediada tipo I é um fenômeno sistêmico, e que a inflamação alérgica não está necessariamente isolada em uma área.

4.2 Como isto Pode Funcionar?

Este conceito baseia-se no princípio de que a inflamação alérgica é um processo sistêmico, e que os sinais e células inflamatórias deslocam-se pela corrente sanguínea de um local a outro. Isto é mais bem apresentado esquematicamente em estudos em que um alérgeno é introduzido na via aérea nasal (teste de provocação nasal) ou pulmões (teste de provocação brônquico), mas não em ambos ao mesmo tempo. Geralmente, observa-se que a exposição de uma parte do sistema respiratório (superior ou inferior) leva a uma inflamação alérgica em ambas as partes.

4.3 Que tal o Gotejamento Pós-Nasal? Isto Pode Causar Inflamação Pulmonar?

Supostamente, esses mediadores inflamatórios presentes no "gotejamento pós-nasal" (o muco nasal espesso que flui pela faringe) podem influenciar a inflamação nos pulmões. Entretanto, não existe uma evidência sólida de apoio a essa noção, e, em sentidos anatômico e fisiológico, essa ideia não funciona. A não ser que o indivíduo tenha uma paralisia em prega vocal verdadeira, tumor laríngeo ou alguma outra doença que altere a função e/ou estrutura de sua laringe, não há um contato direto entre os tratos da via aérea superior e da inferior. De fato, a laringe possui reflexos protetores para ajudar a prevenir a aspiração de secreções. Embora o muco nasal flua pela faringe, geralmente é deglutido e não aspirado. Um estudo encontrou depósitos de alérgenos marcados radioativamente e aplicados na via aérea nasal no trato gastrointestinal e não nos pulmões.

4.4 Por que É Importante?

No tratamento clínico de pacientes, é importante entender como as vias aéreas, superior e inferior, influenciam umas às outras. A redução da inflamação ou hiper-reatividade em uma parte da via aérea pode melhorar os sintomas clínicos na outra parte. Além disso, as medicações, procedimentos cirúrgicos e/ou agentes biológicos mais modernos com ação nos mediadores inflamatórios podem afetar uma ou ambas as vias áreas, sendo assim esta compreensão pode ajudar o clínico na seleção de quais opções de tratamento usar. Porém, esse conceito não é perfeito e não há garantias de que melhorar os sintomas em uma área ajudará a melhorar os sintomas em outra. Por exemplo, em alguns pacientes asmáticos, a sinusite crônica pode agravar sua asma, e os procedimentos cirúrgicos endoscópicos, que reduzem a inflamação sinusal, parecem melhorar essa função pulmonar do paciente; porém, em outros asmáticos, melhorar a inflamação sinusal pode não ter impacto sobre o seu estado asmático. O clínico deve ter em mente que, no que diz respeito à inflamação alérgica, é tudo uma única via aérea.

> **Pérolas Clínicas** M!
>
> - Os mediadores inflamatórios sistêmicos podem afetar tanto o trato respiratório superior como o inferior.
> - Certifique-se de fazer a triagem para asma potencial em pacientes com rinite alérgica.
> - Certifique-se de contrabalançar o impacto potencial da sinusite e da rinite alérgica na função respiratória inferior em pacientes asmáticos.

Bibliografia

[1] Bagnasco M, Mariani G, Passalacqua G, et al. Absorption and distribution kinetics of the major Parietaria judaica allergen (Par j 1) administered by noninjectable routes in healthy human beings. J Allergy Clin Immunol. 1997; 100(1):122–129
[2] Braunstahl GJ. United airways concept: what does it teach us about systemic inflammation in airways disease? Proc Am Thorac Soc. 2009; 6(8):652–654
[3] Genuneit J, Seibold AM, Apfelbacher CJ, et al. Task Force 'Overview of Systematic Reviews in Allergy Epidemiology (OSRAE)' of the EAACI Interest Group on Epidemiology. Overview of systematic reviews in allergy epidemiology. Allergy. 2017; 72(6):849–856

5 Alérgenos Inalantes: Gramíneas

Steven M. Houser ▪ *Sarah K. Wise*

5.1 Quando o Verão não É algo a se Aguardar

O pólen de gramíneas pode ser um alérgeno potente em indivíduos sensibilizados e tipicamente está presente durante os meses de verão, em especial no início da estação. Existem três subfamílias de gramíneas mais comuns nos Estados Unidos: *Pooideae*, *Cloridodeae* e *Panicoideae*. A reação cruzada entre as gramíneas é alta dentro das subfamílias. É importante entender a padronização e a reação cruzada entre os alérgenos, a fim de prestar excelentes cuidados ao paciente com alergia.

5.2 Assunto Sério

5.2.1 Revisão Rápida... O que É um Antígeno? E o que É um Alérgeno?

Antígeno é uma substância, com mais frequência uma proteína ou polissacarídeo, que faz com que o corpo produza um anticorpo. A parte do antígeno que é reconhecida pelo sistema imune é o *epítopo*. *Parátopo* é a parte do anticorpo que reconhece o epítopo do antígeno. A configuração epítopo-parátopo que ocorre após o reconhecimento antígeno-anticorpo é uma formação tridimensional única em fechadura e chave. É digno de nota que alguns epítopos de diferentes antígenos podem ter estruturas suficientemente similares para se ligar ao mesmo parátopo do anticorpo; isto resulta em *reação cruzada*. *Alérgeno* é um antígeno que deflagra especificamente a cascata alérgica; um epítopo alergênico liga os parátopos nas moléculas de imunoglobulina E (IgE).

5.2.2 Fale um pouco mais sobre os Alérgenos... Por Favor?

Substâncias contendo proteínas alergênicas e polissacarídeos geralmente são construções biológicas complexas (p. ex., esporos do pólen), e muitas vezes contêm múltiplas proteínas com epítopos variados. Certos alérgenos são identificados como mais importantes que os outros. Um *alérgeno maior* é uma fração antigênica à qual, pelo menos, 50% dos pacientes são sensíveis em testes *in vitro* ou *in vivo*. Um alérgeno menor causa reação em menos de 50% dos pacientes. Por exemplo, o alérgeno maior extraído da caspa do gato é Fel d 1, mas o extrato pode conter também múltiplos alérgenos menores. Compreensivelmente, a reatividade dos pacientes irá variar em relação a alérgenos maiores e menores. Múltiplos alérgenos maiores foram identificados e são abordados ao longo deste capítulo e em outros capítulos sobre alérgenos inalantes.

Um frasco de extrato de alérgeno contém múltiplos componentes, incluindo os principais alérgenos maiores e menores, assim como proteínas inertes e solução de extrato. A maioria dos extratos não padronizados é preservada em uma solução de 50% de glicerina ± fenol a 0,4%. Os extratos irão se deteriorar com o tempo, tendo geralmente uma vida útil típica de ≤ 3 anos a 4° C.

5.2.3 O que São Extratos de Alérgeno Padronizados e não Padronizados?

Na maior parte, os extratos alergênicos têm sido quantificados de maneira aproximada somente, embora uma padronização mais estrita esteja em andamento. Os esquemas de quantificação não padronizados incluem unidades de alérgenos (unidade Noon, 1 unidade de toxina do pólen que pode ser extraída da milésima parte de 1 mg de pólen de Phleum), unidades de nitrogênio proteico (PNU, 0,01 μg de nitrogênio proteico ácido fosfotúngstico precipitável) e peso por volume (W/V). Este último é o método usado com mais frequência: o peso (gramas) de alérgeno seco em um volume (100 mL) de solução. A bioequivalência será mantida de maneira aproximada dentro de uma empresa por meio da fabricação consistente, mas existe uma significativa variação entre os fabricantes.

Os extratos padronizados remontam ao ano de 1981 e são extratos que foram testados para serem equivalentes a uma referência reconhecida. A Food and Drug Administration (FDA) produz um padrão de referência, e os fabricantes comparam seu lote de produtos com este padrão. Se uma atividade da amostra estiver entre 70 e 140% do padrão de referência, então, o lote passa, sendo designada a mesma concentração da unidade de alergia bioequivalente (BAU) como o padrão. Existem múltiplos métodos de padronização. Os alérgenos de gramíneas são padronizados via inibição por teste radioalergoabsorvente (RAST) ou ensaio imunoenzimático (ELISA). Os padrões para ácaros da poeira são referenciados com o uso de diluições triplas, similares às diluições quíntuplas usadas para teste dilucional intradérmico, embora seja o tamanho do eritema, e não da urticária, o que é mesurado. O pelo de gato é padronizado pelo conteúdo maior de alérgenos no ensaio (Fel d 1). Se houver um alérgeno padronizado, então é melhor usar o alérgeno padronizado em vez de sua opção quantificada W/V; a bioatividade por lotes e fabricantes é mais consistente e, portanto, mais segura. Os extratos padronizados são quantificados em unidades de alergia (AU) para ácaros da poeira, BAUs para alguns alérgenos (p. ex., pelo de gato, gramíneas), ou conteúdo do alérgeno maior em microgramas (p. ex., ambrósia Amb a1). Alguns dos atuais alérgenos padronizados licenciados nos Estados Unidos são discutidos ao longo deste e de outros capítulos sobre alérgenos inalantes.

5.2.4 O que É Reação Cruzada?

A reação cruzada é um conceito que deve ser compreendido para que se apreciem totalmente as complexidades do tratamento da alergia. Como muitas plantas compartilham uma história evolucionária comum, seus alérgenos (e epítopos) serão conservados ou minimamente mutacionados entre as espécies. A reação cruzada aumenta a proximidade da relação biológica: ordem →

família → (tribo dentro de uma família) → gênero → espécie (os últimos estão mais intimamente relacionados). É comum a reação cruzada entre espécies intimamente relacionadas. Portanto, o corpo pode reagir a duas diferentes espécies de plantas polinizadoras de maneira intercambiável, como a "chave e a fechadura" entre antígeno e molécula de IgE (epítopo para parátopo) é similar. Quando um indivíduo reage de maneira similar a diferentes espécies, essas espécies são descritas como sendo reativas cruzadas. Em geral, nas gramíneas a tendência é apresentar maior reação cruzada, nas ervas daninhas, em menor grau, e as árvores apresentam a menor reação cruzada. A reação cruzada também pode ocorrer entre os inalantes não relacionados, e entre alimentos e inalantes, caso contenham epítopos similares. Um exemplo é a maçã ingerida por via oral e o pólen inalado da bétula, que contêm epítopos similares; um paciente sensível à bétula pode desenvolver prurido/edema oral (síndrome da alergia oral) ao comer maçãs.

5.2.5 Quais São os Postulados de Thommen?

Os alérgenos derivados de plantas diferem geograficamente, dependendo da espécie prevalente em uma área particular e clima local (▶ Fig. 5.1). Em 1931, os postulados de Thommen foram propostos. Estes são úteis para explicar o que constitui uma planta alergênica. Essas normas incluem:

1. O pólen deve ser oriundo do vento, ou *anemófilo*. Plantas polinizadas por insetos são denominadas entomófilas. Os polens das plantas entomófilas tendem a ser pesados e viscosos; esses polens não deflagram respostas alérgicas, a não ser que estejam presentes em enormes concentrações. As plantas anfifílicas combinam as duas estratégias discutidas e usam tanto o vento como os insetos para a polinização.
2. O pólen deve ser produzido em grandes quantidades.
3. O pólen deve ser leve o suficiente para se deslocar a longas distâncias nas correntes de vento.
4. Uma planta deve ser amplamente distribuída dentro do ambiente.
5. O pólen deve conter alérgenos capazes de causar uma resposta alérgica.

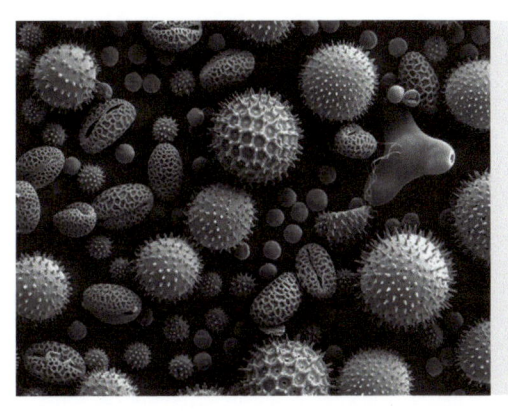

Fig. 5.1 Grãos de pólen vistos em microscopia eletrônica de varredura.

5.2.6 O que É Exatamente o Pólen?

Uma partícula de pólen é a célula germinativa masculina (gametófito) usada para a reprodução da planta. A maioria dos grãos de pólen aeroalergênicos tem de 15 a 50 μm de diâmetro (▶ Fig. 5.1). O centro germinativo é circundado por uma parede rígida, aproximadamente esférica, de material polissacarídico, denominado esporopolenina. Os grãos de pólen são produzidos no microesporângio da planta e liberados passivamente no ambiente para alcançar os estigmas femininos receptivos. Um alérgeno de pólen é tipicamente uma molécula de baixo peso molecular (5–60 kDa) transportada em uma partícula de pólen que se difunde rapidamente em uma solução aquosa ao contato. Por exemplo, quando um grão de pólen golpeia a membrana nasal, os alérgenos se difundem para além da firme estrutura até serem encontrados pelas moléculas de IgE na superfície de mastócitos. O pólen e/ou suas partículas alergênicas também podem ser aerossolizadas em fragmentos menores, permitindo ao material desviar-se da filtragem nasal e alcançar os pulmões. Os polens são tipicamente liberados durante a manhã, e os pacientes podem sofrer agravamento dos sintomas nesse período do dia. Dias secos, ventosos, elevam as contagens de pólen, enquanto o tempo chuvoso, úmido, reduzirá temporariamente as contagens.

5.2.7 Que Tipos de Plantas Produzem Polens Alergênicos?

As duas principais categorias de plantas produtoras de pólen são *gimnospermas* e *angiospermas*. Gimnospermas transportam seus óvulos "nus" na casca de uma pinha ou na extremidade de talos curtos. Entre os exemplos de gimnospermas estão as árvores não florescentes (p. ex., ginkgo) e as coníferas. A maioria das plantas produtoras de pólen é angiosperma; seus órgãos sexuais estão dentro das flores, e suas sementes geralmente estão localizadas dentro de uma fruta. O termo *angiosperma* engloba as árvores florescentes, gramíneas e ervas daninhas. Os Estados Unidos são divididos em 11 zonas com base no clima e na flora nessas regiões. Como os polens são específicos da geografia, é imperativo que se identifique a espécie em sua área para guiar testes de alergia e o tratamento.

5.2.8 Quais São os Destaques sobre Alérgenos de Gramíneas?

Os polens de gramíneas estão entre os alérgenos mais potentes produzidos na natureza e têm sido referidos como a causa mais prevalente de rinite alérgica no mundo todo. No entanto, dentre aproximadamente 4.500 espécies de gramíneas em todo o mundo, somente um pequeno número tem importância alergênica. Até 50 antígenos foram identificados em polens de gramíneas, incluindo 10 grupos de alérgenos. Os antígenos do pólen de gramíneas incluem as proteínas vegetais, como as expansinas e as proteínas ligantes de cálcio. As gramíneas têm uma forte reação cruzada dentro de suas subfamílias e alguns alimentos.

  As gramíneas comuns podem ser divididas em cinco subfamílias. Três dessas subfamílias são mais importantes na América do Norte: *Pooideae*, *Cloridodeae* e *Panicoideae*. As duas subfamílias remanescentes também podem ter importância local: *Arundinoideae* e *Bambusoideae*.

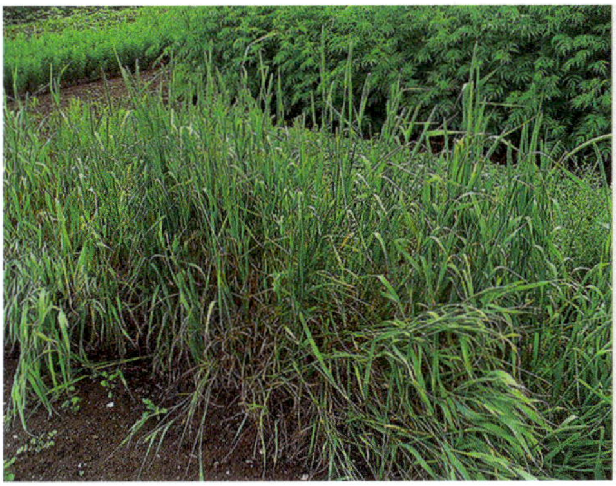

5.2 Assunto Sério

Fig. 5.2 Grama rabo-de-gato.

A subfamília *Pooideae* contém a maioria das gramíneas silvestres e cultivadas em todo o mundo, incluindo capim-cevadinha, festuca, capim-de-junho, capim-dos-pomares, centeio perene, capim, grama vernal doce, rabo-de-gato e grama-azul-do-kentucky. A maioria dos grãos de cereais pertence a essa subfamília, incluindo cevada, aveia, centeio, trigo-espelta e trigo. Os epítopos são amplamente compartilhados dentro desta subfamília, resultando em forte reação cruzada. O pólen da grama rabo-de-gato parece conter todos esses importantes epítopos (i. e., Phl p 1,4, 5) (▶ Fig. 5.2).

A subfamília *Cloridodeae* é mais importante em planícies centrais e subtrópicos, mas tem representação na maioria das regiões da América do Norte. As gramíneas bermudas, grama-de-búfalo, grama e zoysia são membros proeminentes desse grupo. Os membros desse grupo mostram forte reação cruzada dentro de sua subfamília e reação cruzada menor com outras gramíneas. O pólen da grama-das-bermudas contém a maioria dos epítopos produzidos por esta subfamília (i. e., Cyn d 1).

A subfamília *Panicoideae* é comum na parte sul da América do Norte; ela inclui as gramíneas bahia, barnyard, johnson e corniso. Os membros comestíveis dessa subfamília incluem milho, painço, sorgo (melaço) e cana-de-açúcar. Essa subfamília exibe reação cruzada limitada a outras gramíneas. A gramínea bahia parece ser antigenicamente a mais singular da subfamília; as gramíneas bahia e johnson são consideradas as mais importantes da subfamília.

As gramíneas rabo-de-gato, centeio perene, grama-dos-pomares, grama-azul-do-kentucky (de junho), capim agróstis, festuca-do-prado, grama vernal doce e grama-das-bermudas são alérgenos padronizados de gramíneas licenciados nos Estados Unidos. Todos esses alérgenos exceto a grama-das-bermudas são provenientes da subfamília *Pooideae*.

5.2.9 Quando as Gramíneas Polinizam?

As plantas florescem durante um período específico do ano. Este período de florescência está ligado ao clima local e intimamente relacionado com temperatura, vento, umidade etc. Quando as plantas florescem, seus polens são liberados. As plantas que liberam pólen no ar (e atendem aos postulados de Thommen) são capazes de deflagrar sensibilidades alérgicas do indivíduo e, portanto, de seus sintomas clínicos. Uma localização geográfica específica apresenta alguma consistência nos fatores climáticos, permitindo previsões do início e extensa polinização. Em geral, as gramíneas polinizam-se no verão nos Estados Unidos. Climas mais quentes tendem a possibilitar uma estação de crescimento e produção de pólen mais longas, e as gramíneas em climas mais amenos podem se polinizar quase o ano todo.

5.2.10 Quais São as Gramíneas Alergênicas mais Comuns?

O quadro (Quadro 5.1), a seguir, lista algumas das gramíneas alergênicas mais comuns:

Gramíneas (angiosperma): família *Poaceae*
   Subfamília *Pooideae*
      Rabo-de-gato, capim-cevadinha, grama-azul, agróstis, capim-de-junho, capim-dos--pomares, festuca, grama vernal doce, aveia, trigo, trigo-espelta, centeio
   Subfamília *Panicoideae*
      Gramas bahia, johnson, st. augustine, corniso, barnyard, milho, cana-de-açúcar, painço, sorgo (melaços)
   Subfamília *Chloridoideae*
      Grama-das-bermudas, grama-de-búfalo, grama zoysia, grama
   Subfamília *Bambusoideae*
      Bambu, arroz
   Subfamília *Arundinoideae*
      Juncos

Pérolas Clínicas

- Os alérgenos de pólen são uma fonte importante de sensibilidade para o paciente alérgico, especialmente as gramíneas.
- As gramíneas tipicamente polinizam-se no início do verão, com períodos específicos de polinização variáveis, dependendo da geografia e clima.
- Algumas gramíneas estão disponíveis, como extratos alergênicos padronizados.
- Certas subfamílias de gramíneas demonstram reação cruzada substancial entre as gramíneas no âmbito dessas subfamílias.

Bibliografia

[1] Burge HA, Rogers CA. Outdoor allergens. Environ Health Perspect. 2000; 108 Suppl 4:653-659
[2] Cox L, Nelson H, Lockey R, et al. Allergen immunotherapy: a practice parameter third update. J Allergy Clin Immunol. 2011; 127(1) Suppl:S1-S55
[3] Joint Task Force on Practice Parameters. Allergen Immunotherapy. Ann Allergy Asthma Immunol. 2003; 90(1) Suppl 1:1-40
[4] Kaplan AP, ed. Allergy. Philadelphia, PA: W.B. Saunders Company; 1997
[5] King HC, Mabry RL, Mabry CS, et al, eds. Allergy in ENT Practice: The Basic Guide. New York, NY:Thieme; 2005
[6] Krouse JH, Chadwick SJ, Gordon BR, Derebery MJ, eds. Allergy and Immunology: An Otolayngic Approach. New York, NY: Lippincott Williams & Wilkins; 2002
[7] Nolte H. Optimal maintenance dose immunotherapy based on major allergen content or potency labeling. Allergy. 1998; 53(1):99-100
[8] Patterson R, Grammer LC, Greenberger PA, eds. Allergic Diseases: Diagnosis and Management. New York, NY: Lippincott Williams & Wilkins; 1997
[9] Krouse JH, Chadwick SJ, Parker MJ. Inhalant allergy. In: Krouse JH, Chadwick SJ, Gordon BR, Derebery MJ, eds. Allergy and Immunology: An Otolaryngic Approach. Philadelphia, PA:Lippincott-Williams & Wilkins; 2002: 35-49

6 Alérgenos Inalantes: Árvores

Steven M. Houser ▪ *Sarah K. Wise*

6.1 Problemas com Árvores na Primavera

O pólen das árvores é prevalente na primavera, e os pacientes com sintomas de alergia na primavera frequentemente estão reagindo ao pólen das árvores. Com exceção da família dos ciprestes, as árvores do grupo das gimnospermas tendem a ter pólen mais suave em sua antigenicidade. As angiospermas são diversificadas e mais antigênicas. É importante compreender a reatividade cruzada entre as árvores, pois isso pode ocorrer no nível do gênero ou da família. Foram identificados alguns dos principais alérgenos das árvores, embora no momento não haja extratos alergênicos padronizados para árvores disponíveis comercialmente nos Estados Unidos.

Por favor, consulte o Capítulo 5 para uma revisão dos seguintes tópicos:

- Definição de antígeno, alérgeno, epitopo.
- Alérgenos maiores e menores.
- Unidades de extrato alergênico, extratos alergênicos padronizados e não padronizados.
- Reatividade cruzada.
- Postulados de Thommen.
- Descrição das partículas de pólen e as plantas que produzem pólen.

6.2 Assunto Sério

6.2.1 Quais São os Tipos Comuns de Árvores Alergênicas na América do Norte?

Os sintomas de alergia na primavera são frequentemente atribuídos à polinização das árvores. As árvores têm a maior diversidade entre as plantas e são as menos reativas. As árvores tendem a ter forte reação cruzada no nível do gênero, mas tipicamente não têm no nível da família mais ampla.

As *árvores gimnospérmicas* produzem pólen copioso, mas tendem a ser mais suaves na alergeniedade. Por exemplo, as coníferas produzem pólen flutuante capaz de viajar centenas de milhas e cobrir carros, janelas etc., porém é menos alergênico. Uma exceção digna de nota é a família dos ciprestes (*Cupressaceae*), incluindo o cedro das montanhas, que pode ter polens muito potentes. O cedro da montanha, *Juniperus ashei* (ou *Juniperus sabinoides* ou *Juniperus mexicana*) é a árvore mais alergênica no centro do Texas (▶ Fig. 6.1). Esta é uma árvore perene com casca rugosa marrom acinzentada crescendo até uma altura máxima de aproximadamente 9 metros e polinizando de novembro a março. A *Cryptomeria japonica* (sugi) é outra gimnospérmica potente, sendo a fonte de pólen de árvores mais prevalente no Japão. A família dos pinheiros (*Pinaceae*) produz pólen impotente, mas pode ser um importante alérgeno se localizada

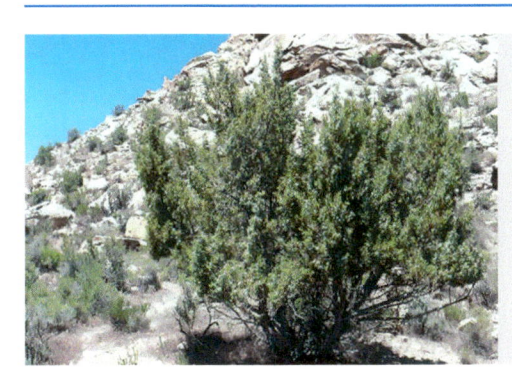

Fig. 6.1 Cedro das montanhas.

suficientemente próxima a habitats humanos. Além dos pinheiros, as pináceas incluem a epícea, a cicuta e o abeto. Embora comuns ginkgos e teixos não são produtores potentes de alérgenos. Embora as famílias gimnospérmicas compartilhem pouca reatividade cruzada em geral, membros da família do cipreste compartilham reatividade cruzada importante.

As *árvores angiospermas* são bastante diversificadas e prolíficas. Em razão de sua diversidade, a reatividade cruzada comumente ocorre no nível do gênero. No entanto, em violação a esta regra da reatividade cruzada somente no gênero, algumas reatoras cruzadas familiares notáveis incluem: (1) bétula, amieiro e avelã; (2) carvalho e faia; (3) vários bordos uns com os outros; e (4) oliva, freixo, lilás e alfena também são capazes de reação cruzada. Os pinheiros australianos são uma árvore angiosperma, não um pinheiro gimnosperma. Álamos e algodoeiros produzem sementes com tufos macios e os liberam durante a estação do verão. Eles com frequência são falsamente responsabilizados pelos sintomas de alergia durante o verão, embora a produção de pólen das árvores ocorra no início do ano. Apesar do fato de as árvores serem específicas de uma região geográfica, em geral, o carvalho (▶ Fig. 6.2) é considerado a árvore alergênica mais importante na América do Norte, enquanto a bétula recebe a mesma distinção na Europa. Por causa da reatividade cruzada limitada entre este grupo, os membros devem ser testados e tratados individualmente especificamente para a localização prática.

6.2.2 Quando as Árvores Polinizam?
A estação típica para a polinização das árvores na América do Norte é a primavera. Pacientes alérgicos com sintomas durante essa época podem estar reagindo a aeroalérgenos do pólen das árvores.

6.2.3 Quais São as Árvores Alergênicas Comuns?
O quadro a seguir (Quadro 6.1) lista algumas árvores alergênicas comuns.

Árvores
   <u>Gimnospermas</u>
      Família *Pinaceae*
         Pinheiro, epícea, cicuta, abeto
      Família *Ginkgoaceae*
         Ginkgo
      Família *Tacaceae*
         Teixo
      Família *Taxodiceae*
         Sequoia, cipreste calvo
      Família *Cupressaceae*
         Zimbro, cedro da montanha, sugi, cipreste, árvore da vida
   <u>Angiospermas</u>
      Família *Aceraceae*
         Bordo, box elder
      Família *Anacardiaceae*
         Caju, manga, hera venenosa
      Família *Betulaceae*
         Bétula, amieiro, avelã
      Família *Casuarinaceae*
         Pinheiro australiano
      Família *Fagaceae*
         Carvalho, faia
      Família *Juglandaceae*
         Noz, nogueira, pecã
      Família *Oleaceae*
         Oliveira, freixo, lilás, alfena ligustro
      Família *Platanaceae*
         Plátano
      Família *Salicaceae*
         Álamo, salgueiro-branco, choupo, salgueiro
      Família *Ulmaceae*
         Olmo
      Família *Arecaceae*
         Palmeira, palmito, tamareira

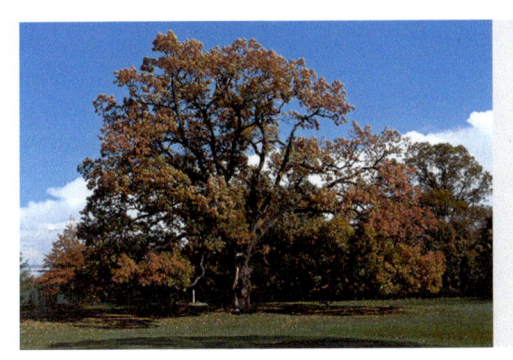

Fig. 6.2 Carvalho.

6.2.4 Quais Árvores Têm os Principais Alérgenos Conhecidos?

As seguintes árvores tiveram os principais alérgenos identificados:

- Pólen da oliveira: Ole e 1,
- Bétula europeia: Bet v1, 2,
- Amieiro europeu: Aln g 1.
- Sugi: Cry j 1.

6.2.5 Quais Árvores Têm Extratos Alergênicos Padronizados Disponíveis?

Os extratos de árvores não estão disponíveis na forma padronizada nos Estados Unidos neste momento.

> **Pérolas Clínicas** **M!**
>
> - As árvores são uma fonte importante de pólen e sintomas de alergia na primavera.
> - As gimnospermas tendem a ser menos alergênicas, com a notável exceção da família dos ciprestes.
> - As angiospermas são diversificadas e mais alergênicas.
> - O serviço médico deve ter um conhecimento adequado da reatividade cruzada entre as árvores para oferecer os melhores cuidados ao paciente com alergia.

Bibliografia

[1] Kaplan AP, ed. Allergy. Philadelphia, PA: W.B. Saunders Company; 1997
[2] Wahl R, Schmid-Grendelmeier P, Cromwell O, Wüthrich B. In vitro investigation of cross-reactivity between birch and ash pollen allergen extracts. J Allergy Clin Immunol. 1996; 98(1):99–106

7 Alérgenos Inalantes: Mofo

Steven M. Houser ▪ *Sarah K. Wise*

7.1 Esporos Podem te Derrubar

A alergia a mofo pode afetar pacientes durante o ano inteiro ou sazonalmente, dependendo do ambiente. O mofo é diversificado, com mais de 1 milhão de espécies reportadas. Do ponto de vista da alergia, o mofo pode estar envolvido em reações mediadas pela imunoglobulina E tipo I (IgE) ou reações mediadas por células tipo IV. Vários tipos diferentes de mofos comumente causam reatividade mediada por IgE e com frequência são vistos em painéis de testes para alergia.

Por favor, consulte o Capítulo 5 para uma revisão dos seguintes tópicos:

- Definição de antígeno, alérgeno, epitopo.
- Alérgenos maiores *versus* menores.
- Unidades de extratos alergênicos, extratos alergênicos padronizados *versus* não padronizados.
- Reatividade cruzada.

7.2 Assunto Sério
7.2.1 O que Preciso Saber sobre Alergia a Mofo?

O termo *fungo* é frequentemente usado intercambiavelmente com mofo. Os organismos neste reino foram classificados no passado pela sua aparência micro e macroscópica, o que era problemático por causa dos diferentes estágios/aparências durante seu ciclo de vida. Atualmente a análise genômica está sendo usada com frequência para inserir os fungos em agrupamentos taxonômicos. O Reino dos Fungos pode ser dividido em 1 sub-reino (Dikarya), 7 filos e 10 subfilos.

Ascomycota é um filo dentro do sub-reino Dikarya; este grupo é frequentemente referido como fungos-de-saco. Os fungos-de-saco são úteis para fazer pão, queijo e álcool (levedura para panificação e de cerveja) e antibióticos (*Penicillium*). Três subfilos dentro do *Ascomycota* incluem *Saccharomycotina* (leveduras e *Candida*), *Taphirinomycotina* (fungos hifais e *Pneumocystis*) e *Pezizomycotina* (trufas e *Trichophyton*). *Cladosporium*, *Penicillium*, *Fusarium*, *Curvularia*, *Helminthosporium*, *Bipolaris*, *Phoma*, *Epicoccum* e *Aspergillus* são membros da família *Pezizomycotina* e reconhecidos como alergênicos em humanos, e frequentemente são patogênicos às plantas.

O filo *Basidiomycota*, também dentro da Dikarya, inclui fungos estruturais complexos, como cogumelos, cogumelos *puffball*, carvão (ou morrão) e ferrugem. Também inclui a levedura patogênica *Cryptococcus*.

7.2 Assunto Sério

O filo *Glomeromycota* tipicamente forma uma relação simbiótica com as raízes das plantas. Os gêneros importantes incluem *Mucor, Rhizomucor* e *Rhizopus*. Os seis filos fúngicos restantes incluem *Microsporidia, Blastocladiomycota, Zoopagomycotina, Kichxellomycotina, Entomophthoromycotina* e *Mucoro-mycotina*.

Os clínicos devem estar conscientes de que extratos de mofo, do mesmo modo que as baratas, contêm enzimas proteolíticas que podem degradar antígenos do pólen; portanto, estes agentes não devem ser instilados em um frasco de tratamento comum. A reatividade cruzada do mofo é muito complexa e imprevisível, embora seja conhecido que *Alternaria* e *Cladosporium* têm reação cruzada. As recomendações gerais para os painéis de teste cutâneo para o diagnóstico de alergia tendem a incluir *Alternaria, Aspergillus, Cladosporium, Helminthosporium* e *Penicillium*.

7.2.2 Quais São os Mofos Alergênicos Comuns?

O quadro a seguir (Quadro 7.1) demonstra o reino Fungi. Os mofos alergênicos comuns são destacados em negrito.

Reino dos Fungos
    Sub-reino Dikarya
        Filo *Ascomycota*
            Saccharomycotina: Leveduras e **Candida**
            Taphrunomycotina: Fungos hifais e *Pneumocystis*
            Pezizomycotina: Trufas, *Trichophyton* e muitos fungos alergênicos:
                Cladosporium, Penicillium, Fusarium, Curvularia, Helminthosporium, Bipolaris, Phoma, Epicoccum e **Aspergillus**
        Filo *Basidiomycota*: Cogumelos, cogumelos *puffball*, carvão (ou morrão) e ferrugem, *Cryptococcus*
        Filo *Glomeromycota*: **Mucor** e **Rhizopus**

7.2.3 Quais Mofos Têm os Principais Alérgenos Conhecidos?

Os seguintes mofos tiveram os principais alérgenos identificados:

- *Aspergillus fumigatus:* Ag 7; Ag 13 (antígeno C).
- *Alternaria alternata*: Um antígeno maior (Ag 8), sete intermediários e seis alérgenos menores.
- *Candida albicans*: C e a.

7.2.4 Quais Mofos Têm Extratos Alergênicos Padronizados Disponíveis?

Os extratos de mofos não estão disponíveis comercialmente na forma padronizada nos Estados Unidos atualmente.

> **Pérolas Clínicas**
>
> - Mofos podem causar sensibilidade alérgica e manifestações clínicas de alergia.
> - A reatividade cruzada entre os mofos é complexa e pode ser imprevisível.
> - Os fungos mais comumente testados em painéis de teste para alergia são *Alernaria* e *Aspergillus*; no entanto, *Cladosporium*, *Helminthosporium* e *Penicillium* também são frequentemente recomendados.

Bibliografia

[1] Cox L, Nelson H, Lockey R, et al. Allergen immunotherapy: a practice parameter third update. J Allergy Clin Immunol. 2011; 127(1) Suppl:S1–S55
[2] Hibbett DS, Binder M, Bischoff JF, et al. A higher-level phylogenetic classification of the Fungi. Mycol Res. 2007; 111(Pt 5):509–547
[3] Lutzoni F, Kauff F, Cox CJ, et al. Assembling the fungal tree of life: progress, classification, and evolution of subcellular traits. Am J Bot. 2004; 91(10):1446–1480

8 Alérgenos Inalantes: Epidérmicos e Pelos de Animais

Steven M. Houser ▪ Sarah K. Wise

8.1 Poeira e Pelos de Animais

Os ácaros da poeira e proteínas animais são uma fonte importante de material alergênico que está tipicamente presente durante o ano inteiro. Alguns pacientes são altamente reativos a estas substâncias. Os ácaros da poeira mais comuns são *Dermatophagoides farinae* (América do Norte) e *D. pteronyssinus* (Europa). Alérgenos de cães e gatos podem ser uma fonte substancial de sintomas alérgicos para donos de animais de estimação e outros indivíduos expostos.

Por favor, consulte o Capítulo 5 para uma revisão dos seguintes tópicos:

- Definição de antígeno, alérgeno e epitopo.
- Alérgenos maiores *versus* menores.
- Unidades de extrato de alérgeno, extratos de alérgeno padronizados *versus* não padronizados.
- Reatividade cruzada

8.2 Assunto Sério

8.2.1 Quais Alérgenos Potenciais Encontramos durante o Ano Inteiro?

Uma variedade de fauna são fontes potenciais de aeroalérgenos clinicamente significativos. Os principais alérgenos nesta categoria incluem ácaros da poeira, pelo de animais e baratas. Enquanto os produtos de plantas ao ar livre dependem dos fatores climáticos para a sua liberação, os alérgenos a seguir frequentemente são de ambientes internos e, portanto, praticamente independentes da localização geográfica e do clima exterior.

8.2.2 Informações sobre Ácaros da Poeira... Assentam em Mim!

Os ácaros da poeira são pequenos (0,2 a 0,3 mm de comprimento) aracnídeos (oito pernas) (▶ Fig. 8.1). Sua dieta inclui escamas de pele humana e fungos. O crescimento dos ácaros é aumentado pela umidade elevada. Embora existam muitas espécies de ácaros, os dois espécimes mais importantes são *D. farinae* (predomina na América do Norte) e *D. pteronyssinus* (predomina na Europa). Os alérgenos criados pelos ácaros da poeira são expressos nas suas fezes e também em seus corpos. As medidas de controle ambiental visam reduzir as condições de vida favoráveis para os ácaros (controle da umidade) e as barreiras para prevenir a transmissão pela pele descamada (seu alimento). No entanto, deve ser observado que embora as medidas de controle ambiental sejam rotineiramente defendidas na prática da alergia, as evidências de benefícios não são tão fortes

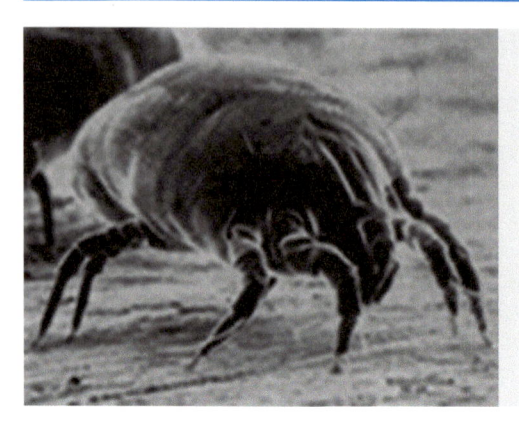

Fig. 8.1 Visão em microscópio eletrônico de varredura de um ácaro da poeira.

quanto para a intervenção farmacológica ou imunoterapia alérgeno-específica. Frequentemente são necessárias diversas medidas diferentes de controle ambiental, realizadas em conjunto para que ocorra um efeito na sintomatologia alérgica relacionada com ácaros da poeira domiciliar. Como medida única, os acaricidas tendem a ser os mais benéficos.

8.2.3 E quanto ao Pelo de Animais de Estimação?

Embora o pelo de animais por si só não seja terrivelmente alergênico (nem flutuante, nem solúvel), ele transporta proteínas solúveis em água da epiderme ou saliva, que são importantes. A pele descamada (pelo de animais) pode conter alérgenos maiores, como Fel d 1 dos gatos e Can f 1 dos cães. O pelo de animais irá conter muitas proteínas, por isso estes produtos também terão alérgenos maiores e menores. Até mesmo a urina e fezes de animais de estimação possuem alérgenos. As quantidades em que cães e gatos produzem alérgenos é variável; animais de estimação hipoalergênicos podem excretar menos antígenos, mas estes não são inexistentes. Os animais de estimação também variam na sua produção de antígenos menores, que podem ser seletivamente importantes nos pacientes. Os antígenos dos gatos podem ser um tanto "pegajosos" porque persistem em uma casa por meses, mesmo após a remoção de um gato. O antígeno de cavalos também pode ser potente, embora a exposição seja menos prevalente. Trabalhadores em laboratórios e manipuladores de animais estão em risco para sensibilidade a roedores como camundongos e ratos.

8.2.4 Quais Epidérmicos e Pelos de Animais Possuem Alérgenos Maiores que São Conhecidos?

Os seguintes epidérmicos e pelos de animais tiveram alérgenos maiores identificados:

- Gato: Fel d 1.
- Rato: Rat n 1.
- Camundongo: Mus m 1.

- Cão: Can f 1.
- Ácaros da poeira (Dp, Df): Der p 1, 2; Der f 1, 2

8.2.5 Quais Epidérmicos e Pelos de Animais Têm Extratos Alergênicos Padronizados Disponíveis?

Os extratos de alérgenos padronizados estão disponíveis nos Estados Unidos para os seguintes epidérmicos e pelos de animais:

- Pelos de gato.
- Pele de gato.
- *Dermatophagoides farinae.*
- *Dermatophagoides pteronyssinus.*

Pérolas Clínicas M!

- Os alérgenos perenes são uma fonte importante de sintomas de alergia durante o ano inteiro. Alguns dos alérgenos perenes mais comuns provêm dos ácaros da poeira, gatos e cães.
- Pacientes com contato ocupacional ou relacionado com *hobby* com camundongos e cavalos também podem experimentar sintomas de alergia.

Bibliografia

[1] Patterson R, Grammer LC, Greenberger PA, eds. Allergic Diseases: Diagnosis and Management. New York, NY: Lippincott Williams & Wilkins; 1997
[2] Wise SK, Lin SY, Toskala E, et al. International consensus statement on allergy and rhinology:allergic rhinitis. Int Forum Allergy Rhinol. 2018; 8(2):108–352

9 Alérgenos Inalantes: Ervas Daninhas

Steven M. Houser ▪ Sarah K. Wise

9.1 Quando as Ervas Daninhas São as Piores

Pacientes com sintomas de alergia no final do verão ou no outono podem estar reagindo ao pólen de ervas daninhas. As principais ervas daninhas de importância alergênica na América do Norte incluem os compostos e quenopódios-amarantos. A tasneira tem diversos tipos, mas permanece sendo a principal erva daninha alergênica na América do Norte.

Por favor, consulte o Capítulo 5 para uma revisão dos seguintes tópicos:

- Definição de antígeno, alérgeno e epitopo.
- Alérgenos maiores *versus* menores.
- Unidades de extrato alergênico, extratos alergênicos padronizados *versus* não padronizados.
- Reatividade cruzada.
- Postulados de Thommen.
- Descrição de partículas de pólen e as plantas que produzem pólen.

9.2 Assunto Sério

9.2.1 Quais São os Tipos Comuns de Ervas Daninhas Alergênicas na América do Norte?

As ervas daninhas de importância alergênica na América do Norte podem ser divididas em dois grupos: compostos e quenopódios-amarantos Outras ervas daninhas também podem ser de importância local.

As ervas daninhas compostas (família *Asteraceae*) incluem três grandes tribos de ervas daninhas comuns altamente alergênicas: *Heliantheae*, *Anthemideae* e *Astereae*. A tribo *Heliantheae* inclui carrapicho, sabugueiro do pântano e tasneira. A tasneira permanece sendo a principal erva daninha alergênica na maior parte da América do Norte (▶ Fig. 9.1). Existem múltiplas espécies de tasneira, incluindo falsa, gigante, pequena e ocidental; estas demonstraram ter forte reação cruzada entre si. A tasneira pequena é frequentemente usada como representativa desta família para testagem e tratamento, a menos que o clima específico gere uma erva daninha diferente localmente abundante.

A tribo *Anthemideae* (sage) contém artemísia, *sagebrush*, absinto, sage e crisântemo; estas duas últimas são membros comestíveis. A artemísia é a erva daninha mais importante ao longo da costa do Pacífico na América do Norte, bem como na Europa. A artemísia tem reação cruzada de aproximadamente 80% com a tasneira.

9.2 Assunto Sério

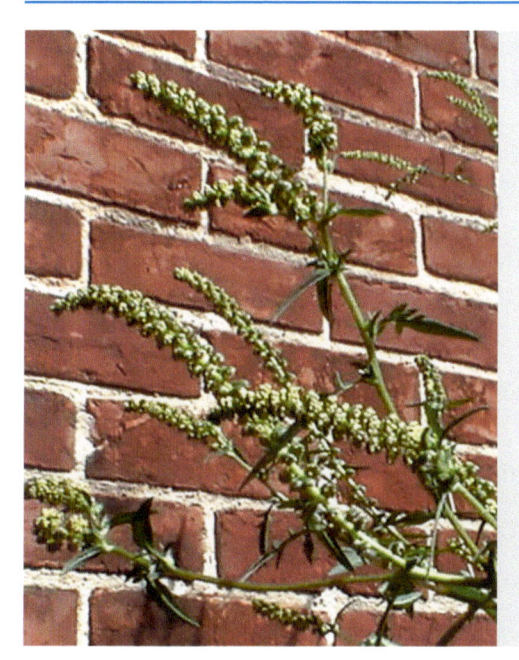

Fig. 9.1 Tasneira.

    As espécies *Baccharis*, áster (margarida) e solidago são membros da tribo *Astereae* (margarida). Solidago é predominantemente entomófilo para polinização, mas ainda podem existir sensibilidades para o pólen propagado pelo ar. Esta tribo é mais importante ao longo da costa e no oeste dos Estados Unidos.
    Outras ervas daninhas compostas podem não ser as principais fontes de pólen, mas são sensibilizadoras de contato potentes. Alguns exemplos incluem a tribo *Cynareae* (p. ex., cardos, alcachofra) e a tribo *Cichorieae* (p. ex., dente-de-leão, chicória). Alface e estévia são outros membros comestíveis da família *Asteraceae*.
    A família *Amaranthaceae* está intimamente relacionada com a família *Chenopodiaceae*, por isso denominada *Amaranth-Chenopods*. Estas herbáceas são muito comuns e são importantes polinizadoras. Exemplos de amaranto incluem crista-de-galo, *careless weed*, ervas daninhas de algodão, pigweed, cânhamo aquático e quinoa comestível. A família *Chenopod* é representada por *Kochia* (p. ex., sarça ardente) *goosefoot*, açarinha branca, chá mexicano e as comestíveis: beterraba, espinafre e beterraba sacarina. As *Amaranths* apresentam forte reação cruzada, embora os *Chenopods* apresentem reação cruzada apenas leve; um único Amaranto pode ser usado para teste e tratamento de alergia dentro da família, embora *Chenopods* geralmente precisem ser tratados individualmente.

9.2.2 E quanto às Famílias de Ervas Daninhas Menores ou Ervas Daninhas Localmente Importantes?

Existem muitas famílias de ervas daninhas menores e elas tendem a ser de mais importância em localizações individuais. A língua-de-ovelha (família *Plantaginaceae*) é talvez a erva daninha menor mais importante, afetando a porção média da América do Norte. A *sheep sorrel* e a azedinha (família *Polygonaceae*) também são mais comuns. A família *Cannabaceae* inclui cânhamo, maconha, lúpulo e alfarroba, que podem ser localmente importantes. As ervas daninhas menores incluem as urtigas (família *Urticaceae*), a mostarda e a colza (família *Brassicaceae*).

9.2.3 O que mais Devo Saber sobre Ervas Daninhas... Ou Ervas Daninhas "Impostoras"?

Pteridófitos esporulados semelhantes às ervas daninhas não são ervas daninhas, mas podem ser confundidos como tal. Pteridófitos produzem esporos em vez de flores e sementes. Estas plantas podem ser de importância local na sensibilização alérgica, especialmente nos trópicos (p. ex., Sudeste da Ásia). Alguns exemplos do seu grupo único incluem samambaias, cavalinha e musgos *club-moss* (p. ex., *Lycopodium*).

9.2.4 Quando as Ervas Daninhas Polinizam?

O final do verão e outono são as estações típicas para polinização de ervas daninhas na América do Norte. Pacientes alérgicos com sintomas durante esta época podem estar reagindo aos aeroalérgenos do pólen da ervas daninhas.

9.2.5 Quais São as Ervas Daninhas Alergênicas Comuns?

O quadro abaixo (Quadro 9.1) lista algumas ervas daninhas alergênicas comuns.

9.2 Assunto Sério

Ervas Daninhas (angiosperma)
   Família *Asteraceae* (*Compositae*)
      Tribo *Heliantheae*
         Tasneira, carrapicho, sabugueiro do pântano
      Tribo *Astereae*
         Solidago, margarida, espécies de *Baccharis*
      Tribo *Anthemideae*
         Artemísia, camomila, *sagebrush*, absinto
         Sálvia, crisântemo
   Família *Amaranthaceae*
      Amaranto, *pigweed*, crista de galo
      Quinoa
   Família *Chenopodiaceae*
      Açarinha branca, sarça ardente, cardo russo
      Erva formigueira, chá mexicano
      Beterraba, espinafre, beterraba sacarina
   Brassicaceae
      Mostarda, colza
   Cannabaceae
      Cânhamo, maconha, lúpulo, alfarroba
   Plantaginaceae
      Língua-de-ovelha
   Polygonaceae
      Azedinha, sorrel
   Urticeaea
      Urtigas

9.2.6 Quais Ervas Daninhas Têm Alérgenos Maiores que São Conhecidos?

As seguintes ervas daninhas tiveram alérgenos maiores identificados:

- Tasneira pequena: Amb a 1, 2, 3, 5, 6.
- Tasneira gigante: Amb t 5.
- Artemísia: Art v 1.

9.2.7 Quais Ervas Daninhas Têm Extratos Alergênicos Padronizados Disponíveis?

A tasneira pequena tem extratos alergênicos padronizados disponíveis nos Estados Unidos.

Pérolas Clínicas M!

- As ervas daninhas alergênicas da América do Norte tipicamente consistem em compósitos e quenopoides-amarantos.
- A tribo *Heliantheae* de ervas daninhas compostas inclui carrapicho, tasneira e sabugueiro-dos-pântanos.
- A tasneira é a principal erva daninha alergênica na maior parte da América do Norte.
- Os Amarantos incluem crista de galo, *careless weed*, erva daninha de algodão, *pigweed* e quinoa.
- A família *Chenopod* inclui *Kochia* (p. ex., sarça ardente) açarinha branca, beterraba, espinafre e algumas outras.
- As ervas daninhas tipicamente polinizam no fim do verão e nos meses do outono.

Bibliografia

[1] Hirschwehr R, Heppner C, Spitzauer S, et al. Identification of common allergenic structures in mugwort and ragweed pollen. J Allergy Clin Immunol. 1998; 101(2 Pt 1):196–206
[2] Kaplan AP, ed. Allergy. Philadelphia, PA: W.B. Saunders Company; 1997
[3] Leiferman KM, Gleich GJ, Jones RT. The cross-reactivity of IgE antibodies with pollen allergens. II. Analyses of various species of ragweed and other fall weed pollens. J Allergy Clin Immunol. 1976;58(1 PT. 2):140–148
[4] Rodríguez A, De Barrio M, De Frutos C, de Benito V, Baeza ML. Occupational allergy to fern. Allergy. 2001; 56(1):89

Parte 2

Diagnóstico de Alergia

10 História   *38*

11 Pesquisas e Questionários para Pacientes   *41*

12 Exame Físico   *44*

13 Diagnóstico Diferencial   *48*

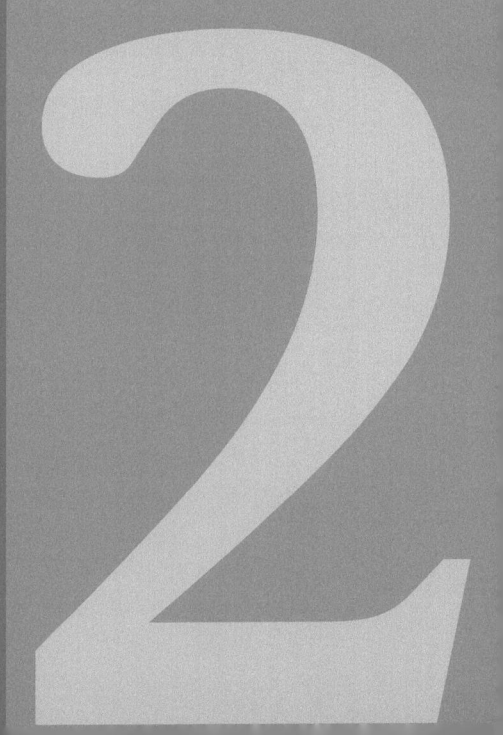

10 História

Christine B. Fanzese

É normal não respirar pelo nariz.

Uma paciente me disse isto recentemente, e já ouvi variações disto de alguns outros pacientes. Na verdade, é muito normal respirar pelo nariz, mas uso este exemplo para chamar atenção para o perigo essencial que você enfrenta quando coleta a história de um paciente para fazer o diagnóstico clínico de alergia ou de rinite alérgica. A história clínica é essencial para fazer o diagnóstico, mas não é raro para pacientes que viveram com determinados sintomas por muito tempo que esses sintomas (como congestão nasal ou obstrução nasal) passem a ser seu novo "normal".

Consequentemente, muitos pacientes consideram os sintomas de alergia sazonal ou "febre do feno" como algo normal, alguma coisa que todos têm, e podem não lhe informar estes sintomas sem que sejam estimulados. Eles podem se queixar por terem "sintomas" (ou "a porcaria"); É desnecessário dizer que é preciso aprofundar mais e registrar o que são exatamente esses sintomas (não apenas documentar com o propósito de cobrar a conta), mas ajudar na determinação do diagnóstico mais provável e o tratamento para o paciente.

10.1 História da Doença Atual

Quais são as partes essenciais da história da doença atual (HDA)? O tipo dos sintomas, época e duração, frequência, exposições desencadeantes, medicações atuais/passadas usadas para tratar, comorbidades (asma, eczema etc.), história familiar de atopia (asma, eczema etc.) e resposta às medicações usadas constituem estas informações.

Que tipo de sintomas eu procuro? A ▶ Tabela 10.1 lista os sintomas gerais que são sugestivos de doença alérgica e outras doenças. Ela não é exaustiva, abrangente ou absoluta.

Tabela 10.1 Lista de Sintomas

Sintomas sugestivos de alergia	Sintomas sugestivos de outros transtornos
Secreção nasal clara [a]	Secreção nasal descolorida
Obstrução/congestão nasal [a]	Hiposmia/hipogeusia
Espirrando/fungando [a]	Cefaleia/dor facial ou nos seios paranasais
Irritação nos olhos, nasal, oral, na garganta [a]	Massas/úlceras orais ou nasais
Olhos avermelhados/ou lacrimejantes	Expectoração descolorida
Chiado/tosse (seca)	

[a] Estes sintomas estão na classificação mais alta de utilidade diagnóstica para rinite alérgica.

Outros sintomas que podem sugerir alergia incluem hiposmia/anosmia, ronco, hipoacusia/"ouvidos entupidos" decorrentes de fluido na orelha média, ronco, garganta irritada, gotejamento pós-nasal, rouquidão/pigarro.

E quanto à época e aos sintomas? Os sintomas duram o ano todo (perenes), são sazonais ou intermitentes (com exposição a um desencadeante alérgico)?

> Pacientes com alergias que duram o ano todo tendem a reportar sintomas congestivos (pressão nos seios paranasais, obstrução/congestão nasal e roncos). Pacientes com alergias sazonais têm mais probabilidade de se queixar de garganta irritada, tosse, espirros, rinorreia e gotejamento pós-nasal.

10.2 História Patológica Pregressa

Quais são algumas comorbidades associadas à alergia? Elementos da História Patológica Pregressa (HPP), como asma, eczema, alergia alimentar, distúrbio respiratório do sono ou apneia obstrutiva do sono e otite média (em crianças maiores) podem ser vistos em pacientes com transtorno alérgico.

> ⚠
>
> É muito importante perguntar acerca de outras condições médicas. Embora não diretamente relacionadas com a alergia, outras condições médicas, como doença cardíaca ou acidente vascular encefálico, afetam a habilidade do paciente de sobreviver a uma reação alérgica grave e devem ser levadas em conta durante uma discussão do tratamento.

10.3 História Cirúrgica Pregressa

Por que cirurgias são relevantes aqui? Determinados procedimentos cirúrgicos podem indicar condições de comorbidades alérgicas associadas. Inserção de tubos de ventilação, adenotonsilectomia e turbinectomias são procedimentos importantes a serem antevistos durante o tratamento do paciente com alergia.

10.4 Medicações

Por que isto é necessário? É necessária uma lista das medicações atuais, incluindo medicações de venda livre, vitaminas e remédios fitoterápicos, uma vez que determinadas medicações (incluindo fitoterápicos) podem impactar o teste para alergia. Veja o Capítulo 14 para maiores detalhes.

Não é incomum que os pacientes interrompam as medicação(ões) que usam para controlar os sintomas de alergia, mesmo que tomada(s) diariamente. Não deixe de investigar a respeito.

10.5 História Familiar/Social

A história familiar é importante? Sim. Certos transtornos alérgicos têm um componente(s) hereditário(s). Não deixe de investigar outros membros da família com alergias, asma etc.

O que é importante acerca da história social? Não deixe de perguntar sobre exposições ambientais e ocupacionais. Pergunte sobre animais de estimação, animais de fazenda e exposição a fumo de tabaco.

10.6 Revisão de Sistemas

Por que isto é importante? Frequentemente, os pacientes terão comorbidades não diagnosticadas. Não é incomum que os pacientes apresentem tosse/chiado frequente, possuam um inalador de salbutamol, mas não tenham um diagnóstico de doença reativa das vias áreas ou asma em sua história médica. Esta área é útil para identificar alguma condição médica não diagnosticada que possa afetar o trabalho diagnóstico ou o plano de tratamento.

Pérolas Clínicas M!

- O diagnóstico de alergia é frequentemente feito com base unicamente na história.
- Os tipos de sintomas, época, exposições e outras partes da história podem dar informações que sugiram alergia ou alertem o imunologista quanto à verificação de outros diagnósticos não alérgicos potenciais.

Bibliografia

[1] Schatz M. A survey of the burden of allergic rhinitis in the USA. Allergy. 2007; 62 Suppl 85:9–16
[2] Ng ML,Warlow RS, Chrishanthan N, Ellis C,Walls R. Preliminary criteria for the definition of allergic rhinitis: a systematic evaluation of clinical parameters in a disease cohort (I). Clin Exp Allergy. 2000; 30(9):1314–1331
[3] Costa DJ, Amouyal M, Lambert P, et al. Languedoc-Roussillon Teaching General Practitioners Group. How representative are clinical study patients with allergic rhinitis in primary care? J Allergy Clin Immunol. 2011; 127(4):920–6.e1

11 Coletas de Dados e Questionários para Pacientes

Christine B. Franzese

11.1 Usar ou não Usar

Sim, isso é uma pergunta. Qual a utilidade real dos formulários de coletas de dados e dos questionários para pacientes na prática clínica? Seu uso certamente faz sentido na pesquisa e, talvez, até na prática acadêmica, mas, em um consultório particular ocupado, você pode descartá-lo imediatamente por ter pouca ou nenhuma utilidade e pular este capítulo. Este capítulo explica como esses instrumentos podem ser usados de maneira eficiente. A autora usa esses instrumentos ao tratar pacientes? Sim. A autora obtém boas informações a partir deles? A maior parte do tempo. Eles causam problemas? Sim, porque os pacientes reclamam de ter que preenchê-los.

Na discussão sobre esses tipos de formulários de coletas de dados e questionários, apenas os instrumentos validados pela literatura são mencionados neste capítulo. A autora não se refere a um questionário para pacientes disponível em todos os consultórios, que solicitam várias informações para ajudar a anamnese. Esses instrumentos validados têm seu lugar na prática clínica real e podem ser utilizados na mensuração e documentação dos resultados obtidos pelos pacientes.

11.2 O Básico

O que é uma medida de resultado relatado pelo paciente (PROM)? É um resultado de saúde relatado diretamente pelo paciente cuja medida é o método usado para captura dessas informações. Essas medidas incluem questionários, como aqueles sobre qualidade de vida (QoL).

O que é um questionário de QoL? Este é um questionário clinicamente validado que mede a relação entre a QoL do paciente (ou certos aspectos da QoL) e outros comportamentos, sintomas ou doenças.

O que é a coleta de dados (*survey*)? E qual é a diferença entre a coleta de dados e um questionário? A coleta de dados é tecnicamente definida pelo uso de diferentes metodologias, inclusive questionários. É um termo muito mais amplo que o questionário. Um questionário é um instrumento que faz um determinado conjunto de perguntas orais ou escritas. Com os instrumentos mostrados na ▶ Tabela 11.1, na opinião da autora, não há muita diferença entre um formulário para "coleta de dados" e um "questionário". Esses dois termos são usados de forma intercambiável neste capítulo.

Qual deles o clínico deve usar? Cada instrumento mede coisas diferentes e tem suas próprias vantagens e desvantagens. Alguns instrumentos populares são listados na ▶ Tabela 11.1 para ajudar o clínico a decidir o que usar. Além disso, algumas ideias sobre seu uso efetivo e como evitar queixas dos pacientes também são dadas.

Tabela 11.1 Os instrumentos

Nome do instrumento	Número de perguntas	O que mede (Vantagem[ns])	Desvantagem(ns)
Avaliação Gobal da Gravidade da Alergia	1	Gravidade da rinite (fácil e rápido)	Não obtém muitas outras informações
Escore Total de Sintomas Nasais	4	Pontuação dos sintomas em qualquer momento (fácil e rápido)	Não traz informações sobre o uso de medicamentos, apenas um no momento
Teste de Controle de Rinite Alérgica	5	Sintomas e uso de medicamentos (rápido)	Informações limitadas, apenas sobre a rinite alérgica
Teste de Avaliação do Controle da Rinite	6	Sintomas de rinite (rápido)	Não avalia o uso de medicamentos, apenas o controle da rinite
Escore de Controle da Rinoconjuntivite Alérgica	7 + medicação	Sintomas mais medicamentos	Não tem perguntas sobre asma, não é tão rápido
Escore de Sintomas de Rinite Alérgica	8	Mais informações sobre sintomas	Não avalia o uso de medicamentos, não é tão rápido
Escore de Controle de Alergia	10 + medicações	Uso de medicamentos e sintomas	Não tão rápido, inclui asma
Miniquestionário de QoL em Rinoconjuntivite	14	Mais informações sobre sintomas (mais de 1 semana)	Não traz informações sobre uso de medicamentos, não tão rápido
Questionário de QoL em Rinoconjuntivite	28	Informações detalhadas sobre sintomas ao longo de uma semana	Não traz informações sobre uso de medicamentos, viés de recordação, mais demorado

Abreviatura: QoL, Qualidade de Vida

11.3 Minhas Humildes Sugestões

Onde conseguir esse material? Alguns estão disponíveis na Internet, em vários *websites*. Alguns precisam de permissão para usar, outros não. Alguns foram adaptados para uso em outras clínicas. O mais importante é decidir o que medir e por quê. Isto ajuda a determinar qual ferramenta usar. A partir daí, você consegue o que quer em uma pesquisa rápida na Internet. Certifique-se de obter permissão, caso necessário.

Onde estes instrumentos podem ser usados? Podem ajudar a avaliação objetiva da gravidade dos sintomas e da quantidade de medicamentos utilizados. Podem mostrar aos pacientes a melhora dos sintomas/uso de medicamentos (ou demonstrar resultados). Às vezes, os pacientes estão em tratamento há algum

11.3 Minhas Humildes Sugestões

tempo e se esquecem da gravidade de seu caso antes do início da imunoterapia. Esses instrumentos podem mostrar aos pacientes a diferença entre como eram e como estão agora.

Onde estes instrumentos podem causar problemas? Se usados em excesso. Se instrumentos diferentes que medem as mesmas coisas forem utilizados juntos. Se usados com muita frequência. Se muito longos. Se não disponíveis no idioma local. Se a terminologia for complexa, em vez de linguagem ou figuras simples.

Escolha um (talvez dois) e pronto. Administre o(s) instrumento(s) na primeira consulta e, em seguida, anualmente. Se o formulário puder ser inserido diretamente no prontuário tradicional ou no prontuário eletrônico (EMR), melhor ainda. Caso contrário, além de digitalizar o formulário, peça à sua enfermeira para inserir a pontuação nas suas anotações. Dessa forma, você pode consultar suas anotações e encontrar pontuações anteriores, sem precisar recorrer a documentos digitalizados.

Pérolas Clínicas M!

- Questionários e formulários para coletas de dados são uma forma fácil de demonstrar a melhora do paciente.
- O número excessivo de questionários e/ou sua administração muito frequente causa problemas.
- Escolha um. Use-o na primeira consulta e, depois, uma vez ao ano.

Bibliografia

[1] Calderon MA, Bernstein DI, Blaiss M, Andersen JS, Nolte H. A comparative analysis of symptom and medication scoring methods used in clinical trials of sublingual immunotherapy for seasonal allergic rhinitis. Clin Exp Allergy. 2014; 44(10):1228–1239
[2] Devillier P, Bousquet PJ, Grassin-Delyle S, et al. Comparison of outcome measures in allergic rhinitis in children, adolescents and adults. Pediatr Allergy Immunol. 2016; 27(4):375–381

12 Exame Físico

Christine B. Franzese

12.1 Nem tudo que Faz Espirrar é Alérgico

O médico pode ficar tentado a ignorar o exame físico de um paciente alérgico, mas essa é uma parte importante da consulta. Sim, é verdade que o exame físico pode ser completamente normal. No entanto, não há motivo para ignorá-lo ou fazer um exame superficial. Embora seja importante obter achados sugestivos de alergia, uma das principais razões para fazer um exame físico completo é obter os achados que sugerem que não seja alergia (ou pelo menos, não apenas alergia). É desanimador quando o paciente, que se submeteu à imunoterapia por um período longo, percebe pouco ou nenhum benefício por apresentar outra doença (sinusite crônica, polipose nasal etc.). O exame físico não é necessariamente importante por ajudar no diagnóstico de doenças alérgicas, mas por ajudar a diagnosticar ou eliminar outros distúrbios.

12.2 O Exame Físico

O que você procura? A ▶ Tabela 12.1 traz um guia geral e os achados do exame físico que são sugestivos de doença alérgica ou não. Esta listagem não é completa ou absoluta (▶ Fig. 12.1, ▶ Fig. 12.2, ▶ Fig. 12.3, ▶ Fig. 12.4).

Tabela 12.1 Achados ao exame físico

Área do exame físico	Achados sugestivos de alergia	Achados sugestivos de outras doenças
Olho (▶ Fig. 12.1)	Eritema/edema conjuntival Secreção aquosa Edema periorbital "Olheira alérgica": Escurecimento das pálpebras inferiores/área periorbital	Secreção com cor Alterações visuais Sensibilidade à luz Ausência de reflexo pupilar
Orelha	Retração da membrana timpânica Efusão clara na orelha média	Abaulamento da membrana timpânica Efusão purulenta/opaca na orelha média Perfuração

12.2 O Exame Físico

Tabela 12.1 *(Cont.)* Achados ao exame físico

Área do exame físico	Achados sugestivos de alergia	Achados sugestivos de outras doenças
Nariz (rinoscopia anterior/endoscopia nasal) (▶ Fig. 12.2, ▶ Fig. 12.3, ▶ Fig. 12.4)	Vinco na ponta do nariz Rinorreia transparente Mucosa nasal azulada/arroxeada Hipertrofia da concha nasal inferior	Rinorreia com cor/purulenta Mucosa nasal eritematosa Aumento de volume da concha nasal média Pólipos/massas nasais Aumento de volume das adenoides
Cavidade oral/faringe	Mucosa faríngea granulosa (em *cobblestone*) Bandas faríngeas laterais Respiração oral (adultos)	Aumento de volume das tonsilas Massa oral/faríngea Respiração oral (crianças)
Laringe (indireta com espelho/direta com laringoscópio flexível)	Pontes de muco viscoso Edema brando das pregas vocais verdadeiras	Eritema/placas brancas nas pregas vocais verdadeiras Lesão/massa Estridor inspiratório
Pulmões	Sibilos expiratórios Tosse não produtiva	Roncos Estertores

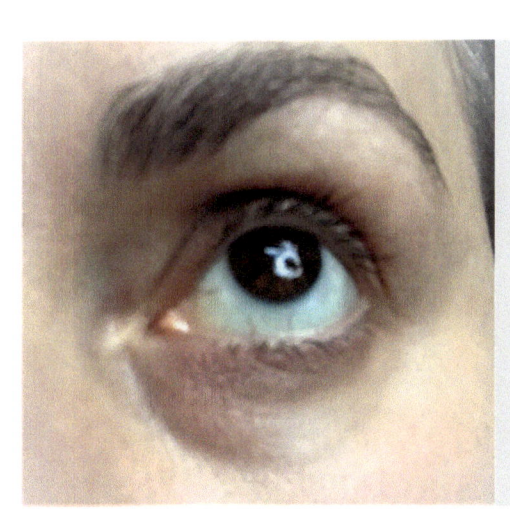

Fig. 12.1 Olho esquerdo com "olheira alérgica" abaixo da pálpebra inferior.

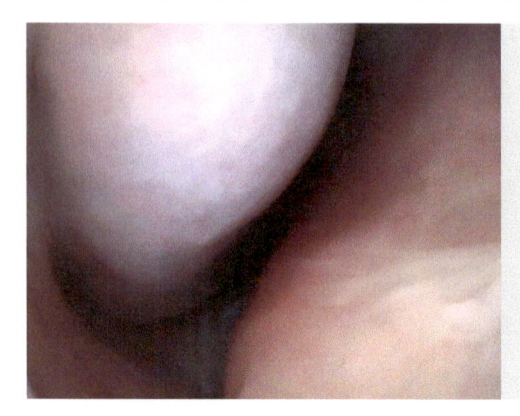

Fig. 12.2 Aumento de volume da concha nasal inferior direita. A coloração azulada da mucosa é tipicamente observada em casos de rinite alérgica.

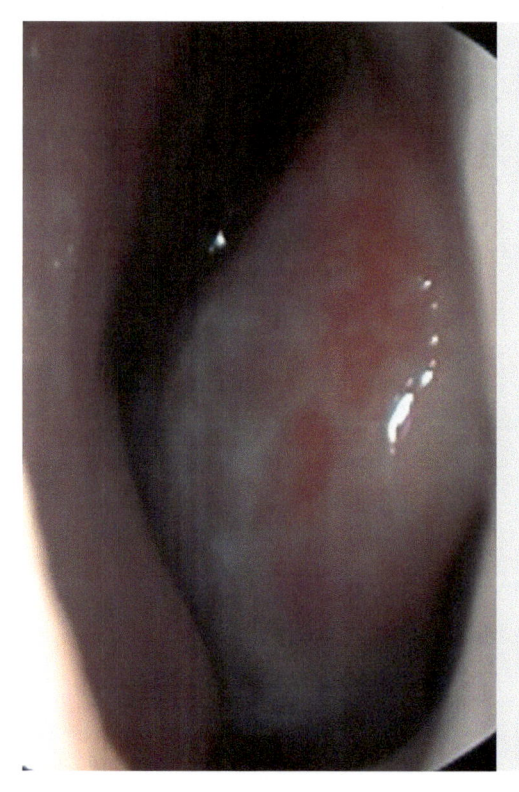

Fig. 12.3 Aumento de volume da concha nasal inferior esquerda. Note a mucosa eritematosa e azulada. O eritema mostrado aqui é mais típico da rinite não alérgica, e este é um caso de rinite mista.

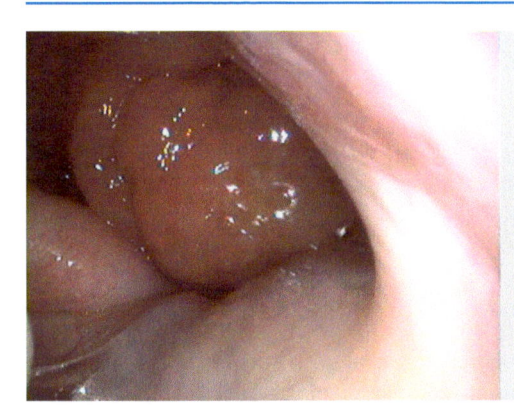

Fig. 12.4 Vista endoscópica da nasofaringe posterior à direita. Note o aumento de volume das adenoides e a secreção nasal transparente que flui acima da tuba auditiva. Esses achados são típicos da rinite alérgica.

Pérolas Clínicas

- O exame físico é importante.
- Preste muita atenção aos achados que indicam comorbidades associadas além da alergia.

Bibliografia

[1] Seidman MD, Gurgel RK, Lin SY, et al. Clinical practice guideline: allergic rhinitis executive summary. Otolaryngol Head Neck Surg. 2015; 152(2):197–206
[2] Wallace DV, Dykewicz MS, Bernstein DI, et al. Joint Task Force on Practice, American Academy of Allergy, Asthma & Immunology, American College of Allergy, Asthma and Immunology, Joint Council of Allergy, Asthma and Immunology. The diagnosis and management of rhinitis: an updated practice parameter. J Allergy Clin Immunol. 2008; 122(2) Suppl:S1–S84

13 Diagnóstico Diferencial

Christine B. Franzese

"Doutora, eu tenho sinusite".

A rinite alérgica é um distúrbio muito comum, e os pacientes geralmente têm seus próprios eufemismos para descrever os sintomas de alergia. Quando eu atendia no Mississippi, no sul dos Estados Unidos, não era incomum um paciente me dizer que tinha "sinusite", não no sentido de infecção sinusal, mas em referência à sensação de pressão sinusal, congestão nasal e espirros associados a uma alergia. No entanto, a culpa nem sempre é das alergias, e existem causas alérgicas e não alérgicas para os sintomas nasais semelhantes aos associados à rinite alérgica.

13.1 Os Imitadores e os Impostores

Aqui estão algumas doenças comuns que imitam a rinite alérgica:

Rinite viral: Frequentemente confundida com rinite alérgica, a rinite viral tende a durar 4 a 6 dias e está associada a espirros, rinorreia transparente e congestão nasal típica das alergias. A febre pode ajudar a diferenciá-la das alergias, mas muitas vezes não é observada, principalmente em adultos. A dor de garganta não ajuda a distinguir uma infecção viral de alergias.

Rinite relacionada com a idade (senil): O processo de envelhecimento, com seu declínio na função autônoma, pode causar vasodilatação e aumento da consistência e quantidade do muco, o que provoca congestão nasal e rinorreia clara que podem ser semelhantes à alergia. As queixas de rinorreia transparente aumentam com a idade, mas a rinite alérgica verdadeira diminui com o envelhecimento, por causa de alterações nas funções imunológicas.

Rinite não alérgica/vasomotora: A inflamação não faz parte desse tipo de rinite, que é a mais comum dentre as rinites não alérgicas. Este é um diagnóstico de exclusão, tende a ser mais comum em mulheres do que em homens, e a mucosa nasal tem aparência eritematosa ao exame físico.

> Cuidado com o paciente com enxaqueca. Pacientes com histórico de enxaqueca geralmente não falam sobre ela (ou ainda não foram diagnosticados da maneira adequada). As pessoas com enxaqueca podem apresentar "dor de cabeça" por pressão sinusal acompanhada por congestão nasal e coriza, mas não respondem muito bem aos medicamentos para alergias. De modo geral, respondem a medicamentos para enxaqueca.

13.1 Os Imitadores e os Impostores

Rinite induzida por medicamentos: Certos medicamentos sistêmicos têm efeitos inflamatórios e neurogênicos locais na mucosa nasal que induzem rinite. Alguns medicamentos comuns associados à rinite são:

- Medicamentos anti-inflamatórios não esteroides (AINEs), anti-hipertensivos, como os betabloqueadores, vasodilatadores, imunossupressores, psicotrópicos, bloqueadores alfa, agonistas alfa pré-sinápticos, inibidores específicos da fosfodiesterase (PDE)-5, inibidores de PDE-3, inibidores não seletivos de PDE e inibidores da enzima conversora de angiotensina (ACE). O uso ilícito de medicamentos prescritos e drogas ilegais por via nasal também pode induzir rinite crônica.

Rinite medicamentosa: Uma rinite induzida por medicamentos que merece menção especial. Causada pelo uso prolongado de descongestionantes intranasais e associada à congestão de rebote e rinite, o paciente nem sempre relata o uso dessas substâncias ou pode pensar que "esse é o único medicamento que melhora minha alergia".

Rinite química/irritante: Pode ocorrer com ou sem exposições ocupacionais e ser causada por agentes de alto e de baixo peso molecular.

- Alguns exemplos de ocupações com exposições a substâncias químicas ou irritantes são padeiros/preparadores de alimentos (farinha), profissionais de saúde (látex, agentes farmacêuticos), cabeleireiros (persulfatos), profissionais de indústrias farmacêuticas/de detergentes (agentes biológicos/enzimas), carpinteiros/artesãos (pó de madeira) e trabalhadores em fábricas de produtos de limpeza/substâncias químicas (irritantes químicos).
- Alguns exemplos de atividades não ocupacionais associadas a exposições a substâncias químicas ou irritantes são natação (cloro), limpeza (amônia, produtos químicos) e uso de roupas novas (formaldeído).

Rinite gestacional/rinite hormonal: Esta rinite tende a começar após 8 a 10 semanas de gravidez, piora no segundo trimestre e desaparece espontaneamente nas primeiras 2 semanas depois do parto. É difícil de tratar, geralmente não responde a medicamentos para alergias, inclusive corticosteroides intranasais, e pode melhorar com lavagens nasais com solução salina hipertônica.

Pérolas Clínicas M!

- Procure desencadeantes específicos para determinar se os sintomas são provocados por alergia ou têm outras causas.
- Nenhum desses imitadores é associado à hipersensibilidade do tipo 1 mediada por imunoglobulina E (IgE).
- As alergias tendem a diminuir com a idade; certifique-se de considerar a rinite senil.
- Alguns imitadores respondem a alguns tipos de medicamentos para alergia, mas outros não.

Bibliografia

[1] Dykewicz MS, Fineman S, Skoner DP, et al. Diagnosis and management of rhinitis: complete guidelines of the Joint Task Force on Practice Parameters in Allergy, Asthma and Immunology. American Academy of Allergy, Asthma, and Immunology. Ann Allergy Asthma Immunol. 1998; 81(5 Pt 2):478-518
[2] Quillen DM, Feller DB. Diagnosing rhinitis: allergic vs. nonallergic. Am Fam Physician. 2006; 73(9):1583-1590
[3] Siracusa A, Folletti I, Moscato G. Non-IgE-mediated and irritant-induced work-related rhinitis. Curr Opin Allergy Clin Immunol. 2013; 13(2):159-166

Parte 3

Métodos de Exame

14 Condições que Influenciam o Exame Cutâneo *52*

15 Teste Cutâneo: Puntura (Prick) *56*

16 Teste Cutâneo: Intradérmico *69*

17 Teste Cutâneo: Técnicas Mistas *84*

18 Análise Específica de Imunoglobulina E para Alergia Inalatória *88*

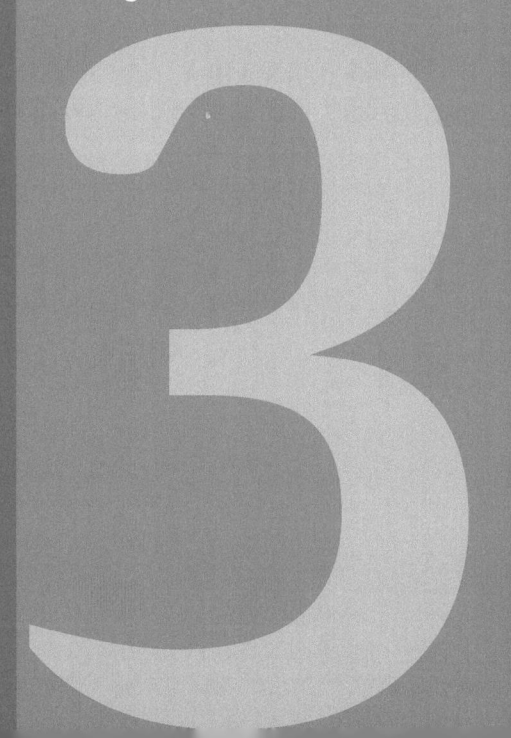

14 Condições que Influenciam o Exame Cutâneo

Christine B. Franzese

14.1 Preparação para o Sucesso

Depois de decidir continuar com o exame diagnóstico, é preciso escolher *qual tipo* de teste de alergia deve ser realizado. Embora este livro abranja testes cutâneos e análises de imunoglobulinas específicas (IgE) no soro (exame de "sangue"), apenas os testes cutâneos exigem alguma seleção e preparação de candidatos. Certas doenças ou medicamentos (à exceção do omalizumabe) não influenciam a análise de IgE sérica específica. Este capítulo discute doenças e medicamentos comuns que influenciam os resultados do teste cutâneo.

14.2 Doenças

Dermografismo: O tipo mais comum de urticária física, causado pela resposta de urticária e erupção a arranhões na pele. Como esse distúrbio pode tornar a reatividade cutânea imprevisível, pacientes com dermografismo devem ser submetidos a exames específicos de IgE sérica.

Dermatite (contato, eczema etc.): Qualquer inflamação cutânea ativa, de qualquer tipo, é uma contraindicação ao teste cutâneo, caso acometa o(s) local(is) de sua realização. Além disso, o uso frequente de corticosteroides tópicos influencia negativamente a precisão dos testes cutâneos e, assim, o exame não deve ser realizado nos locais de utilização desses medicamentos.

Asma (mal controlada, não controlada): Embora a asma em si não seja uma contraindicação ao teste cutâneo, a doença mal controlada ou não controlada aumenta o risco de uma reação adversa grave durante o procedimento. Portanto, antes da realização de qualquer teste cutâneo, o nível de controle da asma deve ser avaliado de forma subjetiva, pela anamnese, e objetiva, por espirometria, medida do pico de fluxo ou fração exalada de óxido nítrico (FeNO). Em pacientes com asma mal controlada ou não controlada, é preciso decidir se o teste será realizado após o controle ou se outro exame será solicitado.

Gestação: Com algumas exceções, o teste cutâneo não deve ser realizado em pacientes grávidas.

Outras comorbidades graves: Embora essas doenças possam não influenciar diretamente a reação da pápula e do eritema, doenças graves, como histórico de infarto, acidente vascular encefálico, doença vascular periférica etc., podem afetar a chance de sobrevida a uma reação adversa grave. Qualquer paciente com uma ou mais doenças graves que possam reduzir a chance de sobrevida a uma reação adversa grave deve ser submetido ao exame de IgE específica ou outro tipo de análise.

14.3 Medicamentos

Alguns medicamentos que influenciam o teste cutâneo: Dentre eles, anti-histamínicos H1, anti-histamínicos H2, certos antidepressivos tricíclicos, corticosteroides tópicos (uso crônico) e omalizumabe.

Alguns medicamentos que podem influenciar o teste cutâneo: Dentre eles, benzodiazepínicos, inibidores da calcineurina de uso tópico, fitoterápicos e suplementos vitamínicos.

Alguns medicamentos que não influenciam o teste cutâneo: Dentre eles, corticosteroides sistêmicos de uso oral, corticosteroides inalatórios ou intranasais, antagonistas dos receptores de leucotrienos e inibidores seletivos da recaptação de serotonina.

Outros medicamentos podem influenciar os testes cutâneos, mas não foram adequadamente estudados.

> Este aviso pode ser incluído na lista de medicamentos a serem interrompidos ou NÃO. A lista deve ser dada ao paciente, mostrando não apenas quais medicamentos parar e quando parar antes do exame, mas quais tratamentos NÃO devem ser interrompidos.

A ▶ Tabela 14.1 mostra os medicamentos que podem influenciar os testes cutâneos e quando sua administração deve ser interrompida. Em caso de interrupção de um tratamento, o paciente deve ser aconselhado verbalmente e por escrito a procurar o médico que o prescreveu antes de parar de tomar *qualquer* medicação.

Tabela 14.1 Medicamentos que influenciam o teste cutâneo e quando interromper o tratamento

Tipo de medicamento	Dias de interrupção antes do exame
Anti-histamínicos H1 (orais): Loratadina, desloratadina, cetirizina, levocetirizina, fexofenadina	5 a 7 dias
Anti-histamínicos H1 (orais e tópicos): Meclizina, difenidramina, azelastina, olopatadina, hidroxiziramina, cyproheptadine, brompheniramine, clorfeniramina, feniltoloxamina, prometazina, pirilamina	2 a 3 dias
Anti-histamínicos H2: Ranitidina, famotidina, cimetidina	3 a 4 dias
Antidepressivos: Doxepina	5 a 7 dias
Antidepressivos: Amitriptilina, mirtazapina, nortriptilina, desipramina, imipramina, trazodona	3 a 4 dias
Anti-IgE: Omalizumabe	8 semanas
Benzodiazepínicos: Clonazepam, diazepam, lorazepam, midazolam	5 a 7 dias
Corticosteroides tópicos: Hidrocortisona, triancinolona, betametasona, clobetasol, fluocinonida, outros	2 a 3 semanas
Considere parar: Vitaminas e fitoterápicos, como *butterbur* (petasite), urtiga comum, *citrus unshiu* em pó, *Lycopus lucidus*, espirulina, celulose em pó, medicina tradicional chinesa, medicina ayurvédica indiana	5 a 7 dias

> ⚠️
>
> É uma boa ideia incluir os nomes comerciais no folheto de medicamentos para que os pacientes não tomem por engano algo que não deveriam. Por exemplo, a pirilamina ou mepiramina está presente no Engov, um medicamento para alívio da ressaca, e em medicamentos tópicos nasais, como o Conidrin e o Nasopan, e pode ser acidentalmente tomada pelos pacientes.

14.4 Experiência da Autora

A autora observou que, algumas vezes, certos medicamentos causam problemas durante os testes cutâneos. Esses medicamentos não foram estudados o suficiente para fazer recomendações com base em evidências sobre como evitá-los, mas é bom discutir sua interrupção com os pacientes antes do teste cutâneo. Os dois principais medicamentos são a formulação genérica de topiramato e gabapentina. Embora as versões de referência desses dois medicamentos nunca pareçam afetar os testes cutâneos, as formas genéricas periodicamente o fazem.

14.5 Uma Palavra Especial sobre Betabloqueadores

Os betabloqueadores são considerados uma contraindicação relativa aos testes cutâneos, principalmente por serem um fator de risco para reações adversas mais graves e anafilaxia resistente ao tratamento. No entanto, alguns estudos avaliaram o teste cutâneo em pacientes tratados com betabloqueadores e não encontraram aumento na gravidade ou incidência de reações adversas. Esta contraindicação relativa não se aplica às determinações de hipersensibilidade a venenos de insetos. Os riscos e benefícios dos testes cutâneos devem ser considerados e discutidos com o paciente em uso de betabloqueadores.

> **Pérolas Clínicas**
>
> - Certifique-se de rever as doenças do paciente antes da seleção de candidatos para o teste cutâneo.
> - Reveja as medicações do paciente antes de marcar o teste cutâneo e discuta qual(is) parar, se necessário.
> - Dê a lista de medicamentos (nome comercial, nome genérico e venda livre) a serem interrompidos antes do exame e quando interromper o tratamento.

Bibliografia

[1] AAOA Clinical Care Statement: Medications to avoid before allergy skin testing. Available at http://www.aaoallergy.org/wp-content/uploads/2017/05/2015-Clinical-Care-Statements-Medicinesto-Avoid-Before-Allergy-Skin-Testing.pdf. Accessed December 1, 2017

[2] Bernstein IL, Li JT, Bernstein DI, et al. American Academy of Allergy, Asthma and Immunology, American College of Allergy, Asthma and Immunology. Allergy diagnostic testing: an updated practice parameter. Ann Allergy Asthma Immunol. 2008; 100(3) Suppl 3:S1–S148

15 Teste Cutâneo: Puntura (*Prick Test*)

Christine B. Franzese

15.1 As Informações mais Interessantes

O *prick test* é o cavalo de batalha dos exames de alergia. De modo geral, é feito sem agulhas e é (relativamente) indolor. Também depende da técnica e requer alguma prática para ser executado corretamente. Exige pressão suficiente para recuar a pele e causar microlacerações epidérmicas que permitem a penetração no alérgeno. No entanto, a pressão não deve ser suficiente para causar sangramento ou dor significativa. Independentemente do tipo de dispositivo usado no *prick test*, não deve haver sangramento, e o paciente não deve sentir dor intensa. Esta é definitivamente uma área em que menos é mais.

15.2 Considerações Importantes

15.2.1 Quem É um Bom Candidato para o Teste Cutâneo?

Qualquer pessoa com sintomas sugestivos de doença alérgica mediada por imunoglobulina E (IgE), que não tenha contraindicações médicas listadas no Capítulo 14 e que não esteja em uso de nenhum medicamento interferente.

15.2.2 O que o Teste me Diz?

Este teste indica a presença ou não de IgE a um antígeno. Não é perfeito e depende da técnica. Não informa se um paciente tem alergia (consulte o Capítulo 3).

15.2.3 Quanto Tempo Demora? Quando Posso Ver o Resultado?

Depois de aplicar o teste na pele do paciente, o profissional deve esperar 20 minutos, embora esse tempo possa variar entre os médicos. Alguns podem esperar apenas 15 minutos. A autora aguarda 20 minutos. Em seguida, os resultados do teste podem ser lidos como positivos ou negativos.

15.2.4 O que É um Teste Positivo? O que Indica?

Um teste positivo é caracterizado pelo crescimento de uma pápula de 3 mm ou maior que o controle negativo. De modo geral, o resultado positivo confirma a presença de IgE para um antígeno. Um teste positivo por si só indica apenas a sensibilização a alérgenos, NÃO alergia.

15.2.5 O que É um Teste Negativo? O que Indica?

No teste negativo, não há crescimento de uma pápula com menos de 3 mm ou maior do que a associada ao controle negativo. De modo geral, o resultado negativo indica a ausência de IgE para um antígeno.

15.2.6 O que É Controle Negativo e o que É Pápula?

Uma coisa de cada vez! O controle negativo é o líquido usado na suspensão do concentrado de antígeno. Nos antígenos de algumas empresas, é glicerina a 50%; portanto, o controle negativo é a solução de glicerina a 50%. Em outros, pode ser albumina sérica humana (HAS) ou outra solução. Qualquer que seja a solução, essa será seu controle negativo. Nos Estados Unidos, os fabricantes de antígeno comumente usam glicerina a 50%. Nesse caso, o controle negativo é a solução de glicerina a 50%.

15.2.7 E o que É Pápula?

É o endurecimento cutâneo palpável. Seu tamanho é medido e registrado. No passado, o tamanho da pápula era classificado entre 1 e 4, mas esse tipo de escala não é recomendado. Registre o tamanho da pápula em milímetros.

15.2.8 Você Precisa de um Controle Positivo e um Controle Negativo? Por quê?

Sim, porque o médico precisa garantir que a pele reaja como esperado. O profissional precisa confirmar a reação adequada à histamina e a ausência de reação a outras coisas. Veja o Capítulo 14.

15.2.9 O que É o Controle Positivo?

O controle positivo é histamina (6 mg/mL) para teste percutâneo. Existem diferentes concentrações de histamina para diferentes tipos de testes. Certifique-se de usar a concentração correta (▶ Fig. 15.1).

15.2.10 Quais São os Antígenos Testados?

Consulte os Capítulos 5 a 9. O profissional deve adaptar os testes de acordo com o paciente e incluir quaisquer exposições relevantes (isto é, se o paciente tiver uma cobaia ou trabalhar em um laboratório de pesquisa com ratos etc.).

15.2.11 Onde Faço o Teste?

De modo geral, o teste é feito no consultório. O médico, porém, pode realizar esse teste em outros locais, desde que esteja preparado para lidar com uma possível anafilaxia.

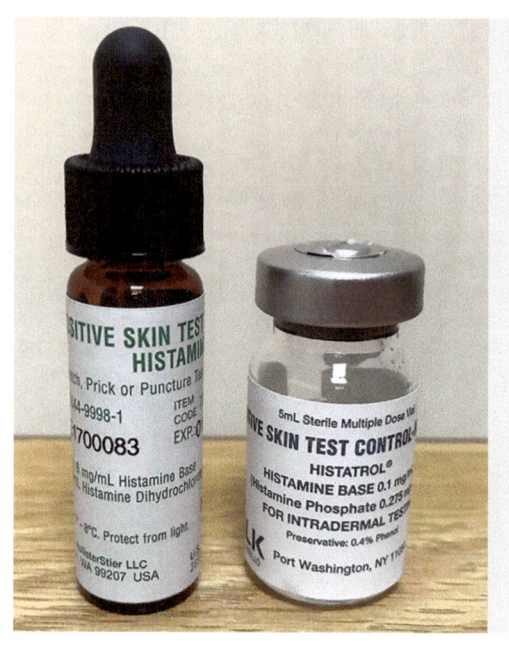

Fig. 15.1 Diferentes tipos de histaminas **(a)** para *prick test* e **(b)** para teste intradérmico.

15.2.12 Não, Quero Saber onde Fazer o Teste no Paciente?

De modo geral, o teste é feito na superfície volar do antebraço, no braço e nas costas.

15.2.13 O *Prick test* Pode Mesmo Causar uma Anafilaxia?

Sim! É raro e improvável que isso aconteça, mas os pacientes podem apresentar diversos eventos adversos durante o teste. Veja as emergências ou urgências das alergias nos Capítulos 34 e 35, mas esteja preparado para lidar com a anafilaxia durante a realização de qualquer forma de teste cutâneo.

15.2.14 Materiais Necessários

A ▶ Fig. 15.2 mostra os materiais usados no teste cutâneo.

- Dispositivo para teste cutâneo (dispositivo de puntura única ou múltipla).
- *Swabs* com álcool ou álcool isopropílico a 70%/luvas/marcador de pele/prontuário convencional ou prontuário eletrônico (EMR).
- Histamina para teste percutâneo da pele.

15.4 Técnica com Dispositivo de Puntura Única

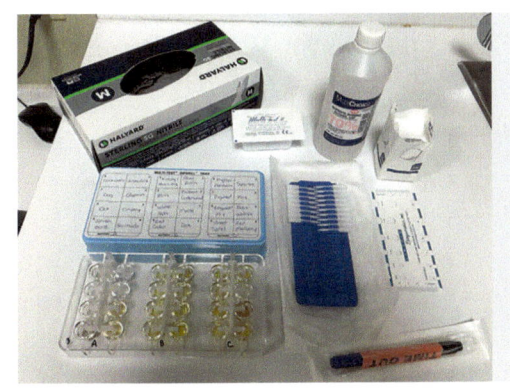

Fig. 15.2 Suprimentos para *prick test* único e múltiplo.

- Controle negativo (glicerina a 50% se antígeno glicerinado; use a solução de diluição do antígeno).
- Antígeno com ou sem bandeja ou Dipwell.
- Suprimentos de emergência (consulte os Capítulos 34 e 35).
- Equipamento para medida de pápulas.

15.3 Informações Importantíssimas (Como Fazer o Exame!)

Verifique os seguintes pontos com o paciente:

- O tratamento com algum medicamento interferente foi interrompido?
- Está se sentindo bem (não está doente)?
- Em asmáticos, sofreram exacerbações recentes/usaram medicamentos de resgate?
- A paciente está grávida?

> Se possível, a espirometria deve ser realizada em pacientes com asma suspeita ou conhecida antes do teste.

15.4 Técnica com Dispositivo de Puntura Única

15.4.1 Etapa 1

Limpe a área da pele a ser testada com um algodão embebido em álcool e deixe a área secar (▶ Fig. 15.3).

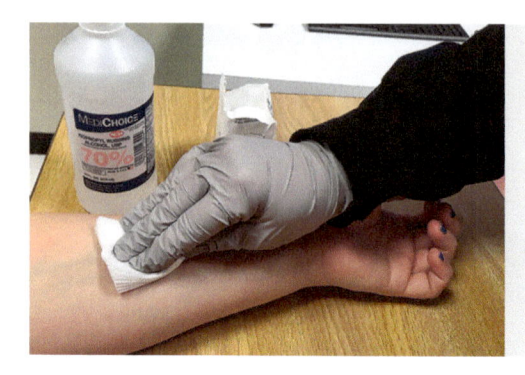

Fig. 15.3 Limpeza da pele do paciente com álcool isopropílico a 70%.

15.4.2 Etapa 2

Se o Dispositivo de Puntura Cutânea (SPD) não for colocado em Dipwell ou bandeja com antígeno, coloque uma pequena gota de antígeno na pele.

> Se o frasco de antígeno não tiver conta-gotas, use uma seringa de insulina ou tuberculina (TB) para remover uma pequena quantidade da solução do frasco; descarte a agulha e use a seringa para colocar uma ou duas gotículas na pele do paciente (▶ Fig. 15.4a, b).

15.4.3 Etapa 3

Tensione a pele usando a mão não dominante. Em seguida, seguindo a técnica recomendada pelo fabricante do dispositivo em uso, pressione o dispositivo para que corte a pele (▶ Fig. 15.5a, b; ▶ Fig. 15.6a, b). Se a gota de antígeno já estiver na pele, pressione o dispositivo através da gota. Se o dispositivo estiver em Dipwell, uma gota de antígeno permanecerá na pele.

> Verifique regularmente os níveis de antígeno no Dipwell! Se o Dipwell estiver com pouca carga, não haverá antígeno suficiente no dispositivo e os resultados do teste podem ser imprecisos.
>
> Observação: SEM SANGRAMENTO! SEM HEMATOMA! A ▶ Fig. 15.7 mostra exemplos de técnicas própria e imprópria.

15.4 Técnica com Dispositivo de Puntura Única

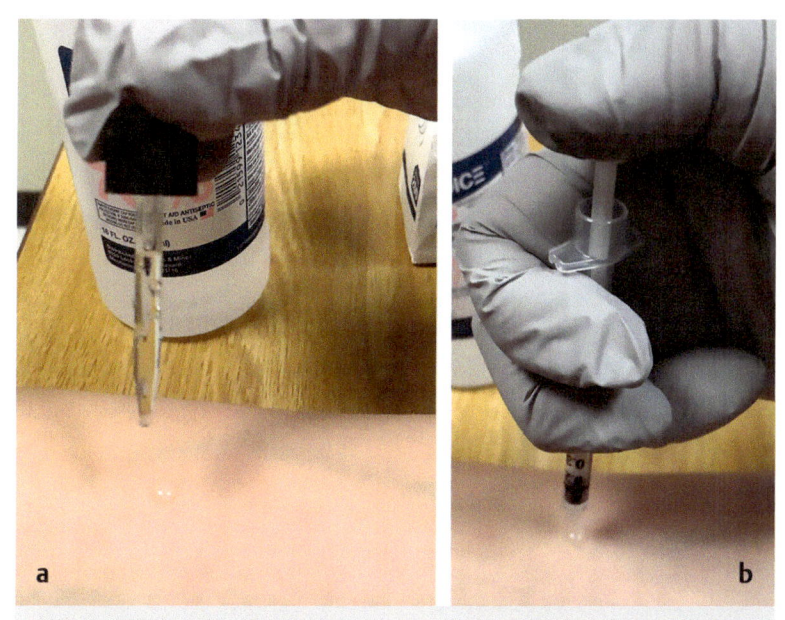

Fig. 15.4 (a) Uso de conta-gotas para colocação do antígeno na pele. **(b)** Uso de seringa sem agulha para colocação do antígeno na pele.

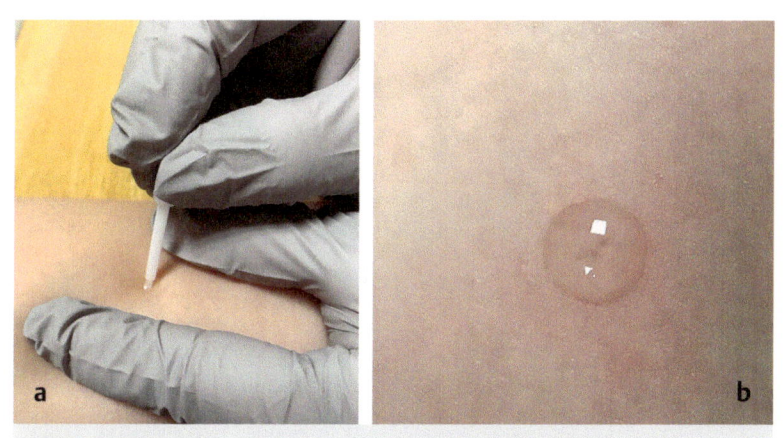

Fig. 15.5 (a) Técnica para *prick test* única. **(b)** Quando a técnica é bem executada, a laceração deixada pelo dispositivo pode ser vista, mas não há sangramento.

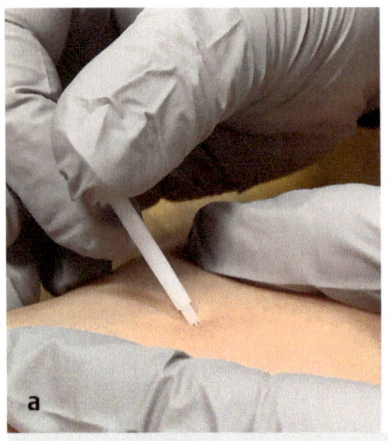

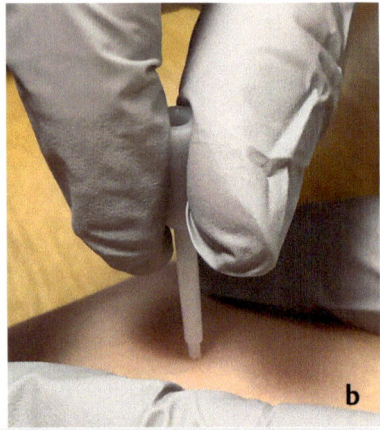

Fig. 15.6 (a) *Prick test* com o dispositivo em ângulo de 45 graus em relação à pele.
(b) *Prick test* com o dispositivo em ângulo de 90 graus em relação à pele.

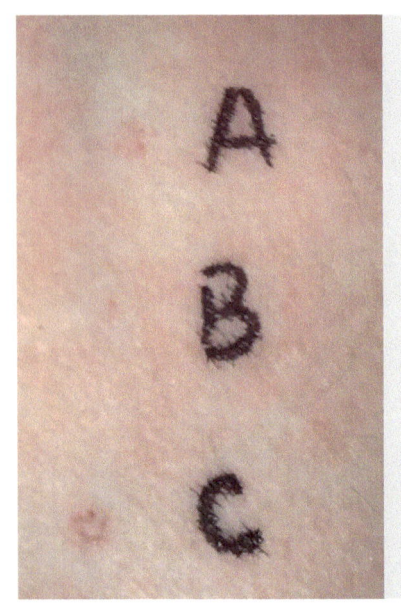

Fig. 15.7 A mostra a quantidade correta de pressão do dispositivo. Em **B**, a pressão é pequena demais – veja que a laceração é muito discreta. Em **C**, a pressão é excessiva – observe a marca intensa deixada. Houve dor, sangramento e formação de hematoma.

15.4.4 Etapa 4

Certifique-se de aplicar os testes com pelo menos 2 cm de distância um do outro. Isso evita a contaminação cruzada e falsos-positivos de pápulas extensas.

15.4.5 Etapa 5

Depois da aplicação de todos os testes, entretenha o paciente por 20 minutos. Certifique-se de ter uma televisão ou outro equipamento de vídeo para entretenimento na sala de espera para que os pacientes não fiquem entediados antes que o teste possa ser lido. Uma enfermeira com boas habilidades interpessoais, que possa conversar com o paciente, também é uma boa opção.

15.4.6 Etapa 6

Usando o dispositivo adequado, meça cada pápula e registre-a. A pápula medida é a enduração elevada da pele (não a vermelhidão, que é chamada de "eritema") (▶ Fig. 15.8 e ▶ Fig. 15.9).

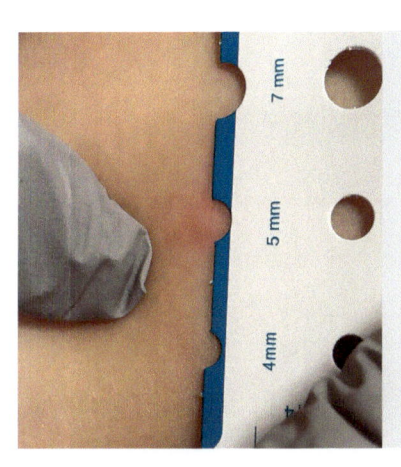

Fig. 15.8 Medida da pápula.

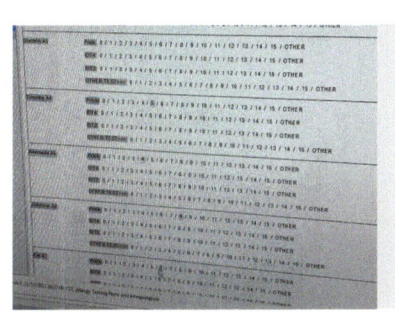

Fig. 15.9 Registro do tamanho das pápulas no prontuário eletrônico (EMR).

> Palpe a pápula e tensione a pele para facilitar a visualização para mensuração.

15.4.7 Etapa 7

Neste ponto, o paciente ainda deve ter pulso e respirar. Parabéns! O próximo desafio é determinar o que fazer com os resultados do teste. Boa sorte com isso.

15.5 Técnica com Dispositivo de Puntura Múltipla

15.5.1 Etapa 1

Limpe a área da pele a ser testada com um algodão embebido em álcool e deixe a área secar (veja a ▶ Fig. 15.3).

15.5.2 Etapa 2

Coloque o(s) dispositivo(s) de teste múltiplo em uma bandeja Dipwell. Remova o dispositivo quando estiver pronto para aplicá-lo na pele do paciente.

> Verifique regularmente os níveis de antígeno no Dipwell! Se o Dipwell estiver com pouca carga, não haverá antígeno suficiente no dispositivo e os resultados do teste podem ser imprecisos.

15.5.3 Etapa 3

Tensione a pele usando a mão não dominante. Em seguida, seguindo a técnica recomendada pelo fabricante do dispositivo em uso, pressione o dispositivo para que entalhe a pele (▶ Fig. 15.10a, b).

> SEM SANGRAMENTO! SEM HEMATOMA! (▶ Fig. 15.11)

15.5 Técnica com Dispositivo de Puntura Múltipla

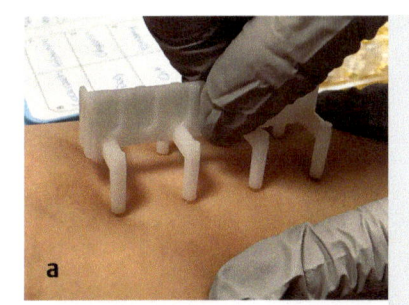

Fig. 15.10 (a) Técnica com dispositivo de teste múltiplo. **(b)** Com a pressão adequada, todas as lacerações são vistas em cada sítio, mas sem sangramento.

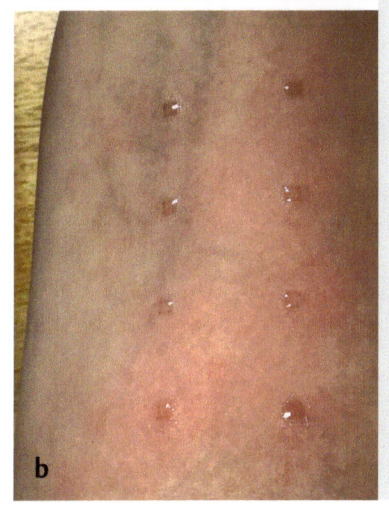

Fig. 15.11 Pressão demais – sangue, dor. Ai!

15.5.4 Etapa 4

Ao usar mais de um dispositivo, certifique-se de separar as aplicações por pelo menos 2 cm (▶ Fig. 15.12).

15.5.5 Etapa 5

Depois da aplicação de todos os testes, descanse e/ou entretenha o paciente por 20 minutos (▶ Fig. 15.13).

15.5.6 Etapa 6

Usando o dispositivo adequado, meça cada pápula e registre-a. A pápula medida é a enduração elevada da pele (não a vermelhidão, que é chamada de "eritema").

Palpe a pápula e tensione a pele para facilitar a visualização para mensuração (▶ Fig. 15.14).

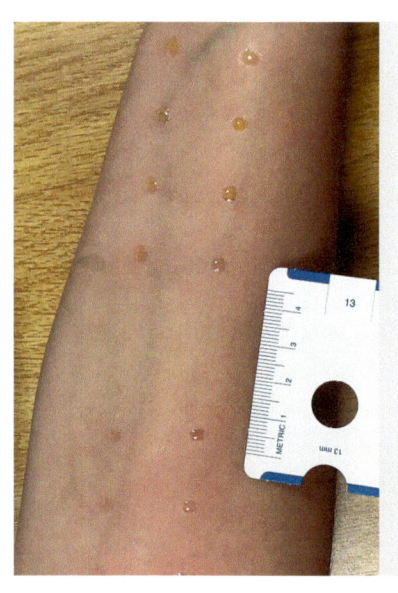

Fig. 15.12 Certifique-se de deixar espaço suficiente entre diferentes painéis de teste.

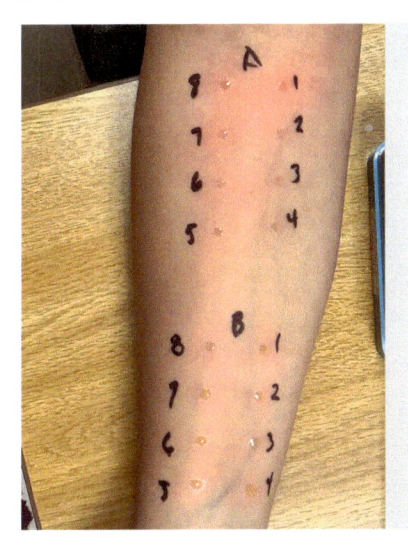

15.5 Técnica com Dispositivo de Puntura Múltipla

Fig. 15.13 Certifique-se de marcar os painéis de teste após a aplicação.

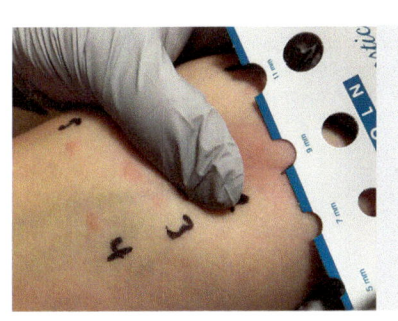

Fig. 15.14 Medida do tamanho da pápula. Veja como tensionar a pele facilita a visualização da pápula.

15.5.7 Etapa 7

Neste ponto, o paciente ainda deve ter pulso e respirar. Parabéns! O próximo desafio é determinar o que fazer com os resultados do teste. Boa sorte com isso.

> **Pérolas Clínicas** M!
>
> - O médico deve conhecer o dispositivo sendo usado e a técnica recomendada pelo fabricante.
> - Use os controles positivo e negativo corretos.
> - SEM SANGRAMENTO!
> - Leia o teste em 20 minutos.
>   - O teste positivo é caracterizado pelo crescimento de uma pápula de 3 mm ou maior do que a pápula associada ao controle negativo.
>   - No teste negativo, não há crescimento de pápula ou a pápula tem menos de 3 mm ou é menor do que a associada ao controle negativo.
>   - Alergia = Achados à anamnese + Resultado positivo do teste. O teste positivo, por si só, indica apenas sensibilização.
>   - Esteja preparado para tratamento da anafilaxia.

Bibliografia

[1] Berstein, et al. "Allergy diagnostic testing: an updated practice parameter." Available at https://www.aaaai.org/Aaaai/media/MediaLibrary/PDF%20Documents/Practice%20and%20Parameters/allergydiagnostictesting.pdf. Accessed October 1, 2017

[2] King HC, Mabry RL, Gordon BR, et al. Allergy in ENT Practice: The Basic Guide. Thieme; 2004

[3] Nevis IF, Binkley K, Kabali C. Diagnostic accuracy of skin-prick testing for allergic rhinitis: a systematic review and meta-analysis. Allergy Asthma Clin Immunol. New York, NY: Thieme;2016; 12:20

16 Teste Cutâneo de Alergia: Intradérmico

Christine B. Franzese

16.1 Penetrando na (e não sob a) Pele de um Paciente

O teste intradérmico é outra técnica de teste cutâneo para alergia que pode ser usada para diagnosticar alergias, seja isoladamente, como um único teste intradérmico, em conjunto com um *prick test* cutâneo para alergia (veja Capítulo 17 sobre técnicas combinadas), ou de maneira sequencial para determinar um ponto potencial sugerido para imunoterapia, ou da forma como é realizado para testar alergia a picadas de inseto peçonhento. Também é usado em conjunto com o *prick test* como parte de uma técnica de testes para avaliar os pacientes com alergias a alguns medicamentos, como as alergias à penicilina ou aos anestésicos locais. Essa é uma técnica que envolve agulhas, e por serem testes mais dependentes da técnica são necessárias mais habilidades e experiência para a sua utilização, pois podem causar um ligeiro desconforto. Assim como no *prick test* para alergia, deve haver pouco ou nenhum sangramento e, embora o risco de reações alérgicas graves seja um pouco mais elevado, a anafilaxia é rara. Mesmo que o profissional de saúde prefira não praticar esse tipo de teste cutâneo, ainda assim é útil estar familiarizado com ele, especialmente se, no futuro, optar por continuar adicionando testes para peçonhas ou medicamentos.

16.2 Coisa Séria

Quem é um bom candidato ao teste cutâneo? Como no *prick test* para alergia, os pacientes com sintomas sugestivos de doença mediada por imunoglobulinas E (IgE), sem as contraindicações médicas listadas no Capítulo 14, e que tenham interrompido quaisquer medicamentos interferentes.

O que este teste informa? Estando ou não presente a IgE para um antígeno(s). Esses testes não são perfeitos, sua realização requer mais habilidade do que o *prick test* e são dependentes da técnica. O teste não informa se um paciente tem alergia (veja o Capítulo 3). A evidência não apoia uma clara demonstração da superioridade do *prick test* sobre a técnica intradérmica isoladamente ou sobre as técnicas intradérmicas sequenciais e vice-versa.

Qual é a diferença entre este teste e o *prick test*? Qual é a técnica? Em vez de um dispositivo de aplicação, usa-se uma agulha especial de bisel curto para injetar uma pequena quantidade de fluido na camada intradérmica da pele, de modo similar ao teste de derivado proteico purificado (PPD) para tuberculose. Usa-se aproximadamente de 0,01 a 0,03 mL de fluido para que se forme uma pápula elevada de 4 mm. O procedimento de teste é discutido em mais detalhes neste capítulo.

Que fluido é usado para injeção? Os fluidos usados para injeção são os preparados-controle positivos, negativos, e, se indicado, de glicerina, assim como

uma ou mais preparações diluídas de antígeno. Quais diluições de antígenos são usadas, e como prepará-las, e os controles são discutidos adiante no capítulo. Quanto tempo leva este teste? Quando pode ser feita a leitura deste teste? Após a injeção, aguarde 10 minutos, mas pode haver alguma variação neste tempo entre os profissionais. Em seguida, pode-se fazer a leitura dos resultados do teste como positivos ou negativos, e os tamanhos da pápula podem ser registrados.
O que é um teste negativo? O que ele informa? A difusão física do fluido injetado isoladamente causará o aumento da pápula, geralmente de 1 mm, assim em um teste negativo a pápula medirá 5 mm em 10 minutos. Ela indica que não há sensibilidade.
O que é um teste positivo? O que ele informa? O teste é positivo quando ocorre um crescimento da pápula de, pelo menos, 2 mm além do esperado pela difusão física somente. Assim, um teste positivo nos mostraria um crescimento da pápula de, pelo menos, 7 mm, ou maior que o controle negativo. Uma exceção a isto é quando se utiliza um controle de glicerina e ocorre um resultado positivo nesse teste. Neste caso, em um teste positivo, a pápula terá, pelo menos, 7 mm e é, no mínimo, 2 mm maior do que aquela formada pelo controle de glicerina. Geralmente, o resultado positivo de um teste confirma a presença de IgE para (um) antígeno(s). Um teste positivo, por si só, indica apenas a sensibilização ao alérgeno, NÃO alergia.
O que é o controle negativo? E o que é um controle de glicerina? Por que você precisaria disto? O teste intradérmico é um pouco mais complicado. Conforme mencionado anteriormente, diferentes diluições de antígenos podem ser usadas neste teste. O controle negativo é qualquer líquido no qual o concentrado de antígenos está sendo diluído, geralmente solução salina fenolada normal (PNS).
O controle de glicerina consiste basicamente em uma ou mais preparações diluídas de glicerina a 50%. Lembre-se – cada concentrado de antígeno contém glicerina a 50%, e sua diluição criará soluções com diferentes concentrações de glicerina. Em pacientes com sensibilidade à glicerina, pode ocorrer uma resposta de eritema e pápula, se a diluição injetada contiver grande quantidade de concentrados de glicerina, irritando a pele. Sem um controle de glicerina para informá-lo de que o paciente mediante teste tem sensibilidade à glicerina, as reações ao teste de antígeno podem ser interpretadas como falso-positivas.
Então, pode-se usar a glicerina ou a leitura dos resultados do teste se o paciente apresentar um controle de glicerina positivo? E qual diluição de glicerina deve ser usada? Sim! Se o paciente apresentar um controle de glicerina positivo, pode-se fazer a leitura dos resultados do teste, e a única alteração será a do limiar necessário para uma resposta positiva a qualquer diluição de teste, seja a mesma ou mais concentrada/ou mais forte que o controle de glicerina. Para diluições de antígeno que sejam equivalentes ou mais potentes que o controle de glicerina, a resposta positiva é, no mínimo, de 7 mm e, pelo menos, 2 mm maior que a pápula formada com o controle de glicerina. Diluições de antígeno testadas, que sejam mais fracas que o controle de glicerina, contêm menores quantidades de glicerina, não sendo, portanto, necessário alterar os critérios para o teste positivo dessas soluções.
Você necessita de um controle positivo e um negativo? Sim, para se certificar de que a pele reagiu conforme o esperado. É preciso confirmar que ela reagirá de maneira adequada à histamina e que não reagirá ao que não deve. Veja Capítulo 14. Também é preciso saber se há sensibilidade à glicerina.

O que é o controle positivo? O controle positivo consiste em uma solução de histamina diluída, preparada para o teste intradérmico. Existem diferentes concentrações de histamina feitas para diferentes tipos de teste. Certifique-se de usar a correta. Geralmente, uma solução diluída de fosfato de histamina aquoso, de 0,275 mg/mL, é usada. Várias instruções para a preparação são apresentadas neste capítulo.

Quais antígenos testar? Veja Capítulos 5 a 9. Tente elaborar testes personalizados, ou seja, de acordo com o paciente. Inclua quaisquer exposições relevantes. Esses testes também são usados como parte de protocolos para testar alergias a medicamentos e peçonhas. Não os utilize para testar alergia alimentar ou a substâncias químicas.

Onde testar o paciente (no consultório)? Da mesma forma que o teste cutâneo – com mais frequência usa-se a superfície volar do antebraço, do braço e as costas.

Pode realmente ocorrer anafilaxia durante o teste intradérmico? Sim! É rara e improvável, mas os pacientes podem experimentar uma variedade de eventos adversos durante o teste. Veja Parte 5, Emergências em Alergia, mas o profissional deve estar preparado para lidar com a anafilaxia se optar por qualquer forma de teste cutâneo.

16.3 Ferramentas de Trabalho (Que São Necessárias)

Seringas de bisel curto para teste de alergia; podem ser necessárias seringas maiores para preparação da placa de tratamento (▶ Fig. 16.1a, b).

- *Swabs* com álcool ou álcool isopropílico a 70%/luvas/marcador de pele/folha de registro ou registro médico eletrônico (EMR).
- Histamina preparada para teste cutâneo intradérmico.
- Controle negativo (PNS ou algum outro líquido usado como diluente); se necessário, controle de glicerina(s).
- Placa de teste/tratamento preparada com diluições de antígeno (▶ Fig. 16.2).
- Suprimentos de emergência (Veja Parte 5, Emergências em Alergia).
- Aparelho para mensuração de pápula.

16.4 Informações Chocantes (Como Realmente Fazer isto!)

16.4.1 Preparação de Diluições para a Placa de Teste/Tratamento

Como são usadas várias diluições de antígenos, não apenas para testar o paciente, mas também para imunoterapia, o procedimento para fazer essas diluições é delineado nesta seção. O antígeno concentrado nunca é usado em teste intradérmico. Esse procedimento também é usado para preparar controles de histamina e glicerina.

Para preparar a placa, são necessários concentrados de antígeno, seringas para misturar, e frascos de 5 mL pré-carregados com 4 mL de PNS ou frascos de 10 mL pré-carregados com 9 mL de PNS.

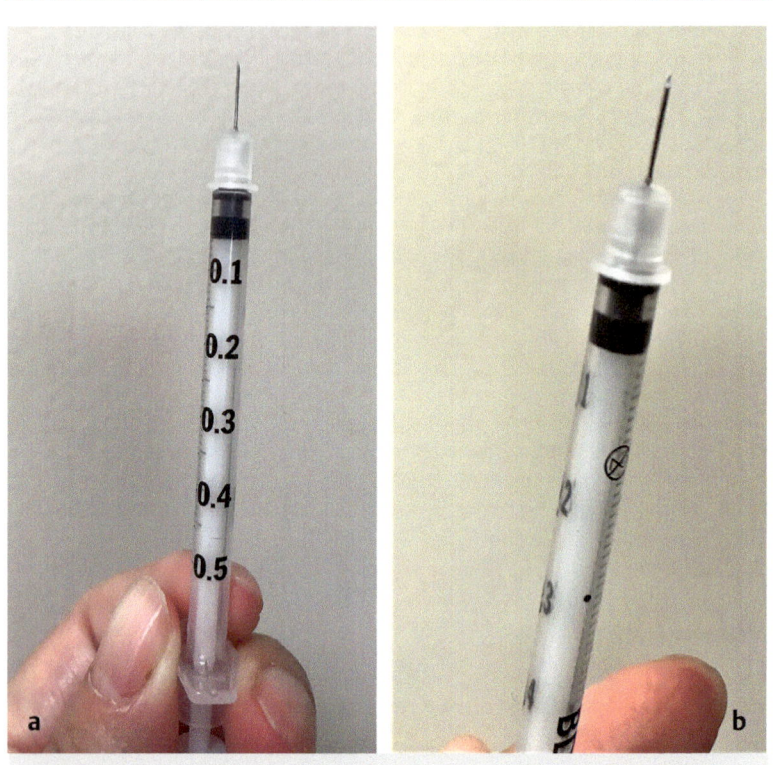

Fig. 16.1 (a) Um exemplo de uma seringa para teste de alergia. O teste de alergia e as seringas de mistura são disponibilizados como uma só unidade com uma seringa de tamanho muito pequeno com a agulha anexada. **(b)** Uma seringa para teste de alergia contém uma agulha curta com bisel curto.

Todos os frascos de diluições ou de imunoterapia (qualquer coisa considerada para ser misturada ou "composta" para fins de teste e tratamento de alergia) devem ser preparados de acordo com as diretrizes da USP 797 sob ISO Classe 5, controle de engenharia primária (PEC) (▶ Fig. 16.3), OU em uma área exclusiva de composição de extratos alergênicos (AECA) por pessoal adequadamente treinado e avaliado regularmente. Veja mais detalhes na Parte 8.

16.4 Informações Chocantes (Como Realmente Fazer isto!)

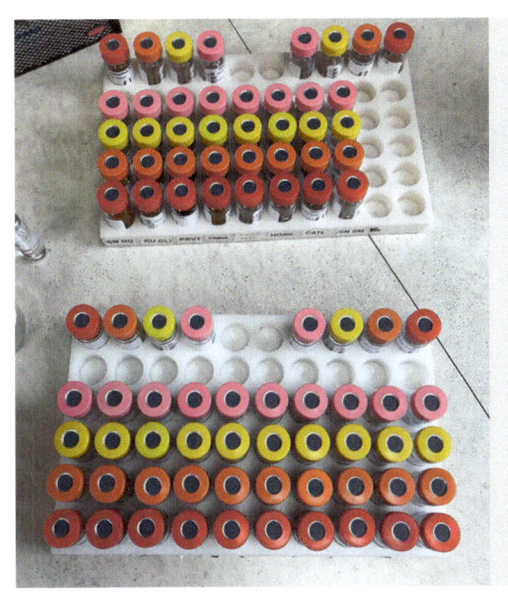

Fig. 16.2 Um exemplo de uma bandeja de teste/tratamento de alergia. Estão expostos na bandeja vários antígenos organizados em séries por diluição e em colunas por antígeno. Note que cada cor designa um certo número de diluição. Por exemplo, frascos com a parte superior vermelha são todos de diluições #1 de cada antígeno; os frascos com a parte superior laranja são todos de diluições #2 etc.

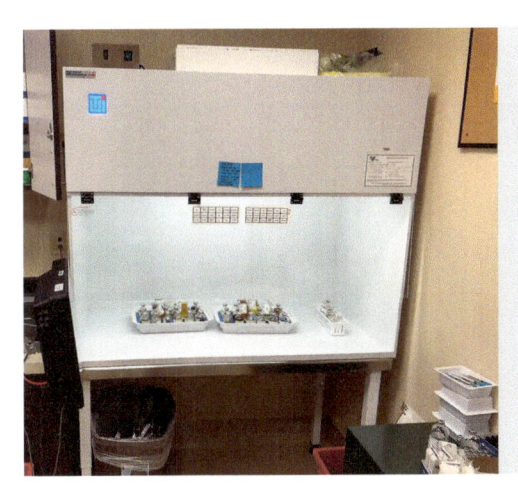

Fig. 16.3 Um exemplo de uma área de mistura para teste de alergia com uma ISO Classe 5, controle de engenharia primária (PEC).

As diluições usadas para testes e tratamento são as diluições 1:5 ou 1:10. Se forem escolhidas as diluições 1:5, geralmente seis potências diferentes de diluição são preparadas. Se forem usadas diluições 1:10, geralmente cinco potências de diluição são preparadas. Antes de iniciar as etapas definidas, certifique-se de que a mistura seja realizada em uma área apropriada e por pessoal treinado e avaliado de acordo com as diretrizes da USP 797, que todo o equipamento necessário esteja pronto, e a área (pele) a ser testada esteja limpa e preparada. Prepare antecipadamente as etiquetas para cada diluição de cada antígeno preparado. Embora a preparação dessas diluições seja monótona e cansativa, é um trabalho extremamente importante, sendo necessária cuidadosa atenção aos detalhes. Ela deve ser realizada em local silencioso, livre de distrações.

> Decida-se por usar 1:5 ou 1:10, mas não ambas. As potências de diluição não são intercambiáveis, portanto, opte por uma ou outra e fique com a escolhida. O autor usa diluições 1:5, aquelas que são discutidas primeiro.

Etapa 1

Limpe a parte superior de todos os frascos a serem usados com *swabs* com álcool e deixe secar (▶ Fig. 16.4).

Etapa 2

Retire 1 mL de concentrado de antígeno e coloque-o em um frasco de 5 mL, pré-carregado, para fazer uma diluição 1:5 ou um frasco de 10 mL, pré-carregado, para fazer uma diluição 1:10 (▶ Fig. 16.5a, b).

> Ao injetar o antígeno no frasco, faça-o lentamente para evitar formação de espuma na solução.

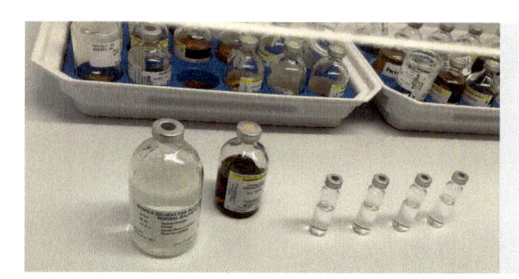

Fig. 16.4 Um exemplo de concentrado de antígeno, diluente e quatro frascos de 5 mL pré-carregados com diluente preparado para fazer diluições 1:5.

Etapa 3

Misture delicadamente a solução no frasco, retirando e reinjetando uma pequena quantidade de solução algumas vezes, ou agitando o frasco delicadamente (▶ Fig. 16.6).

Etapa 4

Coloque etiqueta no frasco para um determinado antígeno, por exemplo Diluição #1 desse antígeno.

Etapa 5

Para fazer diluições subsequentes (#2-#5 ou #6), repita as etapas 2 a 4, mas substitua o frasco de diluição recém-criado na Etapa 4 colocando em lugar o frasco de concentrado de antígeno (▶ Fig. 16.7 e ▶ Fig. 16.8).

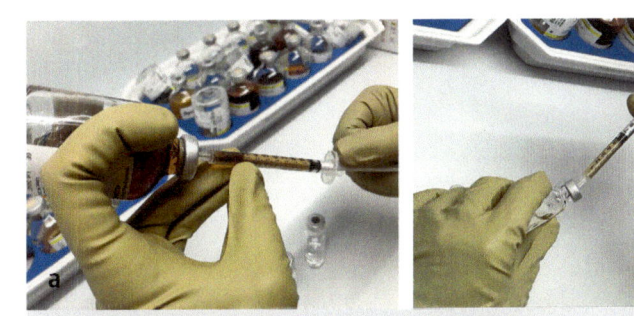

Fig. 16.5 (a) Retire 1 mL de concentrado de antígeno do frasco de concentrado. **(b)** Injete 1 mL de concentrado em um frasco de 5 mL pré-carregado com 4 mL de diluente para fazer uma diluição #1 na proporção de 1:5.

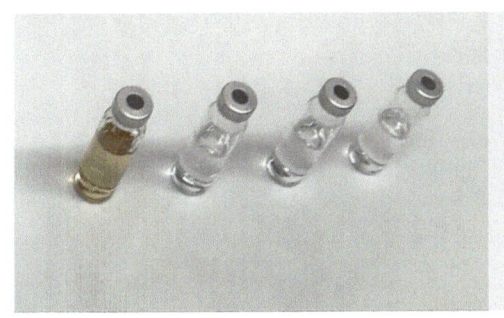

Fig. 16.6 A diluição #1 está pronta para ser etiquetada. Note a mudança de cor no frasco. Note que não ocorre formação de espuma de antígeno no frasco quando misturado delicadamente.

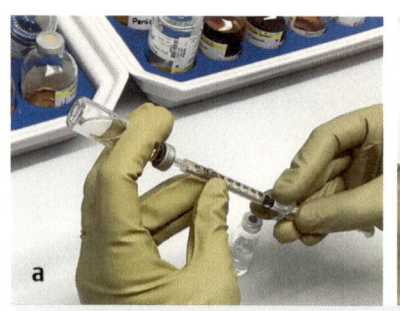

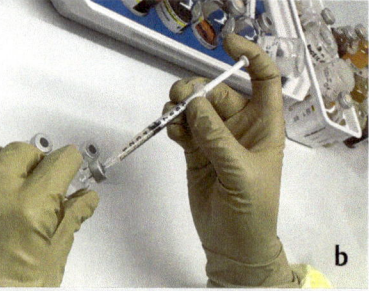

Fig. 16.7 (a) Para fazer diluição #2, retire 1 mL do frasco de diluição #1. **(b)** Adicione 1 mL do frasco de diluição #1 a um novo frasco de 5 mL pré-carregado com 4 mL de diluente para fazer uma diluição #2 na proporção de 1:5.

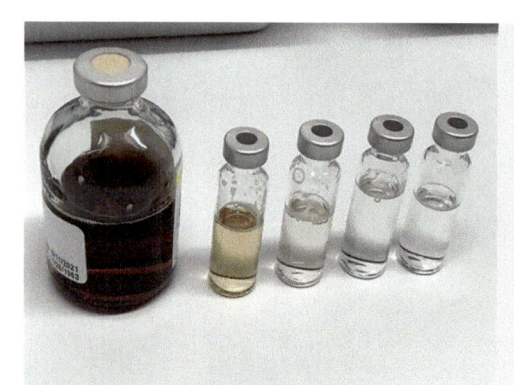

Fig. 16.8 Quatro diluições completadas são mostradas aqui (note a mudança de cor da diluição #1 mais forte nas diluições mais fracas). As etiquetas foram deixadas para fins de demonstração; certifique-se sempre de colocar as suas etiquetas.

Etapa 6

Quando todos os frascos de diluição de antígeno estiverem preparados, certifique-se de organizá-los na placa de teste/tratamento e refrigere-os (veja ▶ Fig. 16.2).

Como medida de segurança adicional, além de uma clara etiquetagem, é útil usar código de cores para as diferentes diluições. Isto pode ser feito adquirindo frascos pré-carregados de diferentes cores na parte superior, ou adquirindo tampas de cores diferentes que se encaixam ou se fecham sobre a parte superior dos frascos. Designe cada diluição com uma cor diferente (*i. e.*, a diluição #2 é vermelha).

16.4.2 Preparação dos Controles

Controle de histamina: Histamina aquosa (não glicerinada) é usada para o teste intradérmico. A potência é de 0,275 mg/mL de fosfato de histamina (0,1 mg/mL em base de histamina) e geralmente não é usada para teste intradérmico diretamente do frasco. Um controle de histamina pode ser preparado usando diluições 1:5 para fazer uma diluição de histamina #3. Veja ▶ Tabela 16.1.

Controle de glicerina: Para diluições 1:5, geralmente, apenas os testes intradérmicos que empregam uma diluição #2 requerem um controle de glicerina. Uma diluição de antígeno #2 contém glicerina a 2%; diluições mais fracas que geralmente não têm uma concentração de glicerina forte o suficiente para irritar a pele. Para fazer um controle de glicerina, use a técnica de diluição 1:5 para fazer uma diluição de glicerina #2.

Controle negativo (PNS): Não requer preparação adicional. Use diretamente do frasco.

Tabela 16.1 Instruções para a mistura de controle de histamina #3 para teste intradérmico[a]

1. Obtenha três frascos vazios de 5 mL ou três frascos de 5 mL não utilizados, pré-carregados com 4 mL de PNS.
2. Se utilizar três frascos vazios, preencha cada um com 4 mL do diluente que estiver sendo empregado (PNS, HSA).
3. Adicione 1 mL de fosfato de histamina aquoso 0,275 mg/mL a um dos três frascos de 5 mL carregados com 4 mL de diluente. Misture delicadamente. Coloque etiqueta de diluição de histamina #1.
4. Adicione 1 mL da diluição #1 a um dos três frascos de 5 mL carregados com 4 mL de diluente. Misture delicadamente. Etiquete como diluição de histamina #2.
5. Adicione 1 mL da diluição #2 a um dos três frascos de 5 mL carregados com 4 mL de diluente. Misture delicadamente. Etiquete como diluição de histamina #3.
6. Mantenha e use a diluição de histamina #3. Descarte as diluições #1 e #2.

Abreviações: HSA, Albumina Sérica Humana; PNS, solução salina fenolada normal. [a]Essas instruções assumem que a área de mistura esteja preparada/limpa, em um espaço apropriado, aprovado pela USP 797, e o procedimento realizado por pessoal treinado. Esta mesma técnica é usada para fazer o controle de glicerinas.

16.4.3 Técnica de Teste Intradérmico Único

Verifique o seguinte com o paciente:

- Eles interromperam quaisquer medicamentos interferentes?
- Eles estão se sentindo bem (não doentes)?
- Os pacientes asmáticos sofreram quaisquer exacerbações recentes/usaram medicamento de resgate?
- A paciente está grávida?

> Se você tiver um espirômetro em sua clínica, é útil realizar espirometria em pacientes sob suspeita de serem asmáticos ou sabidamente asmáticos antes do teste.

Etapa 1

Limpe a área da pele que está sendo testada, com um algodão embebido em álcool, e deixe a área secar.

Etapa 2

Retire uma pequena quantidade (0,01-0,03 mL) da diluição escolhida para ser injetada em uma seringa para teste de alergia com uma agulha de bisel. Injete líquido suficiente para formar uma pápula de 4 mm.

Etapa 3

Usando a mão não dominante, tensione a pele e enquanto mantém a seringa principalmente paralela à pele, insira a agulha na camada intradérmica da pele até o bisel desaparecer. Injete líquido suficiente para formar uma pápula de 4 mm. Mensure a pápula para confirmar se tem 4 mm, a não ser que você seja muito hábil nisto (▶ Fig. 16.9 e ▶ Fig. 16.10).

> Para auxiliar na eficiência, especialmente ao iniciar pela primeira vez, pressione um espéculo de otoscópio descartável, de 4 mm, na pele do paciente. Ele deixará na pele uma endentação circular de 4 mm na pele que pode ser usada como um guia útil (▶ Fig. 16.11).
>
> Isto requer prática. Se houver extravasamento de líquido, então o bisel não foi completamente coberto pela pele, e a agulha não foi inserida em profundidade suficiente. Se houver sangramento, as bordas da pápula são indistintas, ou a pápula desaparece antes de 10 minutos, então a agulha foi introduzida muito profundamente.

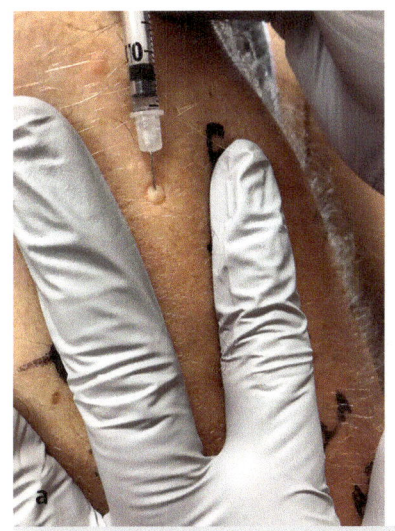

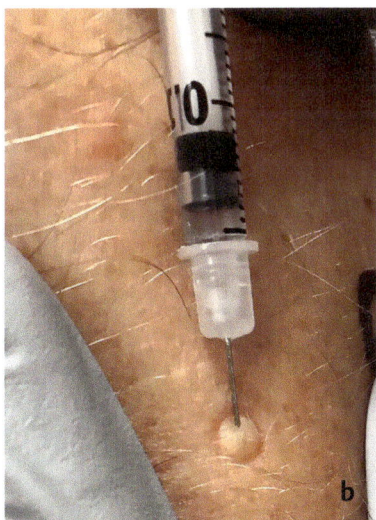

16.4 Informações Chocantes (Como Realmente Fazer isto!)

Fig. 16.9 (a) Uma única injeção intradérmica sendo aplicada. A pele é tensionada com a mão não dominante, e o bisel está enterrado sob a epiderme. Note o minúsculo volume de líquido dentro da seringa. **(b)** Vista aproximada da injeção intradérmica. Note que não há sangramento.

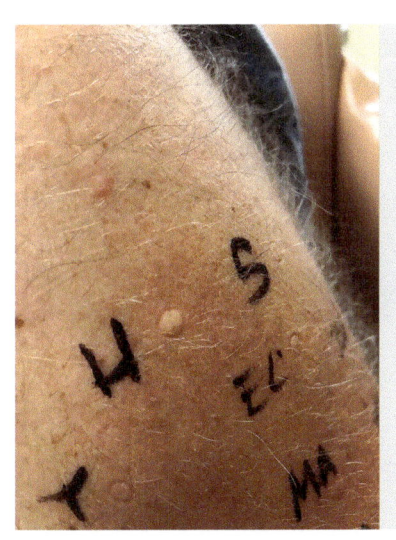

Fig. 16.10 Um teste cutâneo intradérmico único. Note que não há sangramento, e o tamanho da pápula é de 4 mm.

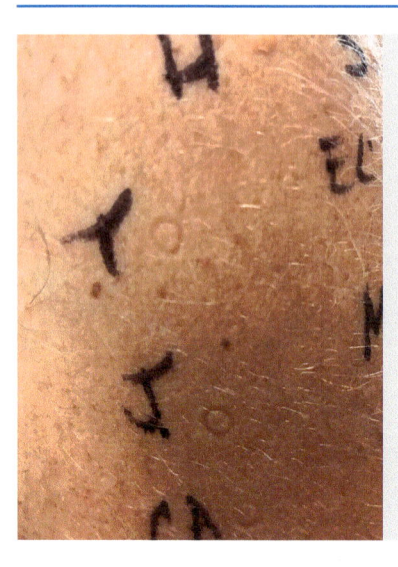

Fig. 16.11 Um braço preparado para a primeira série de injeções intradérmicas para teste dilucional intradérmico por meio da delicada pressão de um espéculo de otoscópio descartável de 4 mm na pele para deixar na pele uma série de endentações de 4 mm.

Etapa 4

Se forem aplicados múltiplos testes intradérmicos isolados, certifique-se de aplicá-los a intervalos de pelo menos 2 cm uns dos outros. Isto impede os falsos-positivos em decorrência de grandes pápulas espalhadas.

Etapa 5

Depois de aplicados todos os testes, espere 10 minutos.

Etapa 6

Usando um dispositivo de mensuração, meça cada pápula e registre (▶ Fig. 16.12).

> É muito útil palpar a pápula e tensionar a pele para facilitar a verificação da medida.

Etapa 7

Neste ponto, o paciente ainda deverá ter pulso e respirações. Parabéns! O próximo desafio a enfrentar é determinar o que fazer com seus resultados do teste. Boa sorte com isso.

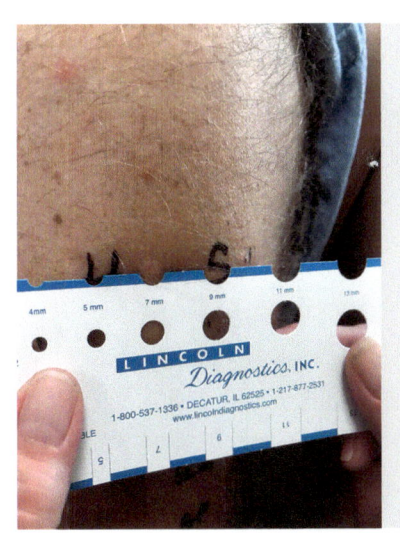

Fig. 16.12 Após 10 minutos, é feita a leitura dos testes intradérmicos. Este é um exemplo de um teste positivo (o controle de histamina) com leitura após 10 minutos. Note o tamanho da pápula.

16.4.4 Técnica de Teste Dilucional Intradérmico

O teste dilucional intradérmico (IDT) é um tipo de teste cutâneo intradérmico realizado por alguns alergistas para tentar determinar um "*endpoint*". Um *endpoint* é uma diluição específica que se acredita ser um ponto de partida potencial para a imunoterapia. Geralmente é realizado usando diluições 1:5, e normalmente com o emprego de diluições em sequência, da mais fraca para a mais forte, começando com a diluição #6 e prosseguindo, se aplicável, até a diluição #2. A diluição #1 não é utilizada, exceto para a tentativa de "confirmar" um *endpoint* #2.

Uma diluição será considerada um *endpoint* se uma primeira pápula positiva for seguida por uma pápula "confirmatória" (▶ Fig. 16.13). Uma pápula confirmatória é uma pápula positiva que é 2 mm maior que a pápula positiva precedente. Em geral, a primeira pápula positiva se torna o *endpoint*. Porém, há ocasiões em que a primeira pápula é seguida por outra pápula positiva, que não é 2 mm maior. Na clássica interpretação de IDT, um *endpoint* ainda não foi alcançado, e os testes prosseguem.

No raro caso em que há respostas de pápulas positivas, mas não se desenvolve uma pápula confirmatória (chamada de resposta "platô"), não existe tecnicamente um *endpoint* determinado na leitura clássica da interpretação de IDT. Porém, muitos profissionais de saúde utilizarão a primeira pápula positiva como um *endpoint*, neste caso.

#6 Diluição   #5 Diluição   #4 Diluição   #3 Diluição

(5 mm)   (5 mm)   (8 mm)   (10 mm)

Endpoint   Pápula confirmatória

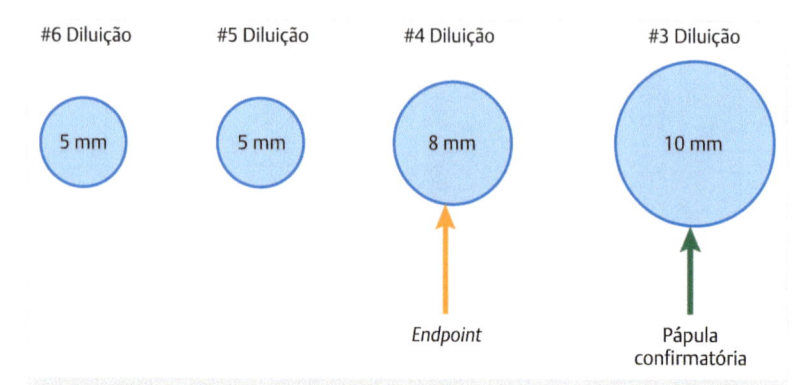

Fig. 16.13 Um exemplo de teste dilucional intradérmico. Neste exemplo, o parâmetro é a diluição #4, por ocorrer com esta diluição a primeira pápula positiva seguida por uma pápula confirmatória – uma pápula 2 mm maior que a pápula positiva precedente.

Ao começar a realizar IDT, a diluição #6 é empregada para todos os antígenos que são testados de uma só vez. Após aguardar 10 minutos e fazer a leitura dos resultados, diluições #5 são utilizadas para todos os antígenos testados, depois as diluições #4, e assim por diante. Porém, se for encontrada uma pápula confirmatória para validar um *endpoint* para um determinado antígeno, nenhum teste adicional será realizado para esse antígeno (▶ Fig. 16.13). Se todas as pápulas, de todas as diluições empregadas, forem negativas, então o teste será negativo para esse antígeno. Raramente, pode ocorrer uma "resposta instantânea". Ela ocorre quando se utiliza uma diluição e se desenvolve uma pápula acentuadamente maior que a(s) pápula(s) precedente(s). Embora não exista um número específico, em milímetros, para definir o que é considerado uma resposta instantânea, se esta ocorrer, o teste para esse antígeno em particular deve ser interrompido, e ser realizado em um outro dia (mas os testes para outros antígenos podem continuar).

Depois de se tornar experiente em IDT, muitos profissionais de saúde irão adaptar a técnica para poupar tempo. Alguns começarão com diluições #4 em vez de diluições #6, alguns empregarão duas ou mais diluições ao mesmo tempo (i. e., utilizam as diluições #6 e #5 para cada antígeno em vez de apenas a #6), e outros empregarão diluições alternadas (#6, #4, #2). Veja na ▶ Fig. 16.14 um exemplo de um plano de IDT adaptado em que são usadas as diluições #4 e #2

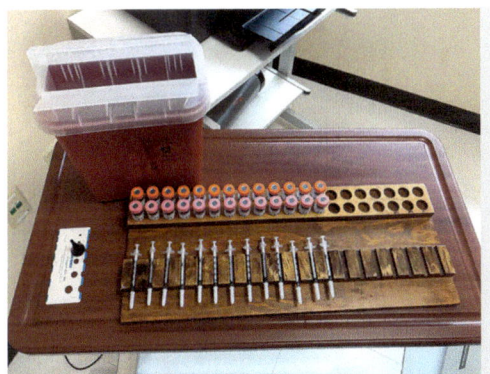

16.4 Informações Chocantes (Como Realmente Fazer isto!)

Fig. 16.14 Um exemplo da organização usada para teste dilucional intradérmico. Neste caso, são usadas principalmente diluições #4 (parte superior dos frascos cor-de-rosa) e #2 (parte superior dos frascos laranja).

Pérolas Clínicas M!

- Certifique-se de que todos os frascos de diluições, testes e tratamento estejam preparados de acordo com as regulamentações da USP 797, por pessoal adequadamente treinado e em área apropriada, em conformidade com as regulamentações.
- Prepare antecipadamente os suprimentos para o teste, assim como a placa de teste/tratamento em qualquer teste.
- Diluições e frascos de tratamento de imunoterapia devem estar preparados em local livre de distrações.
- O teste intradérmico requer prática, certifique-se, você e/ou enfermeiras, de estar realizando o teste de maneira adequada.
- O teste intradérmico isoladamente pode ser usado para diagnosticar doença alérgica.
- O teste IDT pode ajudar a estabelecer um *endpoint* a ser usado como guia para iniciar a imunoterapia.
- Fique preparado para lidar com a anafilaxia.

Bibliografia

[1] King HC, Mabry RL, Gordon BR, et al. Allergy in ENT Practice: The Basic Guide. New York, NY:Thieme, 2004
[2] Wise SK, Lin SY, Toskala E, et al. International Consensus Statement on Allergy and Rhinology:Allergic Rhinitis. Int Forum Allergy Rhinol. 2018; 8(2):108–352

17 Teste Cutâneo: Técnicas Combinadas

Christine B. Franzese

17.1 Informação mais Interessante

O teste cutâneo *prick test* é rápido, confiável, e requer menos habilidade para sua realização, mas para alguns alergistas, que desejam mais informações sobre o nível de sensibilização do paciente ou querem determinar um *"endpoint"* para um alérgeno, esta forma de teste é inadequada para suas necessidades. Entretanto, o Teste Dilucional Intradérmico (IDT) é muito mais demorado e requer mais habilidade do que o teste de puntura. É quando entram as técnicas de teste combinadas – o casamento da rapidez com as informações adicionais para os alergistas que as desejarem. O protocolo mais bem conhecido é denominado "teste quantitativo modificado (MQT)," e envolve a combinação dos resultados do teste de puntura e do teste intradérmico único para determinar um *"endpoint"*, um ponto de partida potencial para a imunoterapia.

17.2 Coisa Séria

Quem é um bom candidato para este tipo de teste cutâneo? Qualquer indivíduo que seja candidato ao *prick test* e ao teste intradérmico único – pacientes com sintomas sugestivos de doença alérgica mediada por imunoglobulina E (IgE) e sem as contraindicações médicas listadas nos Capítulos 15 e 16, e que interromperam quaisquer medicamentos interferentes.

Qual é a diferença entre este teste e o *prick test* ou o teste intradérmico? Qual é a técnica? O teste é realizado utilizando um *prick test* para os antígenos que estão sendo testados. Então, com base nesses resultados, é empregado um teste intradérmico único com duas possíveis diluições. Com base nos resultados dos testes *prick* e intradérmico, pode-se atribuir um *endpoint* para cada antígeno testado. Esta técnica é discutida em mais detalhes neste capítulo.

O que este teste informa? Da mesma forma que o *prick* teste e intradérmico, ele mostra se a IgE para (um) antígeno(s) está presente ou não. Também pode ser usado para determinar um ponto de partida para a imunoterapia, se isto for desejável.

Quais materiais são necessários? Como são realizados esses testes? Os materiais usados para os testes *prick* e intradérmico assim como as técnicas atuais para a realização de ambos os testes são os mesmos – veja Capítulos 16 e 17. A maneira como são usados os resultados é discutida adicionalmente neste capítulo.

Quanto tempo leva este teste? Como faço a sua leitura? O tempo para ambos os tipos de teste é o mesmo discutido nos Capítulos 15 e 16: 20 minutos para o *prick* teste, 10 minutos para o teste intradérmico. Os critérios para a interpretação de um teste positivo e um negativo também são os mesmos – veja os Capítulos 15 e 16.

Que tal os controles? Que controles são usados? Tenho que utilizar controles separados para cada um deles? Os controles são os mesmos descritos no Capítulo 15: Um controle de histamina positivo e um controle de glicerina a 50% negativo para o *prick* teste, e solução salina fenolada normal (PNS) e controle de glicerina negativo para o teste intradérmico. Porém, não é necessário utilizar dois testes de histamina positivos separados, assim o controle de histamina positivo para o teste intradérmico poderá ser omitido se o controle de histamina para o *prick test* responder de maneira adequada.

Quais antígenos devem ser testados? Veja Capítulos 5 a 9. O teste deve ser personalizado, ou seja, de acordo com o paciente. Quaisquer exposições relevantes devem ser incluídas. Não use esses testes para testar alergia alimentar ou substâncias químicas.

Onde testar o paciente (no consultório)? Pode ser usada a mesma área para os testes *prick* e intradérmico? Novamente, com mais frequência é usada a superfície volar do antebraço, do braço e as costas. Seja para um *prick* teste ou para um teste intradérmico único, é necessário que a aplicação de cada teste esteja separada por intervalos de 2 cm para evitar contaminação e falso-positivos por causa de grandes pápulas espalhadas, assim, se a área de teste puder acomodar esse então, pode-se usar a mesma área. Caso contrário, será necessário que os testes sejam aplicados em áreas separadas; portanto, planeje adequadamente.

Pode realmente ocorrer anafilaxia durante este tipo de teste? Sim! É rara e improvável, mas os pacientes podem experimentar uma variedade de eventos adversos durante o teste. Veja Capítulos 34 e 35, mas o profissional de saúde deve estar preparado para lidar com a anafilaxia durante a realização de qualquer forma de teste cutâneo.

17.3 Informação Chocante (Como Realmente Fazer isto!)

17.3.1 Protocolo de Teste Quantitativo Modificado

Nos capítulos anteriores, foram discutidos os suprimentos necessários para os testes *prick* e intradérmico, como preparar diluições e os controles necessários, assim como as diferentes técnicas de teste. Para fins de esclarecimento, as diluições usadas para o teste intradérmico são as diluições 1:5, especificamente os frascos das diluições #2 e #5. Um lembrete: um *endpoint* é uma diluição específica que se acredita ser um ponto de partida potencial para imunoterapia.

Verifique o seguinte com os pacientes:

- Eles interromperam quaisquer medicamentos interferentes?
- Eles estão se sentindo bem (não doentes)?
- Os pacientes asmáticos sofreram quaisquer exacerbações recentes/usaram medicamento de resgate?
- A paciente está grávida?

> Se você tiver um espirômetro em sua clínica, é útil realizar espirometria em pacientes sob suspeita de serem asmáticos ou sabidamente asmáticos antes do teste.

Etapa 1

Limpe a área da pele que está sendo testada com *swab* com álcool e deixe-a secar, e certifique-se de que todos os suprimentos estão prontos. Utilize os controles positivo e negativo necessários para cada tipo de teste.

Etapa 2

Realize o *prick* teste com dispositivos aplicadores de uma ou múltiplas punturas para os antígenos selecionados que estão sendo testados.

Etapa 3

Após 20 minutos, meça o tamanho das pápulas e registre.

Etapa 4

Para todos os antígenos em que o *prick* teste for negativo, utilize um teste intradérmico único com diluição #2. Para todos os antígenos em que o *prick* teste for positivo, mas o tamanho da pápula for inferior a 9 mm, realize um teste intradérmico único #5. Para todos os antígenos em que o *prick* teste for positivo e o tamanho da pápula for de 9 mm ou maior, não faça nada – estes são considerados um *endpoint* #6 e não são necessários outros testes.

Etapa 5

Aguarde 10 minutos, meça o tamanho da pápula, e registre.
  Se o *prick* teste for negativo e:

- O teste intradérmico #2 for negativo, o antígeno será negativo.
- O intradérmico #2 for positivo; um *endpoint* #3 será atribuído.

  Se o *prick* teste for positivo e:

- O intradérmico #5 for negativo; um *endpoint* #4 será atribuído.
- O intradérmico #5 for positivo, mas o tamanho da pápula for inferior a 9 mm, um *endpoint* #5 será atribuído.
- O intradérmico #5 for positivo, e o tamanho da pápula for de 9 mm ou maior, um *endpoint* #6 será atribuído.

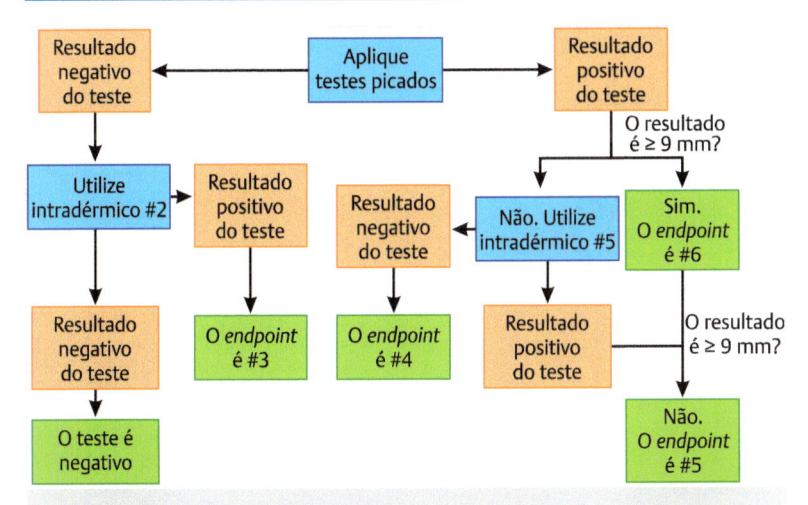

17.3 Informação Chocante (Como Realmente Fazer isto!)

Fig. 17.1 Fluxograma das etapas envolvidas no teste quantitativo modificado (MQT) e os resultados. Os quadrados azuis são as etapas de ação, os quadrados laranjas são os resultados do teste e os quadrados verdes são as determinações finais do teste.

Veja na ▶ Fig. 17.1 um fluxograma deste protocolo.

Pérolas Clínicas M!

- Os materiais e as técnicas para realização dos testes *prick* e intradérmico único usados nos testes combinados são os mesmos – mas a sequência de aplicação e a determinação do *endpoint* são diferentes.
- Se a pápula de um teste de puntura tiver 9 mm ou mais, ele será automaticamente um parâmetro #6.
- Esteja preparado para lidar com a anafilaxia.

Bibliografia

[1] King HC, Mabry RL, Gordon BR, et al. Allergy in ENT Practice: The Basic Guide. New York, NY:Thieme, 2004
[2] Wise SK, Lin SY, Toskala E, et al. International Consensus Statement on Allergy and Rhinology:Allergic Rhinitis. Int Forum Allergy Rhinol. 2018; 8(2):108–352

18 Teste Específico de Imunoglobulina E para Alergia a Inalantes

James W. Mims ▪ Matthew W. Ryan ▪ Cecelia C. Damask

18.1 Levando o Soro a Sério

Quando o paciente é alérgico ao pólen de bétula, a exposição a este pólen causa a degranulação dos mastócitos, liberando mediadores alérgicos, como a histamina. Imunoglobulina E (IgE) é a molécula na superfície do mastócito que se liga à parte do pólen de bétula. A IgE não é produzida pelos mastócitos, é produzida pelos plasmócitos e desloca-se para se ligar aos receptores da IgE encontrados em diferentes tipos de célula inflamatória, incluindo mastócitos, basófilos, eosinófilos e linfócitos. Quando se fixa a um mastócito ou basófilo, a degranulação é sinalizada quando duas moléculas de IgE específica (sIgE) se ligam (ou fazem ligação cruzada) ao alérgeno. O papel dos receptores de IgE em outras células inflamatórias (como o antígeno de células apresentadoras e linfócitos) é menos claro, porém supostamente eles estão envolvidos na regulação de inflamação alérgica. Como a IgE produzida pelos plasmócitos se desloca pela circulação até os receptores teciduais de IgE, pode-se obter uma amostra de IgE do soro ou plasma. Mesmo com essa explicação simplificada do processo imune alérgico, é fácil especular que muitos fatores afetariam a presença ou a magnitude da reação alérgica (como número, estabilidade e localização de mastócitos, quantidade de histamina nos grânulos de mastócito, expressão de receptores de histamina etc.). Entretanto, a presença de sIgE seria um componente necessário de uma alergia mediada por IgE por definição.

A técnica para mensuração de sIgE não se alterou conceitualmente desde 1967, embora as particularidades da técnica tenham sido refinadas, o que melhorou substancialmente a sensibilidade e especificidade do teste. A sensibilidade e especificidade para o teste de sIgE são primariamente comparadas ao teste cutâneo por causa do papel histórico que ele tem na avaliação da alergia.

18.2 Técnica para Medir sIgE

O sangue coletado do indivíduo mediante teste é centrifugado, e o soro é separado. (Plasma e soro mostram essencialmente os mesmos resultados.) O soro é analisado para sIgE. Conceitualmente, uma série de cinco etapas é comum em todos os testes de sIgE. Um exemplo desse processo é ilustrado com o uso de epitélio de gato.

18.2.1 Etapa 1: Incubação

Partículas contendo o alérgeno do gato (p. ex., epitélio de gato) estão ligadas à matriz, como cordão, papel, contas ou esponja, para que o alérgeno não seja lavado durante o teste. Pode-se imaginar que o epitélio de gato aderiu às laterais de um tubo de teste (▶ Fig. 18.1a). O soro do indivíduo é então exposto à

18.2 Técnica para Medir sIgE

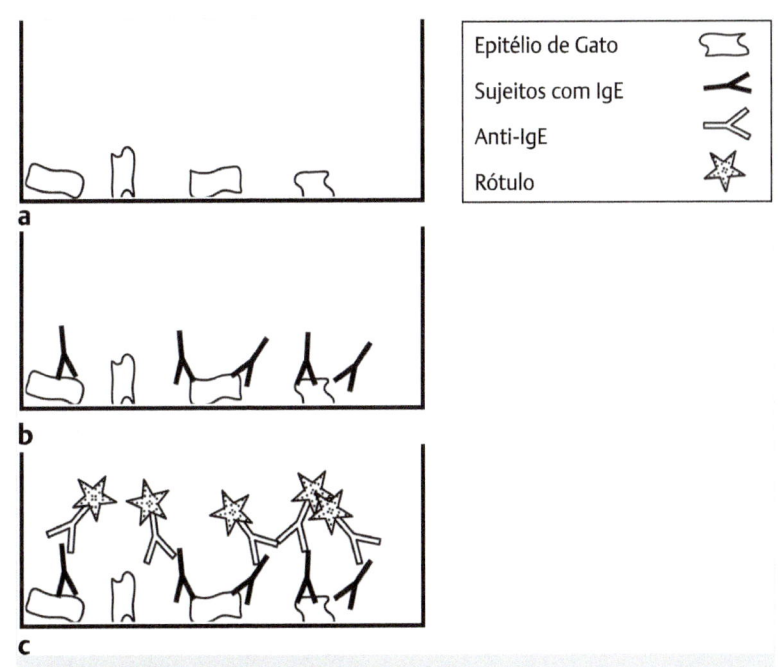

Fig. 18.1 (a) Partículas de alérgeno (por exemplo, epitélio de gato) são ligadas a uma matriz. **(b)** O plasma, ou soro, do sujeito é adicionado, e a imunoglobulina específica para epitélio de gato irá se ligar. O soro restante é lavado. **(c)** Uma IgG anti-IgE marcada é usada para marcar a IgE ligada. O marcador (estrelar) pode ser medido.
IgE, imunoglobulina E; IgG, imunoglobulina G.

matriz com o alérgeno de gato afixado por um período de tempo determinado. Somente a IgE específica dos alérgenos de gato devem-se ligar ao epitélio de gato (▶ Fig. 18.1b).

18.2.2 Etapa 2: Primeira Lavagem

O soro é lavado após a IgE específica de gato ter tido tempo para se ligar. Este processo de lavagem é realizado para remover toda a IgE restante não ligada ao epitélio de gato.

18.2.3 Etapa 3: Rotulagem

A IgE específica de gato do indivíduo, que está ligada ao alérgeno de gato, é marcada com anticorpo rotulado como anti-IgE. O anticorpo IgE anti-humano é formado quando o soro de outras espécies de animal (como o coelho) é injetado com a IgE humana. O coelho produz IgG contra a IgE humana. No laboratório, diferentes marcadores podem ser fixados à região cristalizável do fragmento (região Fc) da IgG de coelho. Durante o teste de sIgE, a imunoglobulina anti-IgE de coelho marcada irá se ligar à sIgE, que está ligada ao alérgeno de gato fixada à matriz (▶ Fig. 18.1c).

18.2.4 Etapa 4: Segunda Lavagem

Lave o excesso (não ligado) de imunoglobulina anti-IgE de coelho.

18.2.5 Etapa 5: Mensuração

Mensure e quantifique o quanto de anti-IgE marcada permanece ligada à IgE específica de gato (que é ligada ao antígeno de gato fixado).

Na prática, cada etapa apresenta problemas técnicos. O isolamento do alérgeno de fontes biológicas acarreta todos os problemas de padronização da criação de extratos do alérgeno. Como no teste cutâneo, o teste de sIgE é simplesmente tão bom quanto a fonte e o processamento do alérgeno. A ligação do alérgeno à matriz sem interromper sua antigenicidade pode ser problemática. É crítica a lavagem da IgE não ligada (que gosta de se aderir às paredes laterais) sem romper a IgE ou o alérgeno ligados. A anti-IgE é produzida biologicamente, mas precisa ser consistente em sua ligação à IgE. E a rotulagem é difícil por não haver grandes quantidades de sIgE no soro, assim o rótulo tem que ser amplificado ao mesmo tempo que produz resultados consistentes.

A história dos testes de sIgE levou a múltiplos nomes diferentes na literatura. Os testes específicos de IgE são algumas vezes chamados de testes *in vitro* para alergia por serem realizados fora do corpo. Nomes comerciais dos sistemas de testes de sIgE, como ImmunoCap, Hytec e Immulite, são usados às vezes. Outros estudos referem-se à sIgE elevada, como seroatopia, e muitos clínicos ainda dizem "RAST" (e o RAST modificado ainda é disponibilizado comercialmente).

18.3 Comparações entre os Testes Cutâneo e de IgE

As vantagens dos testes cutâneos e de sIgE estão resumidas na ▶ Tabela 18.1 e ▶ Tabela 18.2. Não há uma resposta simples sobre qual é o melhor teste para o alérgeno inalado. Contudo, é útil saber como comparar os testes para interpretar os resultados do teste de sIgE.

Tabela 18.1 Vantagens do teste de sIgE quando comparado ao teste cutâneo

Nenhuma reação local ou sistêmica

Venopunção única

Não afetado por medicamentos (como anti-histamínicos)

Informação quantitativa (comparado ao *prick test* isoladamente)

Não afetado por afecções cutâneas (dermografismo)

O cálculo da proporção sIgE/tIgE pode ser útil

Os resultados do teste cutâneo envolvem a comparação subjetiva aos controles

Benefício futuro do teste de componente

Abreviações: sIgE, específica da imunoglobulina E; tIgE, imunoglobulina E total.

Tabela 18.2 Vantagens do teste cutâneo quando comparado ao teste de sIgE

Resultados visíveis para o paciente

Resultados disponíveis em minutos

Os *prick tests* são mais fáceis de aplicar do que a venopunção

Os *prick tests* são provavelmente mais sensíveis do que os testes de sIgE

Os *prick tests* são mais baratos por teste

O mesmo extrato de alérgeno pode ser usado para testes e imunoterapia

Abreviação: sIgE, imunoglobulina E específica.

18.4 Sensibilidade e Especificidade

A comparação entre o teste de sIgE e o teste cutâneo varia naturalmente com o alérgeno testado, os critérios para determinar o teste cutâneo como positivo, e a real frequência da doença alérgica na população testada. Assim, uma afirmativa global seria inadequada.

Como um teste cutâneo positivo pode ser visto na ausência de doença clínica, não está claro sobre qual teste produziria o prognóstico mais acurado da doença clínica. Estudos avaliando os indivíduos com teste cutâneo positivo e teste de sIgE negativo por meio de sintomas sazonais, registrando ou desafiando os testes, ainda não foram realizados. Seria interessante também saber se pacientes com *prick test* positivo, mas com teste de sIgE negativo, seriam beneficiados com a imunoterapia em um estudo controlado por placebo. Seria difícil recrutar um número suficiente de sujeitos para este estudo.

18.5 Outras Vantagens e Desvantagens

O teste específico para IgE deve ter os mesmos riscos do sangue coletado de rotina sem nenhum risco de reação alérgica. Embora haja uma potencial vantagem de segurança no teste de sIgE sobre o *prick test*, o benefício prático é muito pequeno. O teste cutâneo tem a conveniência de produzir resultados dentro de minutos. O teste específico de IgE tem a conveniência de uma única picada de agulha, nenhuma reação cutânea, não ser afetado por afecções cutâneas (dermografismo) e não ser afetado por medicamentos (como anti-histamínicos). Quando se considera a imunoterapia, o teste cutâneo tem a vantagem de que o mesmo extrato pode ser usado para teste e tratamento. A imunoterapia com base em sIgE requer a mudança de fabricante entre os testes e o tratamento. A diferença entre a aquisição de alérgeno dos fabricantes está sujeita à variabilidade biológica, especialmente em extratos não padronizados. Isto pode levar o profissional de saúde a iniciar a imunoterapia a uma dose mais baixa que prolongaria a fase de escalada da imunoterapia. A quantificação proporcionada pelo teste de sIgE pode permitir o início da imunoterapia a doses mais altas, em comparação ao *prick test* isoladamente. Entretanto, este benefício seria perdido se a maioria dos pacientes de imunoterapia apresentar altos níveis de IgE.

18.6 Interpretação do Teste de sIgE

O diagnóstico de alergia não é um processo simples. Os clínicos são confrontados com três dilemas. Primeiro, o teste de alergia pode ser positivo em indivíduos sem manifestações clínicas significativas. Segundo, as manifestações clínicas de rinite alérgica se sobrepõem aos sintomas de rinite não alérgica e rinossinusite crônica. As respostas inflamatórias a irritantes, como fumaça de cigarro, bactérias e vírus, complicam mais o problema diagnóstico. Terceiro, o teste negativo de alergia não elimina a alergia do diagnóstico diferencial (mas o torna menos provável).

A IgE específica e a IgE total (tIgE) podem ser reportadas de três maneiras, de acordo com as diretrizes laboratoriais nacionais: (1) qualitativo (positivo/negativo), (2) semiquantitativo (unidades kU/L arbitrárias), ou (3) quantitativo (referenciado na OMS como 75/502 em mg/L ou kU_A/L). As técnicas usadas atualmente, em geral, reportam os testes únicos de sIgE e de tIgE quantitativamente, e a combinação de "triagens" do alérgeno "como qualitativa". Os resultados de sIgE quantitativo são divididos em classes (▶ Tabela 18.3) pela maioria dos fabricantes. (As classes foram inicialmente derivadas de diluições de soro acumulado de sujeitos altamente alérgicos à bétula.) Apesar de relatos quantitativos, pode existir significativa variação entre diferentes tecnologias, uma vez que a origem dos alérgenos usados nos testes não está padronizada de maneira uniforme. Apesar desses problemas, a quantificação da sIgE tem utilidade clínica.

Tabela 18.3 Classes semiquantitativas de sIgE

Resultados quantitativos (kUA/L)	Nível de anticorpo específico de alérgeno	Resultados semiquantitativos (classe específica de IgE)
< 0,35	Ausente ou indetectável	0
0,35 a < 0,7	Baixo	1
0,7 a < 3,5	Moderado	2
3,5 a < 17,5	Alto	3
17,5 a < 50	Muito alto	4
50 a < 100	Muito alto	5
100 e maior	Muito alto	6

Embora não se tenha demonstrado que a gravidade dos sintomas esteja bem correlacionada com a reatividade no teste cutâneo ou com os níveis de sIgE, a pesquisa apoia o princípio de que os níveis de sIgE aumentam a probabilidade de que os sintomas clínicos também aumentem. Isto levou à noção de que certos níveis de sIgE possam alcançar uma confiança de 95% de que o alérgeno cause os sintomas. Hugh Sampson demonstrou isto claramente no caso da alergia ao amendoim, comparando a probabilidade de um teste de provocação alimentar, controlado por placebo, duplo-cego, positivo com nível de sIgE para amendoim. Ele demonstrou que, se a sIgE para amendoim for superior a 15 kU_A/L, então haverá uma chance 95% maior de uma resposta positiva após um teste de provocação alimentar controlado por placebo. Achados similares foram demonstrados para alérgenos inalados por Pastorello et al., em 1995, e Ahlstedt, em 2002. Infelizmente, a expectativa era de que as curvas de probabilidade mudassem por alérgeno, tecnologia e critérios, por "alergia clínica" dos sujeitos. No entanto, altos níveis de uma sIgE estão mais provavelmente associados a um paciente com sintomas clínicos do que os níveis baixos. O clínico deve contrabalançar sua impressão clínica com os resultados do teste para determinar se a exposição ao alérgeno tem um papel.

18.7 O Futuro dos Testes de sIgE

18.7.1 Testando o "Componente"

A IgE reconhece pequenas séries e aminoácidos (epítopos) em proteínas ou glicoproteínas. Uma fonte de alérgeno geralmente possui múltiplas proteínas que contribuem para a alergenicidade, podendo haver mais de um epítopo identificado por proteína. As proteínas se deslocam em partículas, como poeira das fezes de ácaros ou epitélio de gato. O extrato da alergia usado para os testes cutâneos e de sIgE tende a conter as partículas associadas à fonte do antígeno. As proteínas alergênicas são denominadas por uma convenção que utiliza as três primeiras letras do gênero, a primeira letra da espécie e números sequenciais, à medida que os alérgenos são descobertos. O primeiro alérgeno de gato (*Felis domesticus*) descoberto é denominado Fel d 1. O teste do componente envolve a inserção de diferentes proteínas ou epítopos em um *microchip* e a mensuração da IgE para cada componente da fonte independentemente.

O teste do componente para alergia a amendoim é agora aprovado comercialmente nos Estados Unidos. Estudos sobre amendoim e látex sugerem que o teste do componente pode nos dar o conhecimento de quais componentes estão associados a manifestações clínicas. No amendoim, Ara H1, 2 e, às vezes, 3 estão associadas a manifestações clínicas, e a sensibilização a múltiplos componentes está associada à gravidade. Além disso, alguns componentes do amendoim, como Ara H8, fazem reação cruzada com a bétula. O teste de componente pode ser capaz de demonstrar resultados falso-positivos em teste de amendoim inteiro e diferenciam entre a alergia "leve" a amendoim, como síndrome de alergia oral, e os casos em risco de anafilaxia. No látex, Hev b 1, 3, 5, 6 podem ser mais importantes que Hev b 8 em causar manifestações clínicas. O campo dos testes do componente é novo, mas certamente se tornará mais importante com o tempo. O uso expandido do teste dos componentes dependerá de dados adicionais que demonstram o significado clínico de sIgE contra determinados componentes, assim como políticas de remuneração, no que se refere a políticas de cobertura de seguro. A imunoterapia ainda é realizada com extratos brutos e até que esteja disponível a imunoterapia específica para o componente, o papel do teste de componente será restrito ao prognóstico e delineamento da reação cruzada.

Pérolas Clínicas

- Testes cutâneos de alergia e testes específicos de IgE (sIgE) positivos são mais comuns que a alergia clínica e não são equivalentes à doença alérgica clínica.
- Não existe um "padrão ouro" para testar alérgenos inalados. Os testes cutâneo e de sIgE oferecem diferentes vantagens na avaliação do paciente potencialmente alérgico.
- Os estudos diferem quanto à sensibilidade e especificidade relativas do teste de sIgE comparado ao teste cutâneo. O *prick test* pode ser mais sensível a alguns alérgenos.
- O teste específico de IgE é quantificado contra um conjunto padrão pela Organização Mundial da Saúde. Nos Estados Unidos, o teste de sIgE está sujeito aos padrões laboratoriais nacionais, conforme regulamentado pelo Clinical Laboratory Improvement Amendments (CLIA).

Bibliografia

[1] Bernstein IL, Li JT, Bernstein DI, et al. American Academy of Allergy, Asthma and Immunology, American College of Allergy, Asthma and Immunology. Allergy diagnostic testing: an updated practice parameter. Ann Allergy Asthma Immunol. 2008; 100(3) Suppl 3:S1–S148
[2] Moyer DB, Nelson HS. Use of modified radioallergosorbent testing in determining initial immunotherapy doses. Otolaryngol Head Neck Surg. 1985; 93(3):335–338
[3] Nam YH, Lee SK. Comparison between skin prick test and serum immunoglobulin E by CAP system to inhalant allergens. Ann Allergy Asthma Immunol. 2017; 118(5):608–613
[4] Plebani M. Clinical value and measurement of specific IgE. Clin Biochem. 2003; 36(6):453–469

Parte 4
Tratamento

19	Higiene Ambiental	98
20	Farmacoterapia: Descongestionantes	102
21	Anticolinérgicos	105
22	Anti-histamínicos	107
23	Corticosteroides	111
24	Antagonistas do Receptor de Leucotrieno	115
25	Estabilizadores de Mastócitos	119
26	Terapias Combinadas	122
27	Biofármacos	126
28	Remédios Alternativos	135
29	Imunoterapia: Imunoterapia Subcutânea	139
30	Imunoterapia: Imunoterapia Sublingual	150
31	Comprimidos Sublinguais	160
32	Imunoterapia Mucosa Oral	165
33	Tratamento: Monossensibilização *versus* Polissensibilização	170

19 Higiene Ambiental

Sarah K. Wise

19.1 Uma Palavra sobre Prevenção

Na abordagem tradicional tripla ao tratamento de condições alérgicas, a prevenção do alérgeno (ou higiene ambiental [HA]) geralmente é defendida. Os dois ramos restantes do tratamento clássico de alergia são a farmacoterapia e a imunoterapia para o alérgeno. Os pacientes geralmente estão muito interessados em serem educados sobre a prevenção do alérgeno e EC. Curiosamente, porém, a evidência de eficácia dessas medidas é mais fraca que a evidência de muitas modalidades de farmacoterapia e imunoterapia para o alérgeno, especialmente em relação aos resultados no sintoma respiratório. Este capítulo examinará as medidas de higiene ambiental para alérgenos de ácaros da poeira, epitélio de animais de estimação, baratas e pólen, assim como a evidência de sua eficácia.

19.2 Coisa Séria

19.2.1 Mensurações de Ácaros da Poeira Funcionam?

Ácaros da poeira doméstica (HDM), mais comumente *Dermatophagoides farinae*, nos Estados Unidos e *Dermatophagoides pteronyssinus*, na Europa, são alérgenos perenes comuns. Medidas de HA para HDM podem incluir métodos físicos e tratamentos com substâncias químicas. As modalidades físicas incluem métodos de aquecimentos, de congelamento, barreira, filtração de ar e ventilação, uso de aspirador de pó e outros. A eficácia dessas técnicas físicas tem sido estudada para o tratamento de rinite alérgica (RA) por HDM. Os achados dos estudos são variados. Com mais frequência, os níveis de antígeno de HDM estão diminuídos no ambiente onde são utilizadas técnicas físicas. Entretanto, a melhora dos sintomas respiratórios não foi confirmada de maneira confiável. Estudos investigando a melhora clínica com roupa de cama impermeável a HDM ou filtração de ar particulado de alta eficiência (HEPA) geralmente não conseguiram demonstrar benefício clínico.

Os acaricidas são tratamentos químicos para diminuir a concentração de HDM. O uso de acaricidas demonstrou que melhora os sintomas em pacientes alérgicos com sensibilização a HDM. Nenhum efeito adverso sério foi relatado a partir dessas intervenções.

Em 2010, uma revisão Cochrane avaliou medidas de HA para RA-HDM, incluindo capas impermeáveis, filtros HEPA, acaricidas ou tratamentos combinados. Os autores dessa revisão sistemática notaram significativas limitações metodológicas nos estudos que examinaram as medidas de HA para controle de HDM nos pacientes com RA perene. Entretanto, dentre todas as intervenções, eles notaram que os acaricidas pareceram mais promissores, não sendo provável que apenas a roupa de cama impermeável a HDM proporcione benefício. Em geral, medidas de HA para tratar RA com sensibilidade a HDM são consideradas uma opção.

19.2.2 Joãozinho Tem Alergia a Gato. Ele Tem que se Livrar do Gato Fofo. Certo?

A remoção do animal de estimação geralmente é defendida na estratégia de tratamento de pacientes com RA com sensibilidade a animal de estimação. Porém, estudos com resultados de alta qualidade geralmente estão faltando para essa intervenção. Além disso, as taxas de adesão à remoção do animal de estimação são baixas.

Vários estudos avaliaram a HA para pacientes alérgicos sensíveis a animais de estimação, e seus resultados são mistos. Para medidas de HA de múltiplas modalidades, têm sido demonstradas significativas melhoras nos sintomas clínicos e fluxo aéreo nasal. Entretanto, intervenções de HA de modalidade única geralmente não resultam em melhora dos sintomas, mesmo que os níveis de antígeno estejam reduzidos. Estudos de intervenções de modalidade única incluíram a filtração HEPA e banho ao animal de estimação. Além disso, os banhos aos animais de estimação (cão e gato) devem ser realizados duas vezes por semana, a fim de manter os níveis de antígeno baixos, e com a remoção dos animais de estimação pode levar vários meses para reduzir os níveis do antígeno. Deve-se notar que as diretrizes atuais para o tratamento de asma recomendam a remoção dos animais de estimação da casa de um paciente sensibilizado, uma vez que a asma pode ser secundariamente prevenida quando os pacientes sensibilizados evitam os animais de estimação. A evidência atual agregada em evitar animais de estimação e às medidas de HA é de nível B, com a opção de incorporar esse tratamento para o paciente com RA com sensibilidade ao animal de estimação.

19.2.3 Baratas. Repugnante! Podemos Controlar Baratas para Aliviar os Sintomas Alérgicos?

As baratas são comuns nas áreas internas da cidade, mas também podem estar presentes em casas rurais em climas quentes. Medidas de HA para baratas são direcionadas à diminuição do nível de alérgeno e/ou eliminar manifestações de baratas. Existem três estratégias primárias para controlar o alérgeno de baratas na casa: (1) métodos baseados em educação [p.ex. instrução sobre medidas de limpeza da casa e fechamento de fendas/rachaduras]; (2) métodos físicos com o uso de inseticidas ou armadilhas com isca; e (3) terapia combinada com intervenções com base em educação e métodos físicos.

Estudos conduzidos para HA para baratas demonstraram que o controle profissional de pragas é o tratamento mais eficaz para eliminar a infestação e reduzir a carga de alérgenos. Armadilhas com iscas parecem ser mais eficazes do que os inseticidas colocados em rodapés, rachaduras e fendas. Além disso, armadilhas com isca (incluindo os custos do trabalho e monitoramento) são mais caras que a aplicação de inseticida. Deve-se notar que a adesão a medidas domésticas de HA para eliminação de baratas é relativamente precária.

Embora existam vários estudos controlados avaliando a eficácia das medidas de HA para eliminar baratas ou reduzir os níveis de Bla g 1 e Bla g 2, os resultados relacionados com os sintomas respiratórios ou saúde respiratória não são relatados rotineiramente. De fato, em revisão recente, notou-se que nenhum estudo incluiu qualquer avaliação dos sintomas associados à RA ou ao seu tratamento. Além disso, apesar de uma redução no alérgeno em estudos que implementaram medidas de EC para baratas, muitas vezes os níveis residuais do alérgeno se tornam mais altos dos que os níveis aceitáveis, e a reinfestação é uma preocupação contínua em habitações com múltiplas famílias. Medidas de HA para baratas são consideradas uma opção, com grau B de evidência agregado.

19.2.4 É Primavera e o Pólen Está em toda Parte. Não Há como Controlar isto, Há?

Para diminuir a exposição ao alérgeno, durante a estação respectiva do pólen, medidas de HA para polens são utilizadas. Entretanto, é praticamente impossível evitar completamente a exposição ao pólen uma vez que a polinização em ambiente externo ocorre naturalmente. Embora existam algumas técnicas comuns para diminuir exposição dos pacientes ao pólen por meio de medidas de prevenção, poucos estudos clínicos avaliam a eficácia dessas intervenções.

Os pacientes podem obter informações sobre a contagem de pólen *on-line* ou por meios de comunicação. Quando a contagem de pólen em áreas externas é alta, o paciente que é sensível pode optar por diminuir a exposição em áreas externas e/ou ajustar a medicação direcionada. A opinião do especialista apoia essas técnicas, mas essencialmente não há evidência de apoio à sua eficácia. Outras intervenções, como fechar as janelas durante períodos de altas contagens de pólen, o uso de filtros especializados para polens no carro, a remoção de roupas expostas ao pólen e lavar o cabelo antes de dormir têm sido defendidas pelos especialistas. Da mesma forma, não existem estudos clínicos de apoio a essas intervenções.

Um método de barreira física específica, o uso de óculos tipo máscara, foi estudado em um estudo controlado, verificando-se que é eficaz para o controle de sintomas nasais e oculares em pacientes com RA sazonal. Outro método físico, o uso de um filtro nasal ativo que remove as partículas de ar inalado, também foi estudado em estudo controlado randomizado, duplo-cego, e constatou-se que é eficaz para o controle de sintomas nasais.

Considerando a soma da evidência disponível, as medidas de HA para alergia ao pólen têm um grau B de evidência agregado e são consideradas uma opção para o tratamento do paciente com RA.

> **Pérolas Clínicas** M!
>
> - Embora os pacientes alérgicos sejam muito interessados em aprender as medidas de HA, a evidência de sua eficácia no controle dos sintomas de RA é um pouco mais fraca que outras medidas de tratamento.
> - Em geral, as medidas de HA contêm um nível de evidência B agregado e são consideradas uma opção ao tratamento de RA.
> - A evidência mais forte para as medidas de prevenção do alérgeno demonstrando benefício aos sintomas está na HA para ácaros da poeira. O uso de acaricidas demonstrou-se mais benéfico do que qualquer outra medida, embora a HA de múltiplas modalidades seja tipicamente defendida.

Bibliografia

[1] Comert S, Karakaya G, Kalyoncu AF.Wraparound eyeglasses improve symptoms and quality of life in patients with seasonal allergic rhinoconjunctivitis. Int Forum Allergy Rhinol. 2016; 6(7):722–730
[2] Kenney P, Hilberg O, Pedersen H, Nielsen OB, Sigsgaard T. Nasal filters for the treatment of allergic rhinitis: a randomized, double-blind, placebo-controlled crossover clinical trial. J Allergy Clin Immunol. 2014; 133(5):1477–1480, 1480.e1–1480.e13
[3] Le Cann P, Paulus H, Glorennec P, Le Bot B, Frain S, Gangneux JP. Home environmental interventions for the prevention or control of allergic and respiratory diseases: what really works. J Allergy Clin Immunol Pract. 2017; 5(1):66–79
[4] Nurmatov U, van Schayck CP, Hurwitz B, Sheikh A. House dust mite avoidance measures for perennial allergic rhinitis: an updated Cochrane systematic review. Allergy. 2012; 67(2):158–165
[5] Wise SK, Lin SY, Toskala E, et al. International Consensus Statement on Allergy and Rhinology:Allergic Rhinitis. Int Forum Allergy Rhinol. 2018; 8(2):108–352

20 Farmacoterapia: Descongestionantes

Christine B. Franzese

20.1 Uma Palavra de Cautela

Esta seção do livro contém informação sobre as várias opções de medicamentos disponíveis para tratar os sintomas de alergia. Em cada capítulo, você encontrará informação proveitosa sobre o que é cada classe de medicamento, em quais sintomas cada classe realiza um bom tratamento, exemplos da classe, por que/quando você poderia optar por usar cada uma isoladamente ou em combinação e os riscos/efeitos colaterais associados.

Para este capítulo, o ponto principal do autor é: Cuidado! Embora os descongestionantes sejam usados com frequência para tratar sintomas alérgicos, o foco desses medicamentos não está especificamente direcionado às alergias, e o autor evita seu emprego. Geralmente eles não se destinam ao uso diário em longo prazo e têm efeitos colaterais e riscos significativos. Em poucas e selecionadas ocasiões o autor recomendou seu uso aos pacientes. Entretanto, o profissional de saúde deve usá-los com cautela para tratar os sintomas de alergia, particularmente durante por tempo prolongado.

20.2 O que É esta Classe de Medicamento?

Esses medicamentos atuam sobre os receptores alfa-adrenérgicos, e um de seus principais efeitos é a vasoconstrição. Os descongestionantes intranasais também adelgaçam a mucosa nasal.

20.3 São Bons para Tratar quais Sintomas?

Congestão nasal, eritema ocular. Esses medicamentos causam vasoconstrição, que contrai os vasos sanguíneos, reduzindo os sintomas de congestão nasal e o aparecimento de hiperemia ocular. Porém, não têm efeito sobre os outros sintomas de alergia, como espirros, rinorreia ou prurido.

20.4 Exemplos desta Classe

Descongestionantes intranasais: Oximetazolina, xilometazolina, fenilefrina (6 anos de idade e acima, a não ser que recomendados pelo médico)
Descongestionantes oculares: Fenilefrina a 0,12%, tetraidrozolina a 0,05%, nafazolina a 0,12% (6 anos de idade e acima, a não ser que recomendados pelo médico)
Descongestionantes orais: Pseudoefedrina, fenilefrina (6 anos de idade e acima)

> A pseudoefedrina tem-se mostrado mais eficaz no alívio dos sintomas intranasais que a fenilefrina.

20.5 Por que e quando Usar

Raramente. Somente quando os sintomas são graves e/ou para ajudar a melhorar a administração de outras terapias, como os corticosteroides intranasais tópicos ou enxágues com solução salina/*sprays*. Considere o uso breve restrito a 3 a 5 dias no máximo. Essa recomendação para uso raro, ou breve, inclui combinações anti-histamínico-descongestionante.

20.6 Riscos e Efeitos Colaterais

Descongestionantes orais: Insônia, nervosismo, ansiedade, tremores, palpitações cardíacas, elevação da pressão sanguínea (sistólica e diastólica).

> Tenha cuidado em pacientes em risco de pressão sanguínea alta, que têm hipertensão, ou estão em risco de complicações associadas da hipertensão (infarto, acidente vascular encefálico etc.

Descongestionantes intranasais: Sensação de picadas, queimação, secura, ulcerações da mucosa nasal, epistaxe.

> **Rinite medicamentosa:** A condição de uso prolongado de anti-histamínicos intranasais leva à tolerância ao medicamento e à congestão de rebote. Embora a dosagem exata e duração que levam à rinite medicamentosa sejam desconhecidas, é melhor optar por cursos breves desses medicamentos.

Descongestionantes oculares: Eritema ocular de rebote, dilatação pupilar; contraindicados em glaucoma de ângulo estreito.

> O uso crônico possivelmente leva a reações foliculares tóxicas e dermatite de contato.

20.7 Uma Palavra Especial sobre as Combinações de Anti-Histamínicos-Descongestionantes (Preparações Orais, Oculares)

Considere evitar o uso rotineiro das combinações de anti-histamínicos-descongestionantes. Embora a adição de um descongestionante oral a um anti-histamínico ajude a melhorar os sintomas de congestão nasal, os riscos adicionais desta classe de medicamentos superam os benefícios da melhora dos sintomas por causa do fato de que as combinações de anti-histamínico-descongestionante são comercializadas para uso diário, e muitos pacientes continuam tomando essas combinações de medicamentos por tempo prolongado sem monitorar sua pressão sanguínea ou sem ter conhecimento dos riscos do uso em longo prazo.

> Os anti-histamínicos não têm efeito na congestão nasal.

Pérolas Clínicas M!

- Esses medicamentos são para uso em curto prazo; evite o uso em longo prazo.
- Informe os pacientes sobre os efeitos colaterais potenciais quando utilizar esses medicamentos.

Bibliografia

[1] Horak F, Zieglmayer P, Zieglmayer R, et al. A placebo-controlled study of the nasal decongestant effect of phenylephrine and pseudoephedrine in the Vienna Challenge Chamber. Ann Allergy Asthma Immunol. 2009; 102(2):116–120
[2] Salerno SM, Jackson JL, Berbano EP. Effect of oral pseudoephedrine on blood pressure and heart rate: a meta-analysis. Arch Intern Med. 2005; 165(15):1686–1694
[3] Soparkar CN, Wilhelmus KR, Koch DD, Wallace GW, Jones DB. Acute and chronic conjunctivitis due to over-the-counter ophthalmic decongestants. Arch Ophthalmol. 1997; 115(1):34–38
[4] Wise SK, Lin SY, Toskala E, et al. International Consensus Statement on Allergy and Rhinology:Allergic Rhinitis. Int Forum Allergy Rhinol. 2018; 8(2):108–352

21 Anticolinérgicos

Christine B. Franzese

21.1 Quando o Nariz Parece uma Torneira

Este capítulo lida exclusivamente com *sprays* nasais anticolinérgicos. Apesar de essa medicação ser disponibilizada na versão do inalador com medidor de dose e na versão nebulizada, as formulações e seus usos não são aqui considerados. Os *sprays* nasais anticolinérgicos são particularmente úteis para a rinorreia aquosa, em especial em idosos que se queixam deste tipo de sintoma.

21.2 O que É esta Classe de Medicamento?

As medicações anticolinérgicas atuam sobre o sistema nervoso parassimpático e bloqueiam a ligação da acetilcolina aos receptores muscarínicos nas glândulas mucosas. A simulação de fibras parassimpáticas ativa as glândulas mucosas a produzirem uma secreção aquosa. Esta classe bloqueia essa ativação.

21.3 Quais Sintomas São Adequados para Tratamento?

Estas medicações são adequadas para o tratamento de rinorreia aquosa. Estes fármacos são extremamente eficientes para cessar a coriza. É bastante útil no tratamento da rinite senil, rinite gustativa, rinite vasomotora, rinite secundária a infecções virais entre outras coisas. Pode ser usada para tratar a rinorreia associada a alergias, mas tem pouco ou nenhum efeito sobre outros sintomas alérgicos, como espirros e congestão.

21.4 Exemplos desta Classe

Intranasal: Brometo de ipratrópio 0,03%; 0,06% (≥ 6 anos).

21.5 Por que e quando Usar

Estas medicações são usadas para tratar queixas de coriza aquosa ou rinorreia límpida profusa; são mais úteis nos tipos não alérgicos de rinite, porque são inefetivos para espirros e congestão nasal.

Sua ação é rápida e tem curta duração; pode ser usado 4-6 vezes ao dia.

Estas medicações podem ser combinadas ao uso de esteroide intranasal. A combinação de *sprays* intranasal e nasal anticolinérgicos mostrou-se mais efetiva do que cada agente isolado no tratamento da rinorreia. Considerar a adição deste agente em pacientes mediante tratamento com esteroides intranasais que apresentam resposta incompleta e queixas de rinorreia continuada.

21.6 Riscos e Efeitos Colaterais

Local: Ressecamento nasal e formação de crostas, epistaxe, irritação nasal.
Sistêmico: (Raro) boca seca, olhos ressecados/irritados, visão turva.

Pérolas Clínicas M!

- Tem utilidade na rinite senil, rinite viral, rinite gustativa e outros tipos não alérgicos de rinite.

Bibliografia

[1] Kim KT, Kerwin E, Landwehr L, et al. Pediatric Atrovent Nasal Spray Study Group. Use of 0.06% ipratropium bromide nasal spray in children aged 2 to 5 years with rhinorrhea due to a common cold or allergies. Ann Allergy Asthma Immunol. 2005; 94(1):73–79
[2] Naclerio R. Anticholinergic drugs in nonallergic rhinitis. World Allergy Organ J. 2009; 2(8):162–165

22 Anti-Histamínicos

Christine B. Franzese

22.1 Uma das Medicações Carros-Chefe para Alergia

Os anti-histamínicos são as principais medicações carros-chefe no tratamento dos distúrbios alérgicos. Este capítulo revisa os novos anti-histamínicos H1 e H2 orais, bem como os anti-histamínicos intranasais e oculares.

22.2 O que É esta Classe de Medicamento?

A histamina é um dos mediadores primários da cascata alérgica, além de ser responsável pelos sintomas de espirros, prurido, congestão nasal e rinorreia, entre outros. A liberação de histamina é o que gera a reação de pápula e eritema, observada no teste cutâneo. Os anti-histamínicos atuam bloqueando a ligação da histamina aos receptores. Os anti-histamínicos H1 bloqueiam a ligação aos receptores H1, enquanto os anti-histamínicos H2 bloqueiam a ligação aos receptores H2.

Os anti-histamínicos H1 são ainda subdivididos em anti-histamínicos de primeira geração e de última geração. Os bloqueadores H1 de primeira geração cruzam a barreira hematoencefálica mais extensivamente do que os bloqueadores H1 de última geração. Isto leva a efeitos colaterais cognitivos mais frequentes, bem como a alguns efeitos colaterais anticolinérgicos, como a boca seca. Também atuam como inibidores de algumas enzimas hepáticas, como CYP2D6, o que pode fazer com que afetem o metabolismo de outros fármacos. Por isso, os anti-histamínicos de primeira geração não são recomendados para o tratamento da rinite alérgica.

Os anti-histamínicos H2 têm impacto maior sobre a secreção de ácido gástrico do que sobre os sintomas alérgicos, e sua utilidade no tratamento da rinite alérgica ainda não está definitivamente comprovada. Entretanto, pode ter impacto nos testes cutâneos e, ocasionalmente, alguns profissionais virão a usar anti-histamínicos H1 e H2 combinados para tratar a rinite alérgica.

22.3 Quais Sintomas São Adequados para Tratamento?

Anti-histamínicos H1 orais (todas as gerações): Espirros, prurido, rinorreia e urticária; podem ser usados para prurido, vermelhidão e lacrimejamento ocular, contudo os anti-histamínicos intranasais produzem um efeito mais efetivo sobre estes sintomas.

> Nenhum anti-histamínico oral tem qualquer efeito sobre a congestão nasal.

Anti-histamínicos H2 orais: Seu efeito clínico benéfico na rinite alérgica é indeterminado.
Anti-histamínicos intranasais: Congestão nasal, espirros, prurido nasal, rinorreia, sintomas oculares (prurido, vermelhidão, edema de conjuntiva, lacrimejamento). Estes *sprays* têm ação de início rápido (em até 15 minutos).
Anti-histamínicos oculares: Prurido ocular, vermelhidão e edema de conjuntiva.

22.4 Exemplos desta Classe

Anti-histamínicos H1 orais (1ª geração): Difenidramina, clorfeniramina, bromofeniramina.
Anti-histamínicos H1 orais (de última geração): Fexofenadina, loratadina, cetirizina, desloratadina, levocetirizina.
Anti-histamínicos H2 orais: Ranitidina, famotidina.
Anti-histamínicos intranasais: Azelastina (0,1%; 0,15%) e olopatadina.
Anti-histamínicos oculares: Azelastina, epinastina, emedastina, certirizina, alcaftadina.

22.5 Por que e quando Usar

Anti-histamínicos H1 orais (1ª geração): Evitar o uso rotineiro para sintomas típicos de rinite alérgica. Considerar o uso de curta duração quando os sintomas forem graves ou para o tratamento agudo de reações alérgicas.
Anti-histamínicos H1 orais (de última geração): Usar quando os sintomas primários forem espirros, prurido, urticária, rinorreia, sintomas de obstrução nasal leve. Podem ser úteis para sintomas oculares. Evitar em casos de sintomas primários de congestão nasal, em que um *spray* de anti-histamínico intranasal ou de esteroide intranasal seria mais efetivo.
Anti-histamínicos H2 orais: Não têm utilidade quando usados de modo isolado para tratar sintomas alérgicos. Alguns podem ser combinados com bloqueadores H1.
Anti-histamínicos intranasais: São úteis para sintomas de congestão nasal, espirros, rinorreia e prurido nasal. Alguns estudos demonstraram que são mais efetivos para sintomas oculares e nasais, em comparação aos esteroides intranasais, e mais efetivos para sintomas nasais do que os anti-histamínicos H1. Em razão do início rápido de sua ação, podem ser bastante úteis no tratamento de pacientes que apreciam os efeitos dos descongestionantes intranasais ou orais.

> Também podem ser úteis na rinite medicamentosa, para o desmame de pacientes que usam descongestionantes intranasais.

Anti-histamínicos oculares: Úteis para sintomas oculares alérgicos isolados; também são úteis para sintomas oculares resistentes a outras classes de medicações para alergia.

22.6 Riscos e Efeitos Colaterais

Anti-histamínicos H1 orais (1ª geração): Sonolência e sedação, comprometimento da concentração, tontura, fadiga, dificuldade de memória, boca seca.

> Estas medicações podem afetar o metabolismo de β-bloqueadores, antiarrítmicos, antidepressivos tricíclicos, entre outros. Isto é outro motivo para evitar seu uso especialmente em pacientes idosos.

Anti-histamínicos H1 orais (de última geração): Sedação, cefaleia, fadiga, boca seca, tontura.
Anti-histamínicos H2 orais: Cefaleia, tontura, diarreia, constipação.
Anti-histamínicos intranasais: Gosto amargo, sedação, cefaleia, epistaxe.
Anti-histamínicos oculares: Cefaleia, visão turva, queimação, urticária, ressecamento ocular.

22.7 Idades de Uso

Anti-histamínicos H1 orais (1ª geração): Ampla variação. Alguns anti-histamínicos H1 orais não são recomendados para uso em crianças com menos de 4-6 anos de idade.
Anti-histamínicos H1 orais (de última geração): A levocetirizina e a desloratadina podem ser usadas em crianças a partir dos 6 meses de idade em diante; a cetirizina, loratadina e fexofenadina podem ser usadas em crianças a partir dos 2 anos de idade.
Anti-histamínicos H2 orais: A ranitidina e a famotidina podem ser usadas em crianças a partir de 1 mês de idade.
Anti-histamínicos intranasais: A azelastina e a olopatadina podem ser usadas em crianças a partir de 5-6 anos de idade.

A azelastina 0,1% é aprovada para sintomas de rinite alérgica perene em crianças a partir de 6 meses de idade.

Anti-histamínicos oculares: Alcaftadina, epinastina e cetirizina podem ser usadas em crianças a partir de 2 anos de idade em diante; azelastina e emedastina podem ser usadas em crianças a partir de 3 anos em diante.

Pérolas Clínicas M!

- Os anti-histamínicos são eficientes no tratamento dos sintomas de rinite, com exceção da congestão.
- Evitar o uso se a queixa primária do paciente for congestão, a menos que haja prescrição de um anti-histamínico intranasal.
- Assegure-se de alertar os pacientes acerca dos efeitos colaterais, como a sedação.
- Embora os sintomas oculares por vezes respondam aos anti-histamínicos orais, muitas vezes é feita a prescrição à parte de um colírio, dependendo dos sintomas.

Bibliografia

[1] Brozek JL, Bousquet J, Baena-Cagnani CE, et al. Global Allergy and Asthma European Network, Grading of Recommendations Assessment, Development and Evaluation Working Group. Allergic Rhinitis and its Impact on Asthma (ARIA) guidelines: 2010 revision. J Allergy Clin Immunol. 2010;126(3):466–476

[2] Taylor-Clark T, Sodha R, Warner B, Foreman J. Histamine receptors that influence blockage of the normal human nasal airway. Br J Pharmacol. 2005; 144(6):867–874

[3] Wise SK, Lin SY, Toskala E, et al. International Consensus Statement on Allergy and Rhinology:Allergic Rhinitis. Int Forum Allergy Rhinol. 2018; 8(2):108–352

23 Corticosteroides

Christine B. Franzese

23.1 Outro Carro-Chefe Importante

Os corticosteroides são altamente efetivos no controle dos sintomas de alergia e exercem papel integral no tratamento das alergias. Este capítulo revisa os corticosteroides intranasais, orais e oculares, todavia não abrange os corticosteroides inalatórios e os tópicos.

23.2 O que É esta Classe de Medicação?

Trata-se de medicações anti-inflamatórias potentes que resultam em reduções significativas na liberação de mediadores químicos, bem como na diminuição do recrutamento de basófilos, eosinófilos e células mononucleares. Não são bloqueadores de histamina e, de modo geral, não têm impacto nos testes cutâneos de alergia, com exceção dos esteroides tópicos aplicados na área da pele a ser testada.

23.3 Quais Sintomas São Adequados para Tratamento?

Corticosteroides intranasais: Congestão nasal, rinorreia, espirros, prurido nasal, prurido ocular, lacrimejamento, hiperemia, edema.

> Recomendado para uso diário; existem dados que sustentam sua efetividade para uso conforme a necessidade.

Corticosteroides orais: Congestão nasal, rinorreia, espirros, pruridos nasal e sistêmico, urticária, prurido ocular, lacrimejamento, hiperemia, edema.
Corticosteroides oculares: Lacrimejamento, edema, hiperemia, prurido.

23.4 Exemplos desta Classe

Corticosteroides intranasais: Fluticasona, flunisolida, mometasona, ciclesonida, budesonida.
Corticosteroides orais: Prednisona, metilprednisona, cortisona, dexametasona.
Corticosteroides oculares: Prednisolona 1%, loteprednol 0,2%, fluorometolona 0,1%.

> A prednisolona produz o maior efeito anti-inflamatório. A fluorometalona é melhor para evitar a pressão intraocular aumentada. Considere também os colírios "esteroides *soft*", como loteprednol. São novas preparações esteroides com menor toxicidade, que apresentam um perfil melhor de efeitos colaterais no uso prolongado.

23.5 Por que e quando Usar

Corticosteroides intranasais: Altamente efetivos no controle dos sintomas nasais. Quando o foco das queixas primárias é a congestão nasal, recomenda-se considerar o uso dessa medicação sobre os anti-histamínicos orais; seguro para uso diário. Caso haja desenvolvimento de epistaxe, investigar se o paciente está usando a técnica correta de aplicação do *spray*. Evitar o uso em pacientes com história de epistaxe grave ou crônica.

Corticosteroides orais: Para alergias, estas medicações somente são usadas quando os sintomas são graves, e os pacientes são resistentes a outras medicações. Estes fármacos são usados apenas por breves períodos, por causa dos seus efeitos colaterais e perfil de risco; não servem para uso crônico nem diário.

Corticosteroides oculares: São colírios usados para sintomas oculares graves, sintomas oculares resistentes ou não responsivos a outras medicações. Entretanto, recomenda-se tentar evitar o uso crônico prolongado.

23.6 Riscos e Efeitos Colaterais

Corticosteroides intranasais: Ressecamento e irritação nasal, epistaxe, cefaleia, queimação, ardência, perfuração de septo, possíveis preocupações com redução na velocidade do crescimento em pacientes pediátricos.

> Dedique um tempo para ensinar os pacientes sobre o modo adequado de aplicar o *spray* de esteroides nasais. Isto ajudará a minimizar as queixas de epistaxe e melhorar o sintoma. Uma técnica eficiente consiste em dizer ao paciente, enquanto aplica o *spray* em sua narina direita, para segurar o frasco com a mão esquerda e inclinar o difusor para o canto externo do olho direito, e vice-versa para a narina esquerda. Isto leva a medicação até as conchas nasais e evita a deposição no septo nasal.

Corticosteroides orais: Entre os numerosos riscos a curto e longo prazos, estão a hipertensão, insônia, ganho de peso, supressão do eixo hipotálamo-hipófise,

efeitos sobre o crescimento e o sistema musculoesquelético, hiperglicemia, osteoporose, necrose femoral asséptica, ansiedade, psicose e outros efeitos colaterais.
Corticosteroides oculares: Catarata, glaucoma/pressão intraocular elevada, risco de infecções virais e fúngicas com o uso prolongado, fusão de córnea-esclera.

23.7 Uma Nota de Cautela sobre as Preparações de Corticosteroide Injetáveis

As preparações de esteroides injetáveis são usadas para tratar sintomas de rinite alérgica, seja como injeções intramusculares ou injeções na concha inferior. Para injeções intramusculares, há evidência de que estes medicamentos promovem alívio de sintoma, embora apresentem um perfil de efeitos colaterais sérios similares ao dos esteroides orais sem qualquer evidência de maior eficácia. Estas injeções somente são recomendadas para pacientes que falharam em responder a outros tratamentos e continuam tendo sintomas graves. Embora haja evidência de que as injeções intraconchais são efetivas no tratamento dos sintomas de rinite, estes tipos de injeções também são acompanhados de um risco raro (porém bastante real) de cegueira permanente. Outros efeitos colaterais relatados incluem a cegueira transiente, visão dupla, visão turva e paralisia do reto medial. Recomenda-se garantir a ponderação dos riscos e benefícios para cada preparação, e também que o paciente esteja ciente de todos os riscos.

23.8 Idade de Uso Especificada pela FDA no Rótulo

Corticosteroides intranasais: Fluticasona (4 anos em diante), flunisolida (6 anos em diante), mometasona (2 anos em diante), ciclesonida (12 anos em diante), budesonida (6 anos em diante).
Corticosteroides orais: As restrições de idade variam amplamente, dependendo do motivo do uso.
Corticosteroides oculares: Prednisolona (6 anos em diante), loteprednol (18 anos em diante), fluorometolona (2 anos em diante).

> **Pérolas Clínicas** M!
> - Eficaz para todos os sintomas alérgicos, inclusive a congestão; usar no caso de a congestão nasal tender a ser o sintoma dominante.
> - Garantir que os pacientes sejam aconselhados em relação aos efeitos colaterais.
> - Garantir que os pacientes sejam ensinados sobre a técnica correta de aplicação do spray, no uso de sprays de esteroide nasais; cessar o uso em caso de desenvolvimento de epistaxe.

Bibliografia

[1] Bielory L, Katelaris CH, Lightman S, Naclerio RM. Treating the ocular component of allergic rhinoconjunctivitis and related eye disorders. MedGenMed. 2007; 9(3):35
[2] Herman H. Once-daily administration of intranasal corticosteroids for allergic rhinitis: a comparative review of efficacy, safety, patient preference, and cost. Am J Rhinol. 2007; 21(1):70–79
[3] Wise SK, Lin SY, Toskala E, et al. International Consensus Statement on Allergy and Rhinology:Allergic Rhinitis. Int Forum Allergy Rhinol. 2018; 8(2):108–352

24 Antagonistas de Receptor de Leucotrieno

Sarah K. Wise

24.1 A Informação mais Interessante

Os leucotrienos medeiam muitos sintomas indesejáveis de alergia e asma, como secreção aumentada de muco, diminuição da depuração de muco e contração da musculatura lisa, causando broncoconstrição. Certos fármacos foram desenvolvidos para bloquear os receptores de leucotrieno (i. e., montelucaste, zafirlucaste) ou inibir a síntese de leucotrieno (i. e., zileuton). Estes fármacos foram testados na asma e na alergia e demonstraram algum benefício. Para a rinite alérgica, os fármacos que bloqueiam os receptores de leucotrieno tipicamente não são destinados à terapia isolada. Existem certos efeitos adversos associados aos agentes modificadores de leucotrieno, por isso o profissional deve ser educado e estar ciente para só então fazer prescrições.

24.2 Coisa Séria

24.2.1 O que São os Leucotrienos? (i. e., de volta à bioquímica...)

Os leucotrienos são produzidos nos leucócitos (em especial, nos mastócitos e eosinófilos), pela via do ácido araquidônico, por ação da enzima 5-lipoxigenase. Existem várias isoformas de cis-leucotrienos, rotulados por uma "sopa de letras" (LTA_4, LTC_4, LTD_4, LTE_4). O receptor cis-LT_1 é encontrado na mucosa brônquica e nos fibroblastos do pulmão, e apresenta alta afinidade para LTD_4. O receptor cis-LT_2, presente nos sítios de ação de LTC_4 e LTD_4, é encontrado em células endoteliais, leucócitos, fibroblastos pulmonares e células musculares lisas. O LTB_4 é um pouco diferente, porque é produzido a partir do LTA_4 por ação de uma hidrolase e atua nos receptores BLT_1 e BLT_2. Os receptores BLT são encontrados em leucócitos polimorfonucleares e em muitos tecidos. O papel do LTB_4 e dos receptores BLT foi menos estudado.

24.2.2 Agora que a Ciência Está Desvendada, por que se Preocupar com os Leucotrienos na Alergia?

O aumento da secreção de muco, a contração muscular lisa (i. e., broncoconstrição) e a redução da depuração mucociliar são amplamente iniciados pela liberação de cis-leucotrienos por mastócitos em resposta às alergias. Além disso, por meio de uma alça de *feedback* positivo, os eosinófilos são recrutados para os tecidos-alvo pelos cis-leucotrienos produzidos pelos eosinófilos e mastócitos, resultando na produção aumentada de cis-leucotrieno. Portanto, os leucotrienos são mediadores importantes de sintomas indesejáveis na alergia e na asma.

24.2.3 Quais São os Antagonistas do Receptor de Leucotrieno?

Foram desenvolvidos alguns fármacos que bloqueiam o receptor *cis*-LT_1, reduzindo, assim, os efeitos deletérios dos leucotrienos. Estes antagonistas seletivos do receptor *cis*-LT_1 incluem o montelucaste e o zafirlucaste, e são administrados por via oral.

Na asma, estes fármacos estão associados a uso reduzido de inaladores de resgate β2-agonistas, diminuição do número de vezes que os indivíduos acordam durante a noite, alguma melhora na função pulmonar, diminuição da utilização da assistência médica e diminuição do absenteísmo. Os antagonistas do receptor de leucotrieno (LTRAs) são tipicamente recomendados como terapia complementar aos corticosteroides inalatórios na asma, uma vez que o benefício dos LTRAs parece ser inferior ao dos corticosteroides inalatórios. É importante lembrar que nem todas as asmas são iguais — o benefício propiciado pelos LTRAs parece ser mais significativo na asma atópica, asma pediátrica e broncospasmo induzido por exercício.

Na rinite alérgica, evidências de nível 1 (incluindo pelo menos 13 estudos controlados randomizados e 6 revisões sistemáticas de estudos controlados randomizados) demonstram que os LTRAs são superiores ao placebo no controle dos sintomas e na qualidade de vida melhorada (QoL). Este efeito foi demonstrado na rinite alérgica sazonal e perene, bem como na exposição a alérgenos controlada em estudos. Veja adiante (▶ Seção 24.2.6) os dados comparativos de efetividade *versus* outras medicações de rinite alérgica disponíveis.

24.2.4 Por uma Questão de Completude... O que É um "Inibidor de Síntese"?

O zileuton inibe a enzima 5-lipoxigenase, bloqueando assim a produção de *cis*-leucotrienos. Portanto, o zileuton atua muito antes na via do ácido araquidônico, em vez de bloquear o receptor de leucotrienos, como os LTRAs. O zileuton pode suprimir a eosinofilia alérgeno-induzida e foi demonstrado que pode melhorar a função pulmonar aguda e crônica na asma. O zileuton também pode diminuir os escores de sintoma na asma e resgatar o uso de agonistas-β2. O zileuton não é tipicamente usado no tratamento da rinite alérgica isoladamente.

24.2.5 Quais Condições Alérgicas os Antagonistas de Receptor de Leucotrieno Podem Tratar?

Vários estudos foram conduzidos sobre a eficácia dos LTRAs no tratamento da rinite alérgica. Nos Estados Unidos, o montelucaste é aprovado para uso pela FDA para tratamento da rinite alérgica sazonal e perene em adultos. Em crianças com rinite alérgica sazonal, o montelucaste é aprovado para uso a partir dos 2 anos de idade. Para a rinite alérgica perene, o montelucaste é aprovado para uso a partir dos 6 anos de idade.

24.2.6 Como os Antagonistas de Receptor de Leucotrieno se Comparam a Outras Medicações para Rinite Alérgica?

Embora os LTRAs apresentem nítidos benefícios sobre os sintomas e a QoL, em comparação ao placebo, as evidências atuais demonstram que os LTRAs são inferiores aos corticosteroides intranasais na promoção de melhora dos sintomas e da QoL no tratamento da rinite alérgica. Em comparação aos anti-histamínicos orais, os LTRAs apresentam eficácia equivalente ou inferior para o tratamento da rinite alérgica. Considerando o custo, os LTRAs são mais caros do que muitos corticosteroides intranasais ou preparações anti-histamínicas não sedativas orais. Por estes motivos, os LTRAs não são recomendados como agentes isolados de primeira linha para tratamento da rinite alérgica.

24.2.7 Qual É a Melhor Forma de Usar os Antagonistas de Receptor de Leucotrieno?

Conforme mencionado anteriormente (▶ Seção 24.2.6), considerando as implicações de eficácia e custo, os LTRAs não são recomendados para monoterapia de primeira escolha para tratamento da rinite alérgica. Entretanto, nos raros casos de pacientes com rinite alérgica que não podem tomar ou não toleram corticosteroides intranasais ou anti-histamínicos não sedativos orais, os LTRAs podem ser considerados como terapia única. Mais comumente, os LTRAs podem ser usados como terapia complementar no tratamento da rinite alérgica, quando as medicações de primeira linha falham em controlar os sintomas.

A rinite alérgica e a asma costumam ocorrer juntas, sustentando o conceito de vias aéreas unificadas. De fato, a 2018 International Consensus Statement for Allergy and Rhinology: Allergic Rhinitis e o 2015 American Academy of Otolaryngology – Head and Neck Surgery Clinical Practice Guideline for Allergic Rhinitis enfatizaram a importância da avaliação das comorbidades na rinite alérgica. Entretanto, assim como a rinite alérgica, os LTRAs não são recomendados sobre outras terapias de primeira linha para asma. É melhor tratar a asma com um corticosteroide inalatório como medicação inicial, do que escolher um LTRA como terapia única inicial. Os LTRAs também podem ser considerados como terapia complementar para pacientes com rinite alérgica e asma concomitante.

24.2.8 Consumidor (e Profissional Médico), Cuidado! Quais São os Efeitos Colaterais dos Antagonistas de Receptor de Leucotrieno?

Como qualquer farmacoterapia, os LTRAs apresentam alguns efeitos colaterais. Estes podem incluir:

- Efeitos gastrointestinais (dor de estômago, náusea, diarreia, azia).
- Cefaleia.
- Fadiga ou cansaço.

- Dor de dente.
- Dor de garganta, tosse, rouquidão.
- Alterações do humor, depressão (possível risco aumentado de suicídio), ansiedade.

> Há uma tarja preta de alerta nestas medicações, para alterações neuropsiquiátricas/comportamentais. Estes fármacos são bastante seguros, mas é preciso garantir que os pacientes/familiares sejam esclarecidos sobre a necessidade de observar este efeito adverso.

- Insônia.
- Erupção cutânea.
- Piora da asma ou problemas respiratórios (zafirlucaste).
- Aumento de contusões ou sangramentos, hemoptise, hematêmese (zafirlucaste).
- Comprometimento da função hepática (zafirlucaste).

Pérolas Clínicas M!

- Os leucotrienos são responsáveis por muitos sintomas de rinite alérgica e asma.
- Os antagonistas de receptor de leucotrieno (LTRAs) demonstraram eficácia no controle dos sintomas e melhora da QoL em pacientes com rinite alérgica.
- Para o tratamento da rinite alérgica, os LTRAs são menos eficazes do que os corticosteroides intranasais e apresentam eficácia equivalente à inferior, quando comparados aos anti-histamínicos orais. Considerando o custo destas medicações e sua eficácia comparativa, os LTRAs não são recomendados como terapia única de primeira linha para rinite alérgica.

Bibliografia

[1] Pyasi K, Tufvesson E, Moitra S. Evaluating the role of leukotriene-modifying drugs in asthma management: are their benefits "losing in translation"? Pulm Pharmacol Ther. 2016; 41:52-59
[2] Seidman MD, Gurgel RK, Lin SY, et al. Guideline Otolaryngology Development Group. AAO-HNSF. Clinical practice guideline: allergic rhinitis. Otolaryngol Head Neck Surg. 2015; 152(1) Suppl:S1-S43
[3] Wise SK, Lin SY, Toskala E, et al. International Consensus Statement on Allergy and Rhinology:Allergic Rhinitis. Int Forum Allergy Rhinol. 2018; 8(2):108-352

25 Estabilizadores de Mastócitos

Sarah K. Wise

25.1 Prevenção da Degranulação

Antigamente, usavam-se os produtos do tipo cromolina. Hoje, diversos produtos estabilizadores de mastócitos estão disponíveis para o tratamento das condições alérgicas. Seu mecanismo de ação primário considerado é a estabilização mastocitária, ou inibição da degranulação dos mastócitos, embora benefícios adicionais provavelmente derivem dos efeitos sobre outros mediadores celulares na cascata alérgica. A cromolina e os produtos cromolina-símiles são seguros, eficazes e normalmente bem tolerados; entretanto, sua meia-vida curta exige dosagens frequentes.

25.2 Coisa Séria

25.2.1 O que É a Cromolina?

A cromolina e os produtos similares à cromolina, como o cromoglicato dissódico (DSCG), são inspirados pelas propriedades estabilizantes mastocitárias da quelina, derivada de uma planta chamada *Ammi visnaga*. É espasmódica e seu uso remonta aos tempos do Antigo Egito. É possível encontrar vários nomes para os produtos cromolina-símiles, como DSCG, cromolina sódica, cromoglicato sódico, dissódico 4,4-dioxo-5-5-(2-hidroxitrimetilenodióxido)-di(4H-cromeno-2-carboxilato).

Embora o mecanismo do efeito da cromolina seja algo discutível, é considerado estabilizador de mastócitos por meio da alteração da função dos canais de cloreto celulares. Esta alteração previne o influxo de cálcio para o citoplasma a partir do espaço extracelular e, por fim, cessa a degranulação do mastócito sensibilizado, que tipicamente ocorreria em seguida à ligação cruzada da imunoglobulina E (IgE) alérgeno-específica ligada ao mastócito que entrasse em contato com seu antígeno. Se o mastócito não degranular, a histamina não é liberada. Adicionalmente, se o influxo de cálcio for cessado, a síntese de mediadores lipídicos, como as prostaglandinas e leucotrienos, é afetada, juntamente com outras citocinas e quimiocinas.

Os estabilizadores de mastócitos de primeira geração, DSCG e nedocromil sódico, previnem a degranulação mastocitária. Os produtos estabilizadores de mastócitos de última geração, como a olopatadina, também contêm anti-histamínicos, e isto confere um benefício extra no tratamento da doença alérgica. Vários produtos cromolina-símiles também produzem efeitos evidentes sobre os eosinófilos, macrófagos e monócitos, o que amplia suas propriedades antialérgicas. Os produtos cromolina-símiles atuam nas respostas alérgicas de fases inicial e tardia.

25.2.2 Quais Condições Alérgicas Podem Ser Tratadas com Estabilizadores de Mastócito?

Os produtos estabilizadores de mastócito são disponibilizados como preparações de uso tópico ou inalatório para o tratamento da rinite alérgica e da asma. A combinação de um estabilizador de mastócito com produtos anti-histamínicos é usada como terapia de primeira linha para conjuntivite alérgica sazonal e perene, bem como no tratamento de manutenção para ceratoconjuntivite vernal e ceratoconjuntivite atópica. As formulações orais também podem ser usadas para controlar certas reações alérgicas alimentares.

- **Alguns produtos cromolina-símiles:** DSCG, cromolina sódica, nedocromil sódico, lodoxamida trometamina, olopatadina, permirolaste.

25.2.3 Qual É o Melhor Modo de Usar os Produtos à Base de Cromolina?

Considerando que o mecanismo de ação primário da cromolina é a inibição da degranulação do mastócito, as recomendações típicas são para usar estes produtos antes do aparecimento dos sintomas alérgicos. Em outras palavras, embora os produtos cromolina-símiles possam ser usados em vários momentos ao longo do processo patológico alérgico, o uso profilático é a melhor forma de alcançar êxito com estas medicações.

25.2.4 O que Há de tão Positivo sobre os Estabilizadores de Mastócito?

Os produtos cromolina-símiles são seguros, e algumas preparações podem ser usadas em pacientes muito jovens (a partir de 2 anos de idade; checar o rótulo e as indicações do produto específico). Estas medicações funcionam especialmente bem para a rinite alérgica sazonal. O DSCG comprovadamente diminui a congestão nasal, a rinorreia e os espirros. Apresenta eficácia comprovada em relação ao placebo.

25.2.5 O que Há de *não* tão Positivo sobre os Estabilizadores de Mastócito?

O DSCG tem meia-vida curta. Requer dosagens frequentes, o que pode afetar a complacência. Irritação nasal ou nasofaríngea, epistaxe, gosto ruim e espirros são alguns efeitos colaterais. Estudos conduzidos sobre o uso de produtos cromolina-símiles na rinite alérgica perene mostraram efeitos benéficos menos convincentes, em comparação ao observado na rinite alérgica sazonal. Também está claro que, para a rinite alérgica, os produtos cromolina-símiles não funcionam tão bem quanto os corticosteroides intranasais. Atualmente, não há estudos comparando a cromolina aos anti-histamínicos intranasais na população com rinite alérgica.

25.2 Coisa Séria

> **Pérolas Clínicas** M!
>
> - Os produtos cromolina-símiles são considerados agentes cujo mecanismo de ação primário é a inibição da degranulação dos mastócitos, embora outros mecanismos celulares provavelmente contribuam também.
> - Na rinite alérgica sazonal, o DSCG demonstrou eficácia sobre o placebo. Entretanto, apresenta eficácia inferior à dos corticosteroides intranasais e não foi estudado comparativamente aos anti-histamínicos intranasais.
> - Os produtos à base de cromolina geralmente são seguros.
> - Alguns efeitos colaterais e a necessidade de dosagens frequentes podem afetar a aderência ao tratamento com os produtos à base de cromalina.
> - O uso de DSCG para rinite alérgica é considerado uma alternativa, enquanto o melhor método é o uso profilático anterior ao encontro com um deflagrador alérgico conhecido.

Bibliografia

[1] Ackerman S, Smith LM, Gomes PJ. Ocular itch associated with allergic conjunctivitis: latest evidence and clinical management. Ther Adv Chronic Dis. 2016; 7(1):52–67
[2] Finn DF,Walsh JJ. Twenty-first century mast cell stabilizers. Br J Pharmacol. 2013; 170(1):23–37
[3] Mantelli F, Calder VL, Bonini S. The anti-inflammatory effects of therapies for ocular allergy. J Ocul Pharmacol Ther. 2013; 29(9):786–793
[4] Ridolo E, Montagni M, Melli V, Braido F, Incorvaia C, Canonica GW. Pharmacotherapy of allergic rhinitis: current options and future perspectives. Expert Opin Pharmacother. 2014; 15(1):73–83
[5] Wise SK, Lin SY, Toskala E, et al. International Consensus Statement on Allergy and Rhinology:Allergic Rhinitis. Int Forum Allergy Rhinol. 2018; 8(2):108–352

26 Terapias Combinadas

Sarah K. Wise

26.1 Trabalhando Junto

Várias combinações de farmacoterapia são usadas clinicamente para controlar os sintomas da rinite alérgica. Muitas destas combinações foram avaliadas em estudos controlados randomizados e revisões sistemáticas. Curiosamente, algumas das combinações de medicação usadas com mais frequência para tratar os sintomas da rinite alérgica não são sustentadas por evidências de peso.

26.2 Coisa Séria

26.2.1 O que São as Terapias Combinadas?

De modo ideal, ao tratar qualquer condição médica, o alívio apropriado seria obtido com uma única intervenção. Entretanto, isto nem sempre ocorre. Por diversos motivos, as terapias combinadas são usadas com frequência no tratamento da rinite alérgica. Talvez, uma única medicação não controle adequadamente os sintomas, e a adição de uma segunda medicação propicie redução adicional do sintoma. Outra possibilidade é que uma medicação pode ser eficaz para determinados sintomas da rinite alérgica, enquanto uma medicação diferente pode ajudar na redução de outros sintomas. Seja qual for o caso, várias medicações podem ser usadas de forma combinada para tratar a rinite alérgica. O presente capítulo considera algumas das combinações de medicação mais comuns para rinite alérgica, bem como os respectivos benefícios e desvantagens de cada combinação.

26.2.2 Descreva para Mim e Mostre os Pontos Fortes. Apenas Fatos. O que Eu Realmente Preciso Saber?

A ▶ Tabela 26.1 revisa brevemente quatro das combinações de medicação mais comuns usadas para tratar a rinite alérgica. Esta se destina a ser uma revisão rápida sobre as questões a serem consideradas ao escolher uma combinação de medicamentos.

26.2 Coisa Séria

Tabela 26.1 Quatro combinações de medicações comuns e seus prós e contras

Medicação 1 (exemplos)	Medicação 2 (exemplos)	Benefícios	Desvantagens	Recomendações sucintas
Anti-histamínico oral (cetirizina, loratadina, fexofenadina)	Descongestionante nasal (pseudoefedrina)	Os mecanismos não relacionados de dois fármacos propiciam sinergismo. Controla os espirros, prurido e congestão nasal. Melhora o controle da congestão nasal vs. uso isolado de anti-histamínico. A combinação é mais efetiva para minimizar os sintomas na SAR, do que qualquer medicação isolada	Efeitos colaterais do descongestionante oral: hipertensão sistêmica, retenção urinária (efeitos adversos adicionais observados em gestantes e crianças pequenas). As interações fármaco-fármaco para os anti-histamínicos orais são prevalentes, em especial nos idosos	Tipicamente considerada uma opção para os casos de exacerbação de RA aguda, porém não recomendada como terapia de manutenção diária
Anti-histamínico oral (cetirizina, loratadina, fexofenadina)	LTRA oral (montelucaste)	Anti-histamínico oral + LTRA melhora os sintomas e a QoL, em comparação ao placebo	As evidências atuais são variáveis quanto à combinação de anti-histamínico oral e LTRA versus outro fármaco isolado. As evidências atuais indicam que a combinação de anti-histamínico oral e LTRA é inferior ao INCS para o controle da RA	Um INCS parece ser uma escolha melhor para o controle dos sintomas de AR, em comparação à combinação de anti-histamínico oral e LTRA. Se o paciente for intolerante ao INCS, ou se tiver comorbidade de asma, esta combinação é uma opção

(Continua)

Quadro 26.1 (Cont.) Quatro combinações de medicações comuns e seus prós e contras

Medicação 1 (exemplos)	Medicação 2 (exemplos)	Benefícios	Desvantagens	Recomendações sucintas
Anti-histamínico oral (cetirizina, loratadina, fexofenadina)	INCS (fluticasona propionato, furoato de mometasona)	A adição de um INCS quando um paciente já toma um anti-histamínico oral propicia melhora do sintoma, especialmente da congestão nasal	A maioria dos estudos falhou em mostrar algum benefício da adição de um anti-histamínico oral ao INCS, em comparação ao uso isolado de um INCS efetivo	Embora esta combinação seja usada clinicamente com frequência, com base nas evidências atuais, se o paciente já utilizar um INCS efetivo, a adição de um anti-histamínico oral não confere benefício extra. O medicamento-chave nessa combinação é um INCS eficaz
Anti-histamínico intranasal (azelastina, olopatadina)	INCS (fluticasona propionato, furoato de mometasona)	O início da ação é rápido Melhora o controle dos sintomas de RA vs. qualquer um dos medicamentos isolados	Sabor desagradável por causa do componente anti-histamínico intranasal Custo mais alto	Ao considerar a adição de um anti-histamínico a um INCS, as evidências sustentam o uso de um anti-histamínico intranasal sobre um anti-histamínico oral Esta combinação é tipicamente considerada uma terapia de segunda linha nos casos em que os sintomas não são controlados por qualquer uma das medicações isoladas

Abreviações: RA, rinite alérgica; INCS, corticosteroide intranasal; LTRA, antagonista de receptor de leucotrieno; QoL, qualidade de vida; SAR, rinite alérgica sazonal.

Pérolas Clínicas   M!

- Várias combinações de medicação são usadas para tratar a rinite alérgica.
- Uma combinação de anti-histamínico oral e descongestionante oral confere benefício sinérgico, em termos de sintoma, na rinite alérgica e geralmente é recomendada para os casos de exacerbação aguda dos sintomas.
- Uma combinação de INCS e anti-histamínico intranasal é benéfica. Ao considerar a adição de um anti-histamínico a um INCS, é provável que o paciente seja mais beneficiado pela adição de um anti-histamínico intranasal, do que um anti-histamínico oral.

Bibliografia

[1] Wise SK, Lin SY, Toskala E, et al. International Consensus Statement on Allergy and Rhinology:Allergic Rhinitis. Int Forum Allergy Rhinol. 2018; 8(2):108–352

27 Imunobiológicos

Cecelia C. Damask

27.1 Introdução aos Imunobiológicos

Os distúrbios alérgicos, entre os quais a dermatite atópica (DA) e a asma, têm uma alta prevalência. Mesmo contando com as terapias atualmente disponíveis, muitos pacientes continuam apresentando sintomas não controlados. Embora alguns pacientes apresentem sintomas clínicos semelhantes, os agentes controladores de seus processos patológicos podem ser distintos. Isto trouxe o conceito de endotipagem para o *front* do nosso conhecimento sobre estas doenças. Um endotipo é uma subclassificação de uma doença em particular, com base em um mecanismo fisiopatológico particular e em biomarcadores clínicos associados. Existem terapias dirigidas disponíveis com base em endotipos específicos. Há duas vias inflamatórias que controlam a doença alérgica: inflamação de tipo 2 (T_h2) e inflamação não tipo 2. Todos os imunobiológicos atualmente aprovados para uso enfocam a via inflamatória T_h2. Os alvos ao longo desta via incluem anti-interleucina-5 (anti-IL-5), anti-imunoglobulina E (anti-IgE), anti-IL-4 e anti-IL-13. O presente capítulo também revisa o uso vigente dos imunobiológicos em distúrbios alérgicos. Veja na ▶ Tabela 27.1 um resumo de estudos que empregaram anticorpos monoclonais.

27.2 Imunoglobulina E
27.2.1 Omalizumabe

O omalizumabe tem como alvo a IgE circulante. Em 2003, o omalizumabe tornou-se o primeiro imunobiológico aprovado pela Food and Drug Administration (FDA) para uso em casos de asma moderada a grave. Os mastócitos e basófilos têm receptores de IgE (FcεR1) de alta afinidade na superfície. O omalizumabe é um anticorpo anti-IgE recombinante humanizado que bloqueia a ligação da IgE a estes receptores de alta afinidade, anulando assim a resposta alérgica que seria impulsionada pela liberação de histaminas, prostaglandinas, leucotrienos e outros mediadores.

O omalizumabe foi aprovado para uso primeiramente em adultos e adolescentes (a partir dos 12 anos de idade) com asma moderada a grave persistente. Os amplos estudos realizados demonstraram que o omalizumabe diminuiu as exacerbações asmáticas. Os pacientes incluídos nos estudos apresentaram níveis séricos de IgE entre 30 e 700 UI/mL, além de positividade em um teste cutâneo ou na reatividade *in vitro* a um aeroalérgeno perene. Em 2016, seu uso foi aprovado para crianças na faixa etária de 6-12 anos, para o tratamento da asma alérgica moderada a grave persistente não controlada.

Em 2014, o omalizumabe foi aprovado pela FDA para a indicação de urticária idiopática crônica (CIU) em pacientes com 12 anos de idade ou mais, que permaneciam sintomáticos apesar do tratamento com anti-histamínicos.

27.2 Imunoglobulina E

Tabela 27.1

Anticorpo monoclonal	Mecanismo de ação	Indicação	Tipo de paciente	Condição	Dosagem
Asma					
Omalizumabe	IgE (em Fcε3)	Asma moderada a grave persistente em pacientes com idade mínima de 6 anos, apresentando positividade no teste cutâneo ou na reatividade in vitro a um aeroalérgeno perene, além de sintomas controlados de maneira ir adequada com corticosteroides inalados	IgE 30-700, Prick test ou in vitro positivo, para, ao menos, um aeroalérgeno perene	Aprovado	SC, q. 2-4 semanas. Com base na IgE e no peso
Mepolizumabe	IL-5	Asma grave em pacientes com idade mínima de 12 anos, com fenótipo eos nofílico	Eosinófilos sanguíneos > 300 em 12 meses de adesão; níveis de eosinófilos no sangue ≥ 150 no início do tratamento (em 6 meses de dosagem)	Aprovado	SC, q. 4 semanas
Reslizumabe	IL-5	Asma grave em pacientes com idade mínima de 18 anos, com fenótipo eosinofílico	Eosinófilos septais > 3%	Aprovado	IV, q. 4 semanas
Benralizumabe	IL-5Rα	Asma grave em pacientes com idade mínima de 12 anos, com fenótipo eosinofílico	Asma grave, > 1 exacerbação por ano, Eosinófilos > 300	Aprovado	SC, q. 8 semanas (as primeiras 3 doses mensalmente)

(Continua)

Tabela 27.1 (Cont.)

Anticorpo monoclonal	Mecanismo de ação	Indicação	Tipo de paciente	Condição	Dosagem
Dupilumabe	IL-4Rα	Asma moderada a grave em pacientes com idade mínima de 12 anos, com fenótipo eosinofílico, ou com asma dependente de corticosteroide oral	Asma moderada a grave com fenótipo eosinofílico ou asma dependente de corticosteroides orais (eosinófilos > 150 de FeNO > 25)	Fase 3 concluída	SC, q. 2 semanas
Lebrikizumabe	IL-13		Asma grave, > 1 exacerbação por ano	Fase 3 concluída	
Tralokinumabe	IL-13		Asma grave: exacerbações recorrentes	Fase 3 em andamento	
Tezepelumabe	TSLP		Asma alérgica branda	Fase 3 em andamento	
Navarixina	Antagonista de receptor de CXCR2		Neutrófilos no septo > 40%	Fase 2 concluída	
Dermatite atópica					
Dupilumabe	IL-4 Rα	Dermatite atópica moderada a grave, em pacientes com 12 anos de idade ou mais, cuja doença não é adequadamente controlada com prescrição de terapias tópicas, ou quando estas terapias não são recomendadas	Dermatite atópica moderada a grave	Aprovado	SC, q. 2 semanas
Lebrikizumabe	IL-13		Dermatite atópica moderada a grave	Fase 2 em andamento	

Tabela 27.1 (Cont.)

Anticorpo monoclonal	Mecanismo de ação	Indicação	Tipo de paciente	Condição	Dosagem
Tralokinumabe	IL-13		Dermatite atópica moderada a grave	Fase 3 em andamento	
Omalizumabe	IgE		Dermatite atópica moderada a grave	Fase 2 concluída	
Mepolizumabe	IL-5		Dermatite atópica	Fase 2 concluída	
Nemolizumabe	IL-31		Dermatite atópica	Fase 2 concluída	
Urticária idiopática crônica (CIU)					
Omalizumabe	IgE	Pacientes com 12 anos de idade ou mais, que continuam sintomáticos apesar do tratamento com anti-histamínico H1.	CIU moderada a grave	Aprovado	SC, q. 4 semanas
Granulomatose eosinofílica com poliangeíte (EGPA)					
Mepolizumabe	IL-5	Pacientes adultos com granulomatose eosinofílica com poliangeíte (EGPA)	EGPA com regime estável de esteroides orais	Aprovado	SC, q. 4 semanas
Reslizumabe	IL-5		EGPA	Fase 2 em andamento	
Benralizumabe	IL-5 Rα		EGPA	Fase 2 em andamento	

(Continua)

Tabela 27.1 *(Cont.)*

Anticorpo monoclonal	Mecanismo de ação	Indicação	Tipo de paciente	Condição	Dosagem
Esofagite eosinofílica (EoE)					
Mepolizumabe	IL-5		Adultos com EoE; > 20 eosinófilos por HPF (campo de grande aumento)	Fase 2 em andamento	
Reslizumabe	IL-5		Crianças e adolescentes com EoE; > 24 e os por HPF (campo de grande aumento)	Fase 2 em andamento	
Rinossinusite crônica com pólipos nasais (RSCcPN)					
Omalizumabe	IgE		RSCcPN com asma; IgE 30-700	Fase 3 em andamento	
Mepolizumabe	IL-5		RSCcPN grave	Fase 3 em andamento	
Reslizumabe	IL-5		Polipose nasal massiva	Fase 1 concluída	
Benralizumabe	IL-5 Rα		Polipose nasal severa	Fase 3 em andamento	
Dupilumabe	IL-4 Rα		RSCcPN	Fase 3 concluída	

27.2 Imunoglobulina E

Foi constatado que o omalizumabe melhora os sintomas nasais em pacientes com rinossinusite crônica com polipose nasal (RSCcPN). Entretanto, isto somente foi estudado em pacientes com RSCcPN que também tinham a comorbidade de asma. Estudos de fase III estão em andamento, investigando o uso em indivíduos com RSCcPN.

27.2.2 Interleucina-5

A interleucina-5 (IL-5) é uma citocina secretada predominantemente por linfócitos T, eosinófilos, mastócitos e células linfoides inatas de tipo 2. A IL-5 promove maturação de eosinófilos na medula óssea, sobrevivência e ativação de eosinófilos, bem como diferenciação celular. Além disso, a IL-5 atua na sobrevida da célula B e, portanto, pode promover produção de IgE e subsequente ativação de mastócitos e basófilos. Em decorrência de seus múltiplos papéis, considera-se que a IL-5 tem papel tanto na asma intrínseca hipereosinofílica como na asma alérgica extrínseca. Por meio do bloqueio da IL-5, os anticorpos monoclonais alteraram drasticamente o manejo da asma eosinofílica grave. Atualmente, existem três agentes biológicos dirigidos contra a atividade da IL-5: mepolizumabe, reslizumabe e benralizumabe.

27.2.3 Mepolizumabe

O mepolizumabe é um anticorpo monoclonal humanizado anti-IL-5. A FDA aprovou seu uso, em 2015, para o tratamento de pacientes com asma grave persistente com idade maior ou igual a 12 anos, e na forma de uma injeção administrada por via subcutânea mensalmente.

Em um estudo de prova de conceito, o mepolizumabe promoveu melhora dos escores de pólipos nasais em pacientes com RSCcPN. No momento da publicação, um estudo clínico de fase III sobre o mepolizumabe na RSCcPN estava em andamento.

Em 2017, a FDA aprovou o uso do mepolizumabe para a indicação de granulomatose eosinofílica com poliangeíte (EGPA).

27.2.4 Reslizumabe

O reslizumabe é um anticorpo monoclonal humanizado dirigido contra a IL-5. É dosado com base no peso e é administrado por uma infusão intravenosa (IV) a cada 4 semanas, na dose de 3,0 mg/kg. Em 2016, a FDA aprovou seu uso para pacientes com asma eosinofílica grave, com 18 anos de idade ou mais.

Em um estudo de prova de conceito, o reslizumabe melhorou os escores de pólipos nasais em pacientes com RSCcPN. No momento desta publicação, não havia nenhum estudo clínico de fase III em andamento sobre o uso do reslizumabe no tratamento da RSCcPN.

27.2.5 Benralizumabe

O benralizumabe é dirigido contra o IL-5 Rα encontrado na superfície de eosinófilos e basófilos. Uma vez ligado ao receptor, induz apoptose da célula a que se liga, por meio da atividade de células *natural killer*. Em 2017, a FDA aprovou o uso do benralizumabe na asma eosinofílica grave, em pacientes com idade mínima de 12 anos. Após uma dosagem mensal durante os primeiros 3 meses, o benralizumabe é administrado por via subcutânea a cada 8 semanas.

No momento desta publicação, um estudo clínico de fase III sobre o benralizumabe na RSCcPN estava em andamento.

27.2.6 Interleucina-4 e Interleucina-13

A IL-4 atua na diferenciação do linfócito CD4+ e também na produção de IgE. A IL-13 controla a produção de muco, a hiper-responsividade das vias aéreas e a fibrose subepitelial. Ambas (IL-4 e IL-13) compartilham um complexo receptor (IL-4Rα/IL-13 Rα1).

27.2.7 Dupilumabe

O dupilumabe é um anticorpo monoclonal totalmente humanizado que se liga à subunidade a do receptor da IL-4 e inibe a atividade tanto da IL-4 quanto da IL-13. Em 2017, o dupilumabe foi aprovado pela FDA para uso no tratamento da DA moderada a grave, quando os sintomas são controlados de maneira inadequada com tratamentos tópicos. Em 2018, o dupilumabe também foi aprovado para uso na asma moderada a grave com fenótipo eosinofílico ou cortisol oral-dependente.

Em 2018, foram concluídos dois estudos clínicos de fase III que avaliaram a eficácia do dupilumabe na redução da gravidade da congestão/obstrução nasal e do escore de pólipos nasais endoscópico em pacientes adultos com RSCcPN.

O dupilumabe foi investigado para uso no tratamento da esofagite eosinofílica (EoE). Foi concluído um estudo de fase II que avaliou a eficácia e a segurança do fármaco em pacientes. Este estudo mostrou que houve melhora nos escores de disfagia e nos picos de contagens de eosinófilos.

27.2.8 Lebrikizumabe e Tralokinumabe

Ambos, lebrikizumabe e tralokinumabe, são anticorpos contra a IL-13. Ambos são estudados para o uso na asma persistente grave. Somente um dos estudos clínicos de fase III sobre o lebrikizumabe atingiu os resultados primários, enquanto ambos os estudos apresentaram alto número de eventos adversos. Em 2017, foi lançada uma declaração relatando que ambos os estudos de fase III para o tralokinumabe não alcançaram seus pontos finais primários.

27.2.9 Linfopoietina Estromal Tímica

A linfopoietina estromal tímica (TSLP) é uma citocina derivada da célula epitelial, que controla as respostas inflamatórias alérgicas por meio do sistema imune inato. Ativa mastócitos e células dendríticas. Há interesse na TSLP como alvo para o tratamento da asma.

27.2.10 Tezepelumabe

O tezepelumabe é um anticorpo monoclonal humanizado que se liga à TSLP e previne a interação com seu receptor. Foi concluído um estudo de fase II que demonstrou taxas menores de exacerbações da asma.

27.3 Interleucina-31

27.3.1 Nemolizumabe

O nemolizumabe é um anticorpo humanizado dirigido contra o receptor A da IL-31. A IL-31 pode ter algum papel no mecanismo biopatológico da e, mais especificamente, na ocorrência de prurido. O inibidor de IL-31, nemolizumabe, promoveu melhora significativa do prurido em pacientes com DA moderada a grave, em um estudo de fase II randomizado, duplo-cego e controlado com placebo. No momento em que este capítulo estava sendo escrito, nenhum estudo de fase III havia sido conduzido.

27.3.2 O que ainda não Sabemos?

1. Em pacientes com asma intensa de tipo 2, qual é o melhor biomarcador para prever a resposta ótima a um agente biológico específico?
2. Qual é o melhor modo de diagnosticar e tratar otimamente a asma branda de tipo 2?

Pérolas Clínicas

- A IgE tem papel importante na urticária e na asma, além de atuar em alguns pacientes com RSCcPN, o que justifica o uso do omalizumabe.
- O bloqueio da IL-5 é um tratamento efetivo para alguns pacientes com asma e RSCcPN.
- O bloqueio de ambas, IL-4 e IL-13, é efetivo no tratamento de múltiplas doenças alérgicas e respiratórias, entre as quais a DA, asma e RSCcPN.
- A escolha de um agente biológico para asma, DA, urticária ou pólipos nasais deve ser com base no fenótipo da doença, nos biomarcadores relevantes, na presença de comorbidades e na situação da aprovação da FDA.
- A asma intensa de tipo 2 é a que conta com mais opções de terapia com agentes biológicos aprovados pela FDA disponíveis, incluindo omalizumabe, mepolizumabe, reslizumabe, dupilumabe e benralizumabe.
- O omalizumabe é o único agente biológico aprovado pela FDA para urticária idiopática crônica (espontânea).
- O dupilumabe é o único agente biológico aprovado pela FDA para uso na DA.
- No momento em que este capítulo foi escrito, não havia nenhum agente biológico aprovado pela FDA para uso na RSCcPN. Os estudos de fase III para o dupilumabe foram concluídos; estudos de fase III para omalizumabe, mepolizumabe e benralizumabe estão em andamento.

Estes distúrbios atópicos são desafiadores para os médicos. As terapias biológicas constituem uma opção terapêutica verdadeiramente inovadora. Com a introdução destas novas modalidades terapêuticas, o momento atual estimula os médicos a cuidarem de seus pacientes mais difíceis no campo da alergia e da asma.

Bibliografia

[1] Bleecker ER, FitzGerald JM, Chanez P, et al. SIROCCO study investigators. Efficacy and safety of benralizumab for patients with severe asthma uncontrolled with high-dosage inhaled corticosteroids and long-acting β2-agonists (SIROCCO): a randomised, multicentre, placebo-controlled phase 3 trial. Lancet. 2016; 388(10056):2115-2127
[2] Casale TB. Biologics and biomarkers for asthma, urticaria, and nasal polyposis. J Allergy Clin Immunol. 2017; 1; 39(5):1411-1421
[3] Hanania NA, Alpan O, Hamilos DL, et al. Omalizumab in severe allergic asthma inadequately controlled with standard therapy: a randomized trial. Ann Intern Med. 2011; 154(9):573-582
[4] Kaplan A, Ledford D, Ashby M, et al. Omalizumab in patients with symptomatic chronic idiopathic/spontaneous urticaria despite standard combination therapy. J Allergy Clin Immunol. 2013; 132(1):101-109
[5] Ortega HG, Liu MC, Pavord ID, et al. MENSA Investigators. Mepolizumab treatment in patients with severe eosinophilic asthma. N Engl J Med. 2014; 371(13):1198-1207
[6] Simpson EL, Bieber T, Guttman-Yassky E, et al. SOLO 1 and SOLO 2 Investigators. Two phase 3 trials of dupilumab versus placebo in atopic dermatitis. N Engl J Med. 2016; 375(24):2335-2348

28 Tratamentos Alternativos

Christine B. Franzese

28.1 A Mente É uma Coisa Poderosa

Todo médico deveria ter algum conhecimento predefinido, independentemente de sua opinião sobre os tratamentos alternativos. A meta de todo médico é ajudar os pacientes. Para prestar a melhor assistência, o médico deve tentar equilibrar o conhecimento adquirido por meio do estudo, a experiência adquirida com a prática clínica e as evidências avaliadas na literatura, para recomendar o melhor tratamento possível. Ainda são poucas as áreas da prática clínica em que os médicos fazem recomendações ou prescrições sem indicação ou que não sejam sustentadas por muitas evidências. Entre alguns pacientes, há também o desejo de evitar fármacos, experimentar tratamentos alternativos ou usar terapias "naturais". De um lado, isto é muito frustrante para um médico, especialmente quando há tratamentos a oferecer que são embasados em evidências médicas sólidas; por outro lado, o médico, às vezes, prescreve tratamentos *off-label* que sabe que são eficientes, mas não são sustentados por provas confiáveis.

O autor se esforça para manter esse equilíbrio em sua mente ao se aproximar de um paciente que resiste a usar a terapia tradicional. Entretanto, estar familiarizado com isso pode ajudar a discutir a questão com os pacientes e, assim, conquistar sua confiança. Se os pacientes confiarem no médico, podem ouvi-lo, e o profissional terá uma oportunidade certeira para ajudá-los, em vez de deixá-los partir pensando que se consultaram com mais um "empurrador de medicamentos".

28.2 Mel/Mel Local/Mel Puro

O mel é o mais atraente de todos os tratamentos alternativos, não só por ser um dos mais famosos, como também graças à sua potencial semelhança com os tratamentos sublinguais para alergia. O pensamento é que os polens produzidos localmente são incorporados ao mel que, ao ser consumido com regularidade, leva ao desenvolvimento de tolerância oral a estes alérgenos. Entretanto, os tipos de pólen que tendem a causar sensibilização alérgica por imunoglobulina E (IgE) tendem a ser disseminados pelo ar (anemófilos). O tipo de pólen coletado pelos insetos é entomófilo (disseminado por inseto), e é um pólen pegajoso, pesado e considerado não causador de doença respiratória mediada por IgE.

Foi demonstrado que o mel possui algumas propriedades antibacterianas, cicatrizantes e anti-inflamatórias genéricas. As evidências relacionadas com o uso de mel para tratamento da rinite alérgica são enganosas, falhando em demonstrar um benefício claro em seres humanos. Supostamente, o mel deveria ser consumido todo dia, em doses altas, para promover benefícios à saúde. No caso do mel de abelhas europeias, a dose deveria ser aproximadamente de 7 a 11,5 colheres de chá (50 a 80 g).

28.3 Riscos/Efeitos Colaterais

- O mel geralmente é considerado seguro.
- Cautela com o uso em diabéticos/pré-diabéticos, por causa de elevações da glicemia.
- Não usar em crianças com menos de 1 ano de idade, em razão dos riscos de botulismo infantil.
- O risco de doença do mel louco existe para seres humanos e animais quando o mel é consumido sem processamento, a partir de pequenos lotes, por causa das graianotoxinas produzidas por rododendros, azaleias e outras flores. Os sintomas da doença do mel louco incluem tontura, sudorese excessiva, náusea, vômito, hipotensão, palpitações, convulsões e, em casos raros, morte.

28.4 Acupuntura

Uma das mais antigas artes de cura praticadas, este ramo da Medicina Tradicional Chinesa enfoca a manipulação dos fluxos de *Qi*, a energia vital do corpo, que percorre uma série de linhas ou meridianos localizados sob a pele. A doença ocorre quando um fluxo de *Qi* é perturbado, e a estimulação de pontos de acupuntura com agulhas permite tratar a doença, por meio da restauração do equilíbrio do *Qi*.

Foi comprovado que a acupuntura tem efeitos positivos em outros processos patológicos, todavia não proporciona nenhum benefício claro para os sintomas alérgicos. Embora os efeitos da acupuntura sobre os sintomas alérgicos tenham sido estudados, a maioria dos estudos permitiu o uso irrestrito das medicações tradicionais para alergia, o que dificulta a interpretação das evidências.

28.5 Riscos/Efeitos Colaterais

- A acupuntura geralmente é considerada segura.
- O risco associado à acupuntura é o das picadas de agulha: dor, hiperemia, edema e infecção.

28.6 Fitoterapias

Há um número extensivo de tratamentos à base de uma ou de combinações de plantas medicinais relatadas no tratamento de alergias e sintomas alérgicos. A ▶ Tabela 28.1 traz uma pequena lista de alguns dos mais comuns. Alguns destes tratamentos foram avaliados em estudos clínicos, todavia se trata de ensaios pequenos ou de baixa qualidade, com achados contraditórios ou que não foram replicados. Embora não haja evidência conclusiva para sustentar a recomendação de nenhum destes tratamentos, existe um em particular que é mencionada neste capítulo, porque o autor ocasionalmente recomenda seu uso em alguns pacientes alérgicos que também sofrem de enxaqueca.

Tabela 28.1 Lista de tratamentos à base de plantas medicinais para uso no tratamento dos sintomas de alergia

Butterbur (*Petasites hybridus*), Capsaicina

Huang qi (*Astragalus membranaceus*), chá verde Benifuuki

Extrato de semente de uva, perila ou shisô (*Perilla frutescens*)

Ten-Cha (*Rubus suavissimus*), Tinofend® (*Tinospora cordifolia*)

Urtiga (*Urtica dioica*), groselha indiana ou emblica (*Phyllanthus emblica*)

Mirobalano (*Terminalia chebula*), Bahera (*Terminalia chebula*)

Albizia (*Albizia labbeck*), gengibre (*Zingiber officinale*)

Pimenta-longa-javanesa (*Piper longum*), pimenta-do-reino (*Piper nigrum*)

Ginkgo (*Ginkgo biloba*), Huang Qin (*Scutellaria baicalensis*)

Horny goat weed (*Epimedium sagittatum*), damasco japonês (umê) (*Prunus mume*)

O butterbur *(Petasites hybridus)* parece ter efeito anti-histamínico, antileucotrieno e inibidor de mastócito. Também é recomendado como opção de tratamento complementar em potencial nas diretrizes para enxaquecas episódicas de adulto lançadas pela American Academy of Neurology e American Headache Society. Algumas evidências sustentam sua efetividade no tratamento dos sintomas de alergia, mas são insuficientes para demonstrá-la claramente como benéfica ou superior. Entretanto, em pacientes com enxaqueca potencialmente interessados em terapias complementares, esta opção pode ajudá-los a tratar suas enxaquecas e alergias.

28.7 Riscos/Efeitos Colaterais

- Partes da planta butterbur contêm alcaloides pirrolizidínicos (PAs). Estes são compostos tóxicos que causam danos hepático, pulmonar e cardiovascular, além de serem potencialmente carcinogênicos. As preparações devem proceder de um fornecedor confiável e devem ser certificadas como "livres de PA".
- Usar com cautela e seguindo as instruções contidas no frasco.
- Não usar por mais de 16 semanas — além desse período, a segurança é desconhecida.

> **Pérolas Clínicas** M!
>
> - Mesmo que não recomende nenhum dos Tratamentos mencionados anteriormente, o profissional deve estar familiarizado com eles. Isto será útil para conversar mais com os pacientes e oferecer oportunidades de orientá-los.

Bibliografia

[1] Chawla J. Migraine Headache Guidelines. Available at https://emedicine.medscape.com/article/1142556-guidelines. Accessed July 1, 2018
[2] Jansen SA, Kleerekooper I, Hofman ZLM, Kappen IF, Stary-Weinzinger A, van der Heyden MA. Grayanotoxin poisoning: 'mad honey disease' and beyond. Cardiovasc Toxicol. 2012; 12(3):208–215
[3] Wise SK, Lin SY, Toskala E, et al. International Consensus Statement on Allergy and Rhinology: Allergic Rhinitis. Int Forum Allergy Rhinol. 2018; 8(2):108–352

29 Imunoterapia: Imunoterapia Subcutânea

Cecelia C. Damask ▪ *Christine B. Franzese*

29.1 O Básico sobre a Imunoterapia Subcutânea

Tomada a decisão de tratar, e após a avaliação dos testes de alergia (testes *in vitro* e/ou cutâneos) positivos relevantes e sua correlação com a sintomatologia do paciente, um ou mais frascos de tratamento são criados, de acordo com uma prescrição ou "receita" (veja Cap. 45, sobre seleção de candidatos para discussão adicional da seleção de candidatos para imunoterapia subcutânea [SCIT]). Durante a dessensibilização progressiva e manutenção, em geral são misturados frascos multidose e multialérgeno de 5 mL, cada um dos quais contendo 10 doses de 0,50 mL de volume.

> Os frascos de 10 mL geralmente fornecem 10 doses de 1,0 mL de volume. Este capítulo enfocará a criação de um frasco de 5 mL.

29.2 Usar ou não *Endpoints*

Uma prescrição ou "receita" de frasco pode ser criada usando um "*endpoint*" (ou ponto final) para determinar uma diluição de partida para o tratamento. Veja o Capítulo 16 sobre a definição de um *endpoint* e como determiná-lo. Ao usar um *endpoint*, o frasco de tratamento inicial começa com uma dose de tratamento para cada antígeno igual a 0,05 mL da diluição do ponto de término e escala até uma dose máxima de 0,50 mL.

> Caso você não use um *endpoint* para determinar um ponto de partida para o tratamento, então geralmente a diluição mais fraca preparada é a usada. Em algumas práticas, todos os antígenos podem começar em uma diluição #6, enquanto em outras, pode ser uma diluição #4. Se você estiver começando a adicionar a alergia a sua prática, recomenda-se usar a diluição mais fraca (#6) até que se adquira mais experiência.

A redução de volume é obtida usando diluições 25 vezes mais concentradas do que o *endpoint*, comumente referidas como "duas diluições à direita".

Preparar 10 doses requereria 10 × 0,50 mL ou 5 mL da diluição do para a dose máxima de cada antígeno. Isto é igual a 1 mL da próxima diluição mais concentrada, ou 0,20 mL da solução que é 2 vezes mais concentrada. Portanto, um frasco de tratamento para um paciente é criado pela adição de 0,20 mL para cada antígeno, tomado para uma diluição que é 25 vezes mais concentrada que a diluição do *endpoint*, e o volume total é ajustado para ser igual a 5 mL com a adição de quantidades apropriadas de glicerina e salina normal fenolada (PNS) diluente.

29.3 Você Pode Explicar isso de Novo?

Se o *endpoint* para epitélio de gato for #6 e o profissional adicionar epitélio de gato ao frasco de tratamento, deve ser adicionado 0,20 mL de epitélio de gato #4 ao frasco. Adicione ao frasco 0,20 mL duas diluições "à direita" (mais forte) de cada alérgeno adicional desejado, em seguida adicione diluente o suficiente para trazer o volume para até 5 mL (▶ Tabela 29.1).

29.4 Algumas Palavras sobre Conservantes

Existem vários fatores que podem influenciar a perda de potência ao longo do tempo. A temperatura de armazenamento é importante. Os frascos do paciente e os "concentrados" do profissional devem ser armazenados a temperaturas entre 2 e 8°C. Estabilizantes e agentes bactericidas também podem influenciar a potência. Existem diversos aditivos que podem ser usados nos frascos do paciente, incluindo fenol, albumina sérica humana (HSA) e glicerina. Há poucos estudos sobre a potência. Portanto, as recomendações sobre qual conservante usar e as datas de validade não são firmemente com base em evidência.

Se PNS for utilizado como diluente, a potência dos extratos no frasco irá durar cerca de 6 a 8 semanas, mesmo mediante refrigeração. Entretanto, com a adição de uma concentração de glicerina de 10%, a potência irá durar aproximadamente 12 semanas. Uma concentração de glicerina de 10%, no frasco do paciente pode ser obtida adicionando 1 mL de glicerina a 50% ao frasco.

Tabela 29.1. Exemplo de prescrição de frasco de SCIT simples

Antígeno	Ponto de término	Volume	"Duas diluições à direita"
Epitélio de gato	#6	0,20 mL	#4
Epitélio de cachorro	#4	0,20 mL	#2
Carvalho	#2	0,20 mL	Conc.
Tasneira	#6	0,20 mL	#4
Adição de diluente		4,20 mL	
Volume total		5,00 mL	

> 1 mL de glicerina 50% adicionada a 4 mL de PNS equivale a obter no frasco a concentração de glicerina de 10%.

A albumina sérica humana também é uma ótima opção de conservante. Alguns estudos forneceram evidências de que a HSA é um estabilizante superior de extratos de alérgenos, especialmente com extratos muito diluídos. Também inibe a agregação de proteínas.

29.5 Exemplos de Receita

Consulte preparações de diluição na ▶ Tabela 29.2.

29.6 Coisa Séria: Mistura de Frascos

Qualquer tipo de mistura de frascos, seja para preparo de um quadro de testes/tratamento ou para os frascos de imunoterapia sublingual (SLIT) ou SCIT do paciente, ou até mesmo para o preparo de pasta dental de imunoterapia de mucosa oral (OMIT), cai na diretriz 797 da United States Pharmacopeia (USP), que contém os padrões para preparação de fármacos estéreis manipulados. Veja no Capítulo 43 uma discussão adicional sobre as exigências de espaço, medidas de esterilização, treinamento e responsabilidades da equipe de manipulação e monitoramento ambiental.

29.7 Ferramentas de Comercialização (Tudo que É Necessário)

- Antígenos ("concentrados") do fabricante.
- Frascos de 5 mL estéreis vazios, para serem usados no preparo dos frascos individuais do paciente.
- Agulhas calibre 23.
- Diluente.
  - O profissional pode optar por usar PNS.
  - O profissional pode optar por usar HSA.
- Glicerina 50% (a menos que HSA esteja sendo usada como diluente/conservante).
- Etiquetas para os frascos do paciente.

Tabela 29.2. Exemplos de prescrições de frasco de SCIT usando diluentes diferentes

	Usando PNS como diluente com 1 mL de glicerina 50%			Usando HSA como diluente		
Antígeno	Endpoint	Volume	"Duas diluições à direita"	Antígeno	Endpoint	Volume	"Duas diluições à direita"
Epitélio de gato	#6	0,20 mL	#4	Gato	#6	0,20 mL	#4
Epitélio de cachorro	#4	0,20 mL	#2	Cachorro	#4	0,20 mL	#2
Carvalho	#2	0,20 mL	conc.	Carvalho	#2	0,20 mL	conc.
Tasneira	#6	0,20 mL	#4	Tasneira	#6	0,20 mL	#4
Adição de glicerina 50%		1,0 mL		Adição de diluente HSA		4,20 mL	
Adição de diluente		3,20 mL					
Volume total		5,00 mL		Volume total		5,00 mL	

Abreviações: HSA, albumina sérica humana; PNS, salina normal fenolada.

29.8 Informação Chocante (Como Realmente Fazer isso!)

Passo 1: Criar a prescrição de SCIT.
- Correlacionar os sintomas do paciente com os resultados dos exames e decidir quais antígenos serão tratados.
- Em um formulário de mistura/prescrição de SCIT, redigir o pedido e adicionar cada um dos antígenos que você desejar incluir a 0,2 mL, duas "diluições à direita" (mais forte).
- Adicionar o volume de todos os antígenos desejados que precisam ser tratados, em um frasco.
- Calcular em 1 mL de glicerina a 50%.

> O concentrado de antígeno contém glicerina 50%, por isso 0,2 mL de concentrado de antígeno também equivale a 0,2 mL de glicerina 50%. Certifique-se de representar isso em seus cálculos. Se usar cinco ou mais concentrados em um frasco, você já terá adicionado 1 mL de glicerina, por isso não será necessário adicionar mais glicerina.
> A HSA é um ótimo conservante. Se a HSA estiver sendo usada como diluente, não será necessário adicionar mais glicerina.

- Em seguida, calcular o volume restante que seria necessário para trazer o volume total a 5 mL e adicionar esta quantidade de diluente (PNS ou HSA).

Passo 2: Rotular os frascos.
- Imprimir as etiquetas e fixá-las nos frascos estéreis vazios.
- Garanta que haja dois identificadores de paciente no frasco (nome e data de nascimento).
- Inclua também o uso por data (UBD) nos frascos.
- Incluir as instruções de armazenamento (p. ex., "armazenar entre 2 e 8°C").

Passo 3: Seguir a USP SOP para limpeza e vestuário.
- Lavar abundantemente as mãos, unhas e braços até os cotovelos, usando agente de limpeza antisséptico e água por 30 segundos.
- Secar as mãos com pano/toalha que não solte fiapos.
- Colocar o vestuário.
- Colocar luvas protetoras.
- As luvas devem ser puxadas por cima dos manguitos do vestuário.
- As luvas devem ser borrifadas com álcool isopropílico 70% e vigorosamente esfregadas.
- Deixar as luvas secarem ao ar, antes de seguir com as preparações estéreis.
- Esterilizar intermitentemente as luvas com álcool isopropílico 70%.
- Trocar as luvas quando houver desgaste, perfuração ou contaminação.

Passo 4: Preparar a superfície e os recipientes de mistura.
- Limpar a superfície de mistura com álcool isopropílico 70%.
- Em seguida, trazer o recipiente de mistura e limpar as partes emborrachadas de cima usando álcool isopropílico l 70%; esperar essas partes emborrachadas secarem e, só então, inserir uma agulha nelas.

Passo 5: Misturar o frasco do paciente.
- Colocar agulhas em diluições apropriadas para misturar o frasco do paciente e checar.
- Transferir 0,2 mL de cada diluição de antígeno apropriado para o frasco estéril vazio.
- Adicionar 1 mL de glicerina 50% (exceto se usar HSA como diluente/conservante).
- Adicionar a quantidade apropriada de diluente.
- Misturar vigorosamente o frasco do paciente.
- Armazenar os frascos na geladeira, entre 2 e 8°C.

29.9 A Próxima Receita

Uma vez que o paciente complete 10 doses do frasco, é hora de produzir o próximo frasco para ele. A "receita" para o próximo frasco segue princípios similares àqueles usados para produzir o primeiro frasco. Agora, misture todos os antígenos em uma diluição uma vez mais forte (ou "uma diluição à direita"). Adicione 1 mL de glicerina 50%.

> Lembre-se que, se você tiver 5 ou mais concentrados no frasco, não precisará adicionar mais glicerina 50%.

O diluente então será adicionado para trazer o volume para até 5 mL no total.

> Se a HSA estiver sendo usada como conservante, lembre-se de não adicionar 1 mL de glicerina 50%.

29.10 Exemplos de Receita Para Misturar o Próximo Frasco do Paciente

Consulte ▶ Tabela 29.3, a mistura do próximo frasco.

29.10 Exemplos de Receita Para Misturar o Próximo Frasco do Paciente

Tabela 29.3. Exemplos de prescrições de dessensibilização progressiva de frasco de SCIT usando diluentes diferentes

Usando PNS como diluente com 1 mL de glicerina 50%				Usando HSA como diluente			
Antígeno	Diluição anterior	Volume	"Uma diluição à direita"	Antígeno	Diluição anterior	Volume	"Uma diluição à direita"
Epitélio de gato	#4	0,20 mL	#3	Gato	#4	0,20 mL	#3
Epitélio de cachorro	#2	0,20 mL	#1	Cachorro	#2	0,20 mL	#1
Carvalho	Conc.	0,20 mL	conc.	Carvalho	Conc.	0,20 mL	Conc.
Tasneira	#4	0,20 mL	#3	Tasneira	#4	0,20 mL	#3
Adição de glicerina 50%		1,0 mL		Adição de diluente HSA		4,20 mL	
Adição de diluente		3,20 mL		Volume total		5,00 mL	
Volume total		5,00 mL					

Abreviações: HSA, albumina sérica humana; PNS, salina normal fenolada.

29.11 Administração de Injeção

As injeções para alergia são aplicadas em uma clínica, que é preparada para lidar com quaisquer potenciais de urgências ou emergências de alergia (veja Caps. 34 e 35 sobre emergências de alergia). Se as injeções não forem administradas na clínica do profissional, certifique-se de que a clínica onde as aplicações serão feitas está adequadamente preparada, com equipamento apropriado, suprimentos e equipe treinada. Além disso, um supervisor profissional deve estar presente no consultório quando as injeções forem aplicadas.

Antes da injeção, a pele é limpa com chumaço de algodão embebido em álcool (ou similar). Usam-se luvas e equipamento de proteção pessoal apropriado para preparar a dose apropriada para a injeção. Em seguida, a face posterior da parte superior do braço é segurada firmemente para estabilizar e isolar a área de aplicação da injeção, de modo a afastar o tecido adiposo subcutâneo de qualquer músculo (▶ Fig. 29.1a,b). As injeções são aplicadas por via subcutânea e, em geral, administradas no tecido adiposo da face posterior da parte superior do braço. As agulhas usadas na injeção têm calibre muito pequeno, de modo a produzir sangramento mínimo ou nenhum sangramento.

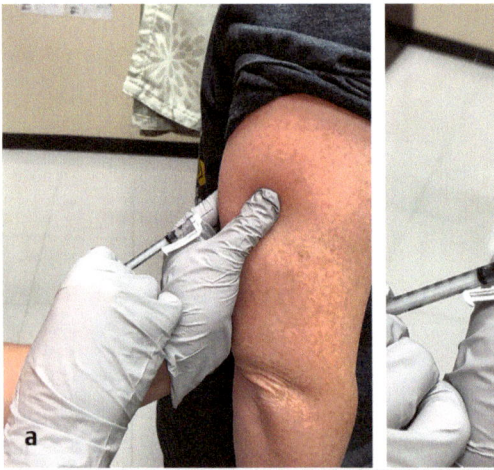

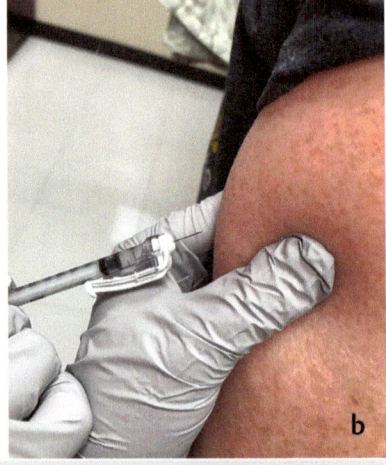

Fig. 29.1 (a) Uma injeção de alergia aplicada na face posterior da parte superior do braço direito. Note o braço do paciente segurado com a mão não dominante do profissional, para isolar o tecido subcutâneo adiposo e afastá-lo do músculo. **(b)** Visão em *close-up* da injeção. Note que a seringa consiste em uma peça única, enquanto a agulha tem calibre muito fino.

> Os enfermeiros especializados em alergia travam verdadeiras guerras para decidir se é necessário ou não realizar uma aspiração antes de aplicar uma injeção de alergia. Embora não haja muita evidência em nenhuma dessas duas direções, a aspiração antes de qualquer injeção nunca é uma má ideia.

Após cada injeção, o paciente deve aguardar por 30 minutos em uma área de espera supervisionada, para garantir que não ocorra nenhuma reação adversa, e só então deixar o local. Pacientes sob SCIT também devem receber uma prescrição para epinefrina autoinjetável, bem como treinamento para sua utilização.

Alguns profissionais que praticam a imunoterapia, em grande parte otorrinolaringologistas especializados em alergia, defendem a realização de teste de frasco antes da administração da primeira injeção de SCIT a partir de qualquer frasco recém-misturado. Este é essencialmente um teste intradérmico a partir do frasco recém-misturado.

29.12 Protocolos de Dessensibilização Progressiva (Administração de Doses Crescentes) de Injeções

Existem várias formas de escalar um paciente a partir da dose de partida prescrita da SCIT até a máxima dose de tratamento tolerada. Em geral, isto é feito por um período de 10-12 semanas, mas existem diversos esquemas com esquemas alternados de dosagem/horário. Em geral, as injeções são aplicadas semanalmente, grosso modo com um intervalo de 5-10 dias. A ▶ Tabela 29.4 é um exemplo de uma versão de um protocolo de dessensibilização progressiva de SCIT. A ▶ Tabela 29.5 mostra um exemplo de um protocolo de dessensibilização progressiva de SCIT mais rápido. Ao iniciar uma prática de alergia, é fortemente aconselhável adotar um protocolo de dessensibilização progressiva mais lento até que o profissional adquira mais experiência. Por não serem apropriados para todos os pacientes (p. ex., asmáticos fragilizados), os protocolos de dessensibilização progressiva mais rápida requerem uma seleção de candidato mais cuidadosa.

Uma vez que o paciente tenha alcançado determinada dose de manutenção, as injeções geralmente são aplicadas semanalmente, por certo período, antes de espaçar ainda mais o *timing* das injeções. Alguns profissionais administram injeções semanais por 1 ano, em seus pacientes, enquanto outros aplicam injeções semanais por até 6 meses, antes de fazer o espaçamento das aplicações. O ponto-chave é que o paciente deve apresentar alívio sintomático para, somente então, considerar o espaçamento adicional das injeções.

29.13 Qual Concentração Usar? O que É Considerado Terapêutico?

A imunoterapia com doses altas geralmente é mais eficaz do que as doses subterapêuticas menores. De modo ideal, um frasco de paciente é escalado até os antígenos usados no frasco serem, todos, captados do concentrado. Isto, então, seria considerado a prescrição do frasco de manutenção do paciente; entretanto, pacientes selecionados podem não tolerar isto e, para eles, a dose de tratamento pode ser mantida em uma diluição menor.

Se um paciente começar a apresentar reações locais muito grandes (maiores que metade de um dólar), que são naturalmente prolongadas, ou se o paciente estiver começando a apresentar reações sistêmicas brandas, a dessensibilização progressiva das injeções deve ser pausada, e o paciente deve ser mantido naquela dose, ou em uma dose um pouco menor, por um período de tempo determinado pelo profissional. É possível considerar uma tentativa de fazer o

Tabela 29.4. Exemplo de um esquema de dessensibilização progressiva de SCIT usando injeções semanais

	Dose do frasco da primeira dessensibilização progressiva	Dose do frasco da segunda dessensibilização progressiva	Dose do frasco da terceira dessensibilização progressiva
Semana 1	0,05 mL	0,05 mL	0,05 mL
Semana 2	0,1 mL	0,1 mL	0,1 mL
Semana 3	0,15 mL	0,15 mL	0,15 mL
Semana 4	0,2 mL	0,2 mL	0,2 mL
Semana 5	0,25 mL	0,25 mL	0,25 mL
Semana 6	0,3 mL	0,3 mL	0,3 mL
Semana 7	0,35 mL	0,35 mL	0,35 mL
Semana 8	0,4 mL	0,4 mL	0,4 mL
Semana 9	0,45 mL	0,45 mL	0,45 mL
Semana 10	0,5 mL	0,5 mL	0,5 mL

Abreviações: SCIT, imunoterapia subcutânea.
Obs.: Uma vez que o paciente tenha alcançado um tubo misturado a partir de concentrados ou chegado a uma determinada diluição terapêutica, ele continua com uma dose de 0,5 mL semanal até que seja determinado o espaçamento das injeções por um intervalo de tempo maior, ou a SCIT seja suspensa.

Tabela 29.5. Exemplo de esquema de dessensibilização progressiva de SCIT mais rápido usando injeções semanais

	Dose do frasco da primeira dessensibilização progressiva	Dose do frasco da segunda dessensibilização progressiva	Dose do frasco da terceira dessensibilização progressiva
Semana 1	0,05 mL	0,05 mL	0,05 mL
Semana 2	0,1 mL	0,1 mL	0,1 mL
Semana 3	0,2 mL	0,2 mL	0,2 mL
Semana 4	0,3 mL	0,3 mL	0,3 mL
Semana 5	0,4 mL	0,4 mL	0,4 mL
Semana 6	0,5 mL	0,5 mL	0,5 mL

Abreviações: SCIT, imunoterapia subcutânea.
Obs.: Uma vez que o paciente tenha alcançado um tubo misturado a partir de concentrados ou chegado a uma determinada diluição terapêutica, ele continua com uma dose de 0,5 mL semanal até que seja determinado o espaçamento das injeções por um intervalo de tempo maior, ou a SCIT seja suspensa.

paciente avançar novamente, no futuro, para ver se ele agora consegue tolerar uma dose maior, mas se o paciente começar a manifestar sintomas preocupantes de novo, então a dose menor provavelmente deverá ser considerada a dose terapêutica, caso esteja proporcionando alívio dos sintomas.

29.14 Qual É o Volume da Injeção de Manutenção?

Isto depende de qual protocolo o profissional escolhe usar, mas pode ser entre 0,5 e 1,0 mL. Os exemplos dados nas Tabelas 29.4 e 29.5 usam um volume de manutenção de 0,5 mL.

29.15 Por quanto Tempo um Paciente Permanece na SCIT? Quando Eles Param? Eles Devem Ser Testados Novamente?

Em geral, um curso de SCIT dura 3-5 anos. Após esse período, é necessário considerar fortemente a suspensão do curso de SCIT, a menos que circunstâncias especiais requeiram a continuação da terapia, sem cessar. Testes adicionais *não* são necessários para determinar se a terapia é efetiva; essa determinação deve ser feita no final do primeiro ano da SCIT, avaliando se o paciente está obtendo alívio sintomático e usando menos medicações. Caso o paciente não tenha melhorado sob SCIT após 1 ano de terapia, *não* prossiga. Em vez disso, suspenda a SCIT e avalie opções alternativas ou investigue (se isso ainda tiver sido feito) o motivo pelo qual o paciente não respondeu. Testes adicionais também são desnecessários para determinar se o paciente deve parar ou continuar a terapia.

Os pacientes que param a SCIT devem ser aconselhados a monitorar seus sintomas durante os próximos 6 meses, mais ou menos. Há pacientes que apresentarão recaída dos sintomas dentro de um curto período de tempo e que podem ser beneficiados pelo reinício da SCIT, caso desejem.

> **Pérolas Clínicas** M!
>
> - Garantir que a prescrição do frasco esteja correlacionada com os sintomas do paciente e os resultados dos testes.
> - Para reduzir o volume, use 0,2 mL da diluição do antígeno que corresponde a 2 diluições "à direita".
> - Se usar PNS, garanta um volume total de 1 mL de glicerina 50% no frasco.
> - Se usar albúmen sérico, não será necessário adicionar glicerina para manter a potência.

Bibliografia

[1] Cox L, Nelson H, Lockey R, et al. Allergen immunotherapy: a practice parameter third update. J Allergy Clin Immunol. 2011; 127(1) Suppl:S1–S55

30 Imunoterapia: Imunoterapia Sublingual

Bryan Leatherman ▪ Sarah K. Wise ▪ Christine B. Franzese

30.1 Buscando Desesperadamente uma Alternativa às Injeções

Muitos pacientes não querem saber de injeções para alergia, mas estariam abertos ou interessados em outra forma de imunoterapia (IT). A IT sublingual (SLIT) é uma opção amplamente adotada de IT para alergia que propicia uma alternativa a esses pacientes. A SLIT tem eficácia comprovada na minimização dos sintomas clínicos de alergia e do uso de medicação. Seu perfil de segurança é excelente, embora existam relatos de reações sistêmicas e anafilaxia; qualquer forma de IT com alérgeno requer uma avaliação detalhada, monitoramento e vigilância do paciente. Por causa de seus registros de segurança sólidos, a SLIT geralmente é dosada em casa, o que propicia uma conveniência adicional para os pacientes. A dosagem da SLIT pode ser algo estranha e confusa quanto ao conteúdo real de alérgeno, em razão das diferenças existentes entre os estudos publicados e antígenos disponíveis em diferentes países e mercados.

30.2 Coisa Séria

30.2.1 Por que a Imunoterapia? Por que a Imunoterapia Sublingual?

O tratamento clássico para a doença alérgica inclui evitar alérgenos e/ou medidas de controle ambiental, farmacoterapia e IT. A IT é a única abordagem de tratamento capaz de alterar a imunopatologia da alergia subjacente, em que ocorrem alterações gradativas no sistema imunológico (i. e., afastam-se das respostas T *helper* 2 [T_h2], aumento da resposta T reguladora), de modo que a exposição ao alérgeno não deflagra sintomas clínicos substanciais. A IT pode levar à diminuição dos sintomas em longo prazo, mesmo após a descontinuação da terapia, e demonstrou em alguns estudos que diminui a progressão da doença alérgica à asma, bem como o desenvolvimento de novas sensibilizações alérgicas. A IT é capaz de minimizar a necessidade de medicação em longo prazo do paciente, bem como seus gastos gerais com assistência médica com o passar do tempo.

A SCIT é o método predominante de IT nos Estados Unidos, desde a sua introdução há cerca de 100 anos. Existem alguns riscos associados à IT com injeções, incluindo reações anafiláticas, tornando as abordagens alternativas à IT atraentes. Além disso, ainda que em casos muitos raros, a administração de SCIT pode resultar em morte. Vários métodos alternativos de IT com alérgenos têm sido propostos e utilizados ao longo dos anos. Entre esses métodos, estão a IT oral (ingestão do alérgeno para ação/absorção no intestino), inalação brônquica do alérgeno, administração dos alérgenos por via nasal e IT intraocular. Entretanto, por causa do benefício marginal da provocação e também dos efeitos colaterais desconfortáveis, esses métodos de IT são pouco usados.

A SLIT está em primeiro lugar entre as modalidades alternativas de IT amplamente adotadas no mundo inteiro. Difere da IT oral por reter o antígeno sob a língua por um certo tempo, antes de o paciente cuspir ou, o mais comum, deglutir o antígeno. A técnica de SLIT foi introduzida nos Estados Unidos na década de 1940, mas não alcançou uma aderência amplamente disseminada naquela época. Nas últimas décadas, a administração de SLIT aumentou substancialmente nesse país.

30.2.2 Como a SLIT Atua?

Na mucosa sublingual, existem células dendríticas que são células apresentadoras de antígeno. Os alérgenos contidos na preparação de SLIT são diretamente captados na região sublingual, por isso é importante manter a solução aquosa SLIT ou comprimido sob a língua durante o intervalo de tempo requerido, em geral 2 minutos. O antígeno segue para o linfonodo em 12-24 horas e é processado de maneira semelhante à SCIT. Dada à exposição frequente a preparações alimentares, medicações etc., considera-se que os mecanismos imunológicos da mucosa sublingual podem apresentar tolerância aumentada, em comparação à pele e ao tecido subcutâneo. É possível que isso seja uma explicação para o perfil de segurança aumentado observado com a SLIT. Para aqueles interessados nos mediadores imunossupressores específicos, como a interleucina (IL)-10, fator transformador do crescimento (TGF)-β e interferon, estes são produzidos de maneira constitutiva na mucosa oral. Do mesmo modo, os tecidos orais contêm um número relativamente baixo de células pró-inflamatórias, como eosinófilos e macrófagos.

30.2.3 Quais São as Evidências Disponíveis da Eficácia da SLIT?

Os primeiros estudos "modernos" sobre a SLIT foram publicados na metade da década de 1980. Desde então, numerosos pesquisadores, sobretudo dos centros europeus, têm descrito a eficácia clínica e a ciência básica da SLIT. Em 1998, a Organização Mundial da Saúde relatou que os dados disponíveis sobre eficácia e segurança eram insuficientes para concluir que a SLIT era uma forma aceitável de administração da IT. Uma publicação subsequente da European Academy of Allergy and Clinical Immunology e o documento Allergic Rhinitis and Its Impact on Asthma (ARIA) chegaram a um consenso quanto à utilidade da SLIT para adultos e crianças.

Atualmente, em adultos, a SLIT é considerada moderadamente eficaz para o tratamento de rinite alérgica/rinoconjuntivite, quando comparada ao placebo, tendo como base várias revisões sistemáticas e metanálises. Com o tratamento mais prolongado, a SLIT é considerada altamente eficaz. Em estudos clínicos, constatou-se que o benefício da SLIT supera o efeito benéfico em relação aos sintomas propiciados pelo uso de medicações de resgate. Para crianças, com base nos dados atuais, a força das evidências a favor da SLIT parece variar conforme o alérgeno. Em crianças, a eficácia da SLIT com pólen de gramínea é sustentada por evidências sólidas, apesar das evidências atualmente disponíveis de qualidade moderada a baixa que sustentam a SLIT com ácaros da poeira em crianças.

Existem pouquíssimos estudos comparando a SLIT à SCIT, e, na maioria deles, o tamanho amostral é pequeno. Comparações indiretas, com base em metanálises, entre a SLIT e a SCIT foram publicadas recentemente, com algumas publicações relatando maior eficácia da SCIT em relação à SLIT, embora essas evidências sejam consideradas fracas, atualmente.

Algumas investigações têm sido conduzidas sobre a eficácia da SLIT na prevenção do desenvolvimento de asma e sensibilização a novos alérgenos. Embora os resultados de alguns estudos sejam promissores, a força das evidências é considerada relativamente baixa, de modo geral. Investigações adicionais sobre os "efeitos preventivos" da SLIT seriam úteis para ajudar a melhorar a compreensão global acerca da eficácia da SLIT.

30.2.4 A SLIT é mais Segura do que a SCIT. Verdadeiro ou Falso?

A SLIT geralmente é considerada mais segura do que a SCIT. O perfil de segurança melhorado permite a administração domiciliar da SLIT, o que é mais conveniente para os pacientes. Para os pacientes impossibilitados de comparecer regularmente a consultas clínicas para aplicação das injeções, a administração domiciliar torna a IT viável.

Para conhecer totalmente o perfil de segurança da SLIT, é melhor compará-lo ao da SCIT. Em um relato de um levantamento recente conduzido pela American Academy of Allergy, Asthma, and Immunology e American College of Allergy, Asthma, and Immunology, entre 2008 e 2013, foram analisadas 28,9 milhões de consultas para aplicação de injeções. Foi observada uma taxa de reação sistêmica em 0,1% das consultas para injeções, com reações sistêmicas grau 4 relatadas em 0,1 a cada 10.000 injeções. Houve dois casos fatais ocorridos durante a SCIT conduzida mediante responsabilidade de especialistas em alergia, e outras duas fatalidades ocorridas no tratamento mediante responsabilidade de profissionais não especialistas em alergia. Embora anafilaxia e mortes tenham sido relatadas com a SCIT, é importante notar que a taxa de eventos graves é muito baixa, e com a adoção de triagens e medidas preventivas adequadas, a SCIT é uma forma muito segura de IT.

O primeiro relato de anafilaxia com SLIT foi publicado em 2006, e, desde então, seguiram-se vários relatos de caso. Em 2012, foi publicada uma análise da taxa da anafilaxia durante a SLIT, relatando uma incidência de um caso de anafilaxia a cada 100 milhões de doses de SLIT, ou um caso de anafilaxia a cada 526 mil anos de tratamento com SLIT. Esses números são excepcionalmente baixos. Até onde vai o conhecimento do autor, não há relatos de mortes associadas à SLIT. Com base nas taxas publicadas de reação sistêmica e anafilaxia, a SLIT geralmente é aceita como um tratamento com perfil de segurança superior ao da SCIT.

30.2.5 Qual É a Melhor Dose de SLIT para Fornecer aos Pacientes?

A dosagem ideal, o *timing* de aplicação e a duração ótima do tratamento com SLIT não estão claramente definidos. A maior parte das informações sobre dosagem disponível na literatura é proveniente de estudos europeus que utilizaram antígenos indisponíveis nos Estados Unidos. É difícil traduzir diretamente o conteúdo antigênico das preparações sublinguais usadas na maioria dos estudos europeus publicados sobre dosagem com alérgenos encontrados naquele país. Portanto, pode ser difícil estabelecer a dose efetiva de SLIT empregando as preparações antigênicas à base de líquido disponíveis nos Estados Unidos. Entretanto, um achado apenas relativamente consistente é que doses maiores de antígeno em geral são necessárias para a SLIT, em comparação à SCIT. Também está claro que a SLIT é segura em uma ampla faixa de dosagens.

Em 2015, Leatherman *et al.* examinaram detalhadamente a literatura disponível quanto à dosagem de SLIT. As evidências disponíveis na ocasião eram de que as faixas de dosagens de SLIT (em μg/dia) poderiam ser recomendadas para *Dermatophagoides pteronyssinus*, *D. farinae*, erva-dos-prados, grama Bermuda, tasneira e "outros" polens. Naquela época, não havia evidências suficientes para recomendar faixas de dosagens de SLIT para todos os outros alérgenos. Com o intuito de auxiliar o profissional, foram feitas algumas recomendações de faixas de concentrados de alérgeno a serem adicionados aos frascos de SLIT aquosa. Isto serve como guia útil para entender a evidência atual para a dosagem de SLIT.

O *timing* e a duração adequados da SLIT não foram definidos. Em vários estudos clínicos, o antígeno é fornecido de maneira perene, pré-/cossazonal, bem como isoladamente. Em geral, aceita-se que a administração perene de SCIT durante 3-5 anos é preferível para alcançar a manutenção prolongada da melhora após a conclusão da IT. Entretanto, para a SLIT, o efeito benéfico foi demonstrado com a administração perene, variações na apresentação pré-/cossazonal e até com a administração alternada (meses sim/meses não). Portanto, podem existir múltiplas opções disponíveis para a dosagem de SLIT que podem ser ajustadas às necessidades de pacientes individuais. Essas diferentes opções de tratamento deverão ser esclarecidas em estudos futuros.

30.2.6 Agora, Vamos à Prática. Como Fazer Isso?

Conforme discutido, existem várias opções para a administração de SLIT. Do mesmo modo, existem alternativas quanto ao tipo de produto específico. Atualmente, nos Estados Unidos, são disponibilizados comprimidos de SLIT para pólen de gramínea, tasneira e acaro da poeira doméstica. De modo alternativo, os profissionais podem optar pelo uso sem prescrição de antígenos aquosos, tipicamente administrados como misturas de múltiplos alérgenos. Na verdade, esta é uma das áreas que mais necessitam de pesquisa na área da SLIT. Temos pouquíssimos dados sobre a eficácia das misturas de SLIT contendo múltiplos alérgenos, ainda que este seja um tratamento comumente praticado nos Estados Unidos. Para as misturas de SLIT aquosas, muitos profissionais misturam seus próprios frascos em seus próprios consultórios. Há também as farmácias terceirizadas que manipulam os frascos.

Os comprimidos de SLIT são aprovados pela Food and Drug Administration (FDA). Existem indicações e contraindicações específicas no rótulo contido na embalagem, além de instruções para a dosagem. Recomenda-se que a primeira dose seja aplicada no consultório médico, e uma prescrição para autoinjeção de epinefrina é requerida.

Para a administração de SLIT em apresentação aquosa, considerar os seguintes pontos:

- A orientação do paciente é fundamental. A seguir, são listados alguns pontos importantes para a essa orientação:
  - Como dosar as gotas (i. e., dosar e contar as gotas olhando no espelho; reter embaixo da língua por 2 minutos e, então, deglutir).
  - Efeitos colaterais da SLIT (i. e., prurido na cavidade oral, perturbação gastrointestinal)
  - Sinais de anafilaxia.
- Prescrição para autoinjetor de epinefrina.
- Presença de um responsável/pais durante a administração das gotas a crianças.
- Administrar a primeira dose na clínica (fortemente recomendado).

Como em qualquer forma de IT, o seguimento clínico dos pacientes sob SLIT é necessário. A maioria dos profissionais avalia os pacientes a cada 6 meses, embora isso possa variar de acordo com a prática e as necessidades individuais do paciente. Os questionários validados são muito úteis para monitorar os sintomas e o uso da medicação.

30.2.7 Como Misturar um Frasco de SLIT Aquosa?

Um método para misturar um frasco de SLIT aquosa emprega um processo de duas etapas, em que um frasco de manutenção é manipulado primeiro e, em seguida, um frasco de dessensibilização progressiva é produzido a partir do frasco de manutenção. Para produzir o frasco de manutenção, usa-se 1 mL de concentrado de antígeno para cada alérgeno positivo a ser tratado, em geral até um número máximo total de 10 antígenos. Por que 10 antígenos? Principalmente, porque é comum usar 10 frascos e um conteúdo de 1 mL por antígeno é a quantidade máxima de antígenos que caberia no frasco. Se menos de 10 antígenos forem usados, então se usa glicerina a 50% como diluente para completar o volume total de líquido do frasco a 10 mL. Veja na ▶ Tabela 30.1, um exemplo de manipulação de um frasco de SLIT.

Se você utiliza *endpoints* na mistura de suas receitas de SCIT, isto não deverá ser feito para o método da SLIT. Note que nenhum *endpoint* é necessário, porque o concentrado de antígeno é usado para misturar esses tipos de frascos.

30.2 Coisa Séria

Tabela 30.1 Frasco de manutenção de imunoterapia sublingual

Antígeno	Volume
Epitélio de gato	1,0 mL de concentrado
Epitélio de cachorro	1,0 mL de concentrado
Carvalho	1,0 mL de concentrado
Tasneira	1,0 mL de concentrado
Adição de diluente (glicerina 50%)	6,0 mL
Para o volume total	10,0 mL

Uma vez completado o frasco de manipulação, pode-se misturar o frasco de escalação. Entretanto, é preciso notar que esse frasco será usado apenas uma vez, por um breve período, e então descartado. Uma vez concluído o frasco de escalação, todo o tratamento adicional será oriundo do frasco de manutenção, e todos os frascos produzidos no futuro serão misturados de acordo com a receita. Não haverá necessidade de misturar frascos de dessensibilização progressiva adicionais, posteriormente.

Para misturar o frasco de escalação, transfere-se 0,25 mL do frasco de manutenção recém-produzido a um frasco à parte (em geral, menor). Em seguida, adiciona-se 1 mL de glicerina a 50% para completar o frasco de escalação. Veja na ▶ Tabela 30.2, o frasco de escalação.

Certifique-se de rotular claramente cada um dos frascos. Como é possível que o próprio paciente venha a administrar o volume das doses de SLIT a partir desses frascos, em sua casa, é bastante útil usar rótulos de cores diferentes para cada frasco e dar instruções específicas ao paciente sobre como proceder à dessensibilização progressiva e quando descartar o frasco de escalação.

Por isso, há muita coisa que desconhecemos sobre a SLIT aquosa. Entretanto, uma vez tomada a decisão de usá-la, qual tipo de frasco poderíamos usar? E como seria feita a dosagem?

Tabela 30.2 Frasco de dessensibilização progressiva de imunoterapia sublingual

Antígeno	Volume
Frasco de manutenção	0,25 mL
Adição de diluente (glicerina 50%)	1,0 mL
Para o volume total	1,25 mL

A ▶ Figura 30.1 mostra diferentes tipos de frascos. O modo como a SLIT é dosada depende do tipo de frascos usados. Alguns especialistas em alergia usarão um frasco conta-gotas e um protocolo que atinge uma dose de manutenção de 5 gotas por dia, enquanto outros usarão 3 ou 7 gotas. Alguns podem usar um frasco acoplado a uma válvula dispensadora e podem usar um protocolo de dosagem que atinge uma dose de manutenção bombeando 2-5 vezes, dependendo do volume de SLIT desejado por dia pelo especialista e da quantidade de líquido dispensada a cada bombeamento. Alguns usarão um frasco com tampa de rosca e uma pequena seringa de insulina ou tuberculina (TB) sem agulha para aplicação. O paciente tem que desenroscar a tampa do frasco e usar a seringa para retirar a quantidade exata de líquido e depositá-la embaixo da língua.

É útil fazer o paciente tomar a primeira dose de SLIT no consultório, não só para ver se ele a tolera, como também para garantir que ele a esteja tomando corretamente. Isto é especialmente importante quando se usa um frasco conta-gotas. Para administrar adequadamente uma dose com um frasco conta-gotas, os pacientes deveriam se auto-observar no espelho durante a administração, e contar as gotas. No entanto, de modo não incomum, os pacientes acabam se convencendo de que conseguem "sentir" as gotas e não usam o espelho para dispensar a dose correta. Na verdade, uma única gota geralmente é uma quantidade pequena demais para ser sentida pelo paciente e, de modo mais frequente, múltiplas gotas são dispensadas até que o paciente "sinta" (e então comece a contar) uma gota. Isto levará à superdosagem, e o frasco irá acabar muito mais rápido do que deveria.

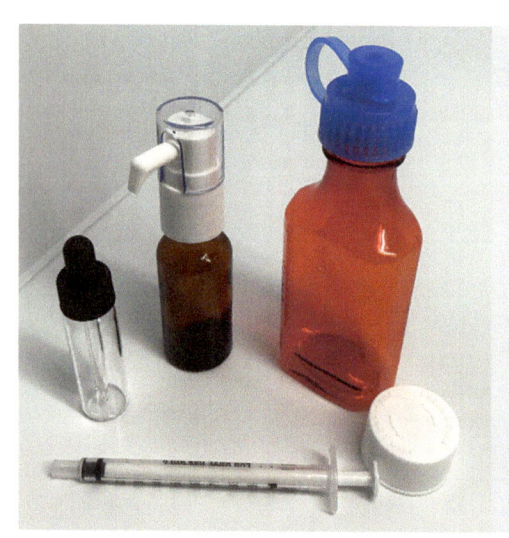

Fig. 30.1 Diferentes tipos de frascos.

30.2 Coisa Séria

Veja na ▶ Tabela 30.3, um exemplo de protocolo de dosagem de dessensibilização progressiva e manutenção usando o método do frasco conta-gotas. A ▶ Tabela 30.4 fornece um exemplo de protocolo de dosagem com frasco conta-gotas/seringa.

Tabela 30.3 Exemplo de um protocolo de dosagem de dessensibilização progressiva e de manutenção com base em frasco conta-gotas

Número de gotas do frasco de escalação	
Dia 1	1 gota
Dia 2	2 gotas
Dia 3	3 gotas
Dia 4	4 gotas
Dia 5	5 gotas

Descartar o frasco de escalação; continuar com as gotas do frasco de manutenção.

Número de gotas do frasco de escalação	
Dia 6	1 gota
Dia 7	2 gotas
Dia 8	3 gotas
Dia 9	4 gotas
Dia 10	5 gotas
Dia 11 em diante	Continuar usando 5 gotas por dia

Tabela 30.4 Exemplo de um protocolo de dosagem de dessensibilização progressiva e de manutenção com base em frasco conta-gotas/seringa

Número de gotas do frasco de escalação	
Dia 1	1 gota
Dia 2	2 gotas
Dia 3	3 gotas
Dia 4	4 gotas
Dia 5	5 gotas

Descartar o frasco de escalação; continuar com as gotas do frasco de manutenção.

Quantidade do frasco de manutenção	
Dia 6	0,1 mL
Dia 7	0,1 mL
Dia 8	0,2 mL
Dia 9	Continuar tomando 0,2 mL por dia

30.2.8 Quanto Tempo Esses Frascos de Manutenção Duram? É Necessário Mantê-los Mediante Refrigeração?

A duração exata dos frascos de 10 mL dependerá do protocolo de dosagem específico, mas em geral durará entre 12 e 16 semanas. Normalmente, esses frascos não precisam ser mantidos mediante refrigeração, embora alguns profissionais recomendem a refrigeração. É preciso orientar os pacientes a não congelar esses frascos, não os expor à luz solar direta, não guardar os frascos no porta-luvas do carro nem em outro lugar que possam estar sujeitos a temperaturas extremas.

30.2.9 O Que *não* Sabemos sobre a SLIT?

Nas duas últimas décadas, as evidências publicadas relacionadas com a SLIT aumentaram imensamente. Entretanto, há algumas perguntas ainda sem resposta. Estes são alguns itens que devem ser abordados em estudos futuros:

- Qual é a magnitude da eficácia da SLIT em comparação à SCIT? Amplos estudos comparativos se fazem necessários.
- A terapia multialérgenos com SLIT é eficaz?
- Quais são os melhores regimes de dosagem e dessensibilização progressiva para a SLIT?
  - Usando a dosagem de SLIT, o quanto é possível maximizar a segurança e a eficácia?
  - Os regimes de dosagem e dessensibilização progressiva são antígeno-dependentes?
  - Administração pré-sazonal, cossazonal ou contínua – isto realmente importa?
- A SLIT pode prevenir o avanço da asma ou o desenvolvimento de novas sensibilidades alérgicas?

Pérolas Clínicas

- A SLIT é eficaz na redução dos sintomas de alergia clínica e do uso de medicação.
- Embora a SLIT tenha um perfil de segurança superior, o profissional deve estar alerta para a possibilidade de reações sistêmicas, incluindo anafilaxia.
- Em geral, a SLIT é dosada em casa, o que é uma valiosa conveniência para os pacientes.
- Há evidências disponíveis que sustentam faixas de dosagem de SLIT para certos antígenos, embora pesquisas adicionais nessa área se façam necessárias.

Bibliografia

[1] Anonymous. Allergen immunotherapy: therapeutic vaccines for allergic diseases. Geneva: January 27-29 1997. Allergy. 1998; 53(44) Suppl:1-42
[2] Calderón MA, Simons FE, Malling HJ, Lockey RF, Moingeon P, Demoly P. Sublingual allergen immunotherapy: mode of action and its relationship with the safety profile. Allergy. 2012;67(3):302-311
[3] Cox LS, Larenas Linnemann D, Nolte H, Weldon D, Finegold I, Nelson HS. Sublingual immunotherapy:a comprehensive review. J Allergy Clin Immunol. 2006; 117(5):1021-1035
[4] Epstein TG, Liss GM, Murphy-Berendts K, Bernstein DI. Risk factors for fatal and nonfatal reactions to subcutaneous immunotherapy: National surveillance study on allergen immunotherapy (2008-2013). Ann Allergy Asthma Immunol. 2016; 116(4):354-359.e2
[5] Hankin CS, Cox L, Lang D, et al. Allergen immunotherapy and health care cost benefits for children with allergic rhinitis: a large-scale, retrospective, matched cohort study. Ann Allergy Asthma Immunol. 2010; 104(1):79-85
[6] Hankin CS, Cox L, Lang D, et al. Allergy immunotherapy among Medicaid-enrolled children with allergic rhinitis: patterns of care, resource use, and costs. J Allergy Clin Immunol. 2008;121(1):227-232
[7] Leatherman BD, Khalid A, Lee S, et al. Dosing of sublingual immunotherapy for allergic rhinitis:evidence-based review with recommendations. Int Forum Allergy Rhinol. 2015; 5(9):773-783
[8] Malling H, Abreu-Noguera J, Alvarez-Cuesta E, et al. EAACI/ESPACI position paper on local immunotherapy. Allergy. 1998; 53:833-844
[9] Wise SK, Lin SY, Toskala E, et al. International Consensus Statement on Allergy and Rhinology:Allergic Rhinitis. Int Forum Allergy Rhinol. 2018; 8(2):108-352

31 Comprimidos Sublinguais

Christine B. Franzese

31.1 Em Busca de Unicórnios

"Nunca vi um paciente alérgico a uma única substância somente. Por que você usaria (insira aqui o nome do comprimido de imunoterapia sublingual [SLIT])?" O autor usa comprimidos sublinguais, mas esta pergunta é feita por muitos pacientes. Particularmente nos Estados Unidos, onde a população é predominantemente polissensibilizada, encontrar um paciente sintomático monossensibilizado em uma clínica de alergia é provavelmente como encontrar um unicórnio, só que não é tão emocionante. A boa notícia é que, embora esses comprimidos sejam excelentes opções para pacientes monossensibilizados, eles funcionam igualmente bem para o alívio sintomático de pacientes polissensibilizados. De fato, estudos realizados sobre esses comprimidos para obter a aprovação da Food and Drug Administration (FDA) incluíram pacientes polissensibilizados. Mesmo que esses comprimidos possam não ser a melhor opção para todos os pacientes alérgicos, as injeções também não são. Entretanto, esses comprimidos podem ser opções muito boas, para a maioria dos pacientes, e até ajudar a levar novos pacientes a uma clínica de alergia.

31.2 Quem É Candidato ao Comprimido de Imunoterapia Sublingual?

Qualquer um pode ser candidato à imunoterapia: qualquer pessoa que apresente sintomas de doença alérgica, um teste positivo para alergia correlacionada com seus sintomas, não tenha comorbidades médicas que reduzam a chance de sobrevivência em caso de anafilaxia, não esteja grávida ao início do tratamento, não tenha asma não controlada ou mal controlada, e não esteja tomando quaisquer medicações que compliquem o tratamento se ocorrer anafilaxia. Além disso, os comprimidos de SLIT não devem ser usados em pacientes com esofagite eosinofílica.

31.3 As Aplicações Práticas dos Comprimidos

Existem grupos de pacientes para os quais a ação da terapia com comprimidos é boa. A seguir, são apresentados exemplos dos tipos de pacientes polissensibilizados, nos quais pode ser usado um comprimido SLIT:

- **"Naqueles que Caíram Fora" (FotB):** Pacientes sob imunoterapia com injeção subcutânea de (SCIT), que deixam de comparecer para tomar suas injeções antes de completar um curso de tratamento. Há muitas razões para os pacientes interromperem as injeções, mas independentemente disto, se tiverem uma história de sintomas e um resultado positivo em teste para um antígeno de um dos comprimidos de SLIT, eles serão candidatos a essa terapia. A terapia

pode até ajudar a trazer de volta alguns desses pacientes. Isto é discutido no final do capítulo.
- **"Não pode fazer SCIT, não pode pagar SLIT"**: Alguns pacientes podem não ser capazes de adaptar injeções semanais a seus estilos de vida por numerosas razões. Além disso, muitas seguradoras não cobrem a SLIT (não comprimidos), e alguns pacientes podem não ter recursos para bancar os custos. A cobertura para esses comprimidos geralmente é feita quando os pacientes possuem benefícios que englobam farmácia, a terapia pode ser feita em casa e, embora os comprimidos de SLIT possam não cobrir todos os alérgenos relevantes dos pacientes, com o seu uso esses pacientes podem ainda receber os benefícios da imunoterapia.
- **"Não estarei aqui por 5 anos"**: O curso da imunoterapia é geralmente de 5 anos. Embora ninguém possa prever com certeza que estará em uma certa área por, no mínimo, 5 anos, alguns pacientes sabem claramente que não estarão – militares, estudantes universitários, alguns homens e mulheres de negócios, jornalistas de TV/imprensa etc. Estes são apenas alguns exemplos de grupos de pacientes que podem se mudar com frequência, ou permanecer em um determinado local por um breve período. No entanto, isto não significa que não sejam candidatos à imunoterapia. Os comprimidos sublinguais da imunoterapia são fáceis de transportar em viagens e, além disso, podem ser obtidos em todo o país. Já que é possível prever que o paciente estará em certas áreas dos Estados Unidos, ou então que se está num mundo onde o antígeno tratado pelo comprimido SLIT está presente, usar o comprimido é apropriado.
- **"O polissensibilizado com picos"**: Pacientes polissensibilizados, que se queixam de sintomas em uma estação, ou têm sintomas muito leves em outras épocas do ano, mas há uma determinada estação que lhes causa problemas reais. Esses pacientes são bons candidatos aos comprimidos de SLIT para erva-de-santiago ou capim-rabo-de-rato, se tiverem sintomas correspondentes nas respectivas estações dessas gramíneas e testes positivos.
- **"O polissensibilizado sem picos"**: Pacientes polissensibilizados, que se queixam de sintomas durante o ano todo, sem picos sazonais, ou com sintomas sazonais muito leves. Se forem significativamente sensibilizados/sintomáticos a ácaros da poeira doméstica (HDM), esses pacientes serão bons candidatos à terapia com comprimidos para HDM.

31.4 Comprimidos de SLIT (Disponíveis nos Estados Unidos)

Atualmente existem quatro comprimidos de SLIT, disponíveis comercialmente, para uso nos Estados Unidos. Cada um deles será discutido brevemente, por antígeno. Um resumo das substâncias comuns aos quatro comprimidos é apresentado a seguir.

31.4.1 Capim-Rabo-de-Rato

- **Comprimido de extrato do alérgeno do pólen do capim-rabo-de-rato (Grastek)**: Para indivíduos com idades entre 5 e 65 anos, com sintomas de rinite/conjuntivite alérgica durante a estação das gramíneas e testes positivos para

alergia ao capim-rabo-de-rato ou a um membro da família dessa gramínea; o comprimido pode ser usado pré-sazonalmente/cossazonalmente iniciando cerca de 12 semanas antes do início da estação ou durante o ano todo por 3 anos para um efeito sustentado.
- **Dose:** Um comprimido ao dia (2.800 unidades alérgicas bioequivalentes [BAU]).

■ **Extrato de pólens alergênicos mistos (Oralair)** de grama vernal doce, grama-dos-pomares, centeio perene, capim-rabo-de-rato e grama azul do kentucky: Também conhecido como "o comprimido de cinco gramíneas." Para indivíduos com idades entre 10 e 65 anos, com sintomas de rinite/conjuntivite alérgica durante a estação das gramíneas e testes positivos para alergia ao capim-rabo-de-rato ou a um membro da família dessa gramínea. Usado pré-sazonalmente/cossazonalmente, iniciando cerca de 16 semanas antes do início da estação.
- **Dose:** Um comprimido ao dia por 18 anos e mais (índice de reatividade 300 [IR]). Por 10-17 anos, um comprimido com IR 100 no dia 1; dois comprimidos com IR 100 no dia 2; e, em seguida, um comprimido com IR 300.

> Em essência, para as alergias a um membro da família do capim-rabo-de-rato podem ser usados esses dois comprimidos. Porém, uma metanálise demonstrou a superioridade do comprimido de cinco gramíneas em relação ao comprimido de capim-rabo-de-rato.

31.4.2 Erva-de-Santiago

■ **Comprimido de extrato do alérgeno pólen de erva-de-santiago anã (Ragwitek):** Para indivíduos de 18 a 65 anos de idade, com sintomas de rinite/conjuntivite alérgica durante a estação da erva-de-santiago e testes positivos para alergia a essa erva (anã, gigante etc.); podem ser usados pré-sazonalmente/cossazonalmente iniciando cerca de 12 semanas antes do início da estação.
- **Dose:** Um comprimido ao dia (12 Amb a 1-Unit [Amb a 1-U]).

31.4.3 Ácaro da Poeira Doméstica

■ **O comprimido (Odactra) de extrato alergênico do ácaro da poeira doméstica (*Dermatophagoides farinae* e *D. pteronyssinus*):** Para indivíduos de 18 a 65 anos com sintomas de rinite/conjuntivite alérgica durante todo o ano e testes positivos para alergia a uma ou ambas as espécies de ácaros da poeira doméstica presentes no comprimido. Pode ser iniciado em qualquer período do ano.
- **Dose:** Um comprimido ao dia (12 SQ-HDM).

31.4.4 Comum a todos os Comprimidos de SLIT
■ Siga as instruções para uso de cada comprimido em particular.

31.4 Comprimidos de SLIT (Disponíveis nos Estados Unidos)

> Antes do início da terapia no consultório, não mande os pacientes para casa com um pacote inicial, nem envie este pacote pelo correio.

- **Devem ser iniciados no consultório:** Os pacientes devem tomar o primeiro comprimido no consultório e, em seguida, aguardar 30 minutos para certificar-se de não terem quaisquer reações adversas. Se não houver problemas ao iniciar, os pacientes poderão tomar todos os comprimidos subsequentes em casa.

> Peça aos funcionários de sua clínica de alergia para instruir os pacientes sobre como tomar esses comprimidos, e peça aos pacientes para demonstrar às enfermeiras o que aprenderam com essa primeira dose. Certifique-se de instruir os pacientes a lavar as mãos antes e depois de manusear os comprimidos. Os comprimidos desintegram-se facilmente, e suas partículas podem permanecer nas mãos dos pacientes.

- O uso "mediante prescrição" requer que uma forma de epinefrina autoinjetável seja prescrita ao paciente.
- Os pacientes não devem comer ou beber de 5 a 10 minutos antes ou após a administração.
- Alguns pacientes terão reações locais/efeitos colaterais leves. Estes são autolimitados, durando geralmente por até 15 minutos, e não causam perda de fala/deglutição.

Esses efeitos colaterais são similares aos que seriam esperados em um paciente que recebe injeções para alergia. Muitos pacientes terão algum edema, rubor e prurido/irritação no local da injeção discretos. Um fenômeno similar pode ocorrer por algumas semanas com os comprimidos SLIT. O uso diário de um anti-histamínico da escolha do paciente, por cerca de um mês, ajuda a limitar esses efeitos.

- Pacientes com agravamento dos sintomas/efeitos colaterais, como edema lingual, devem interromper a terapia.
- Os pacientes devem ligar e interromper a terapia, se ocorrer sintomas de esofagite eosinofílica potencial (sintomas graves/persistentes de refluxo apesar do tratamento).
- Os pacientes devem ligar e interromper a terapia, antes de quaisquer cirurgias orais/extrações dentárias, ou se ocorrer quaisquer úlceras orais/feridas abertas. Depois de curados, a maioria dos pacientes poderá reiniciar a terapia.

31.5 Canibalismo do Comprimido e Trazer Novos Pacientes à Clínica

Outra importante preocupação com os comprimidos de SLIT é que podem "canibalizar" a sua prática clínica com a SCIT, ou seja, eles não irão acrescentar novos pacientes à sua clínica assim como afastarão da SCIT os pacientes potenciais para injeções, diminuindo assim a sua receita financeira. Isto parece não ocorrer em nossa prática clínica atual.

A autora tem testemunhado que há um número significativo de pacientes que, independentemente da gravidade dos sintomas, não querem tomar injeções e não irão procurar os cuidados de um alergista, ou fazer um teste para alergia, porque a consulta com um alergista equivale a tomar injeção. Esse grupo de pacientes normalmente nunca procuraria os cuidados desse profissional, mas ao ouvirem falar em opções sem injeções passam a se interessar pela imunoterapia. Isto se assemelha ao efeito dos "balões sinusais" ou da sinuplastia com balão na cirurgia sinusal em clínicas de Otorrinolaringologia. A sinuplastia por balão é um tanto controversa, mas independentemente do lado escolhido na discussão sobre o balão sinusal, esse procedimento é atraente para os pacientes que nunca teriam considerado a cirurgia sinusal anteriormente. Embora raramente a autora realize esse procedimento, geralmente o paciente diz algo como: "Tenho terríveis problemas sinusais, mas isso nunca foi verificado porque meu irmão/minha irmã/(insira o parente aqui) foi submetido(a) à cirurgia sinusal no passado, e esta foi uma péssima experiência. Mas... Ouvi falar sobre esse tal balão sinusal..." Um fenômeno similar ocorre com o uso do comprimido de SLIT: Pacientes que "dessa água nunca beberiam" descobriram que existe uma opção sem injeções e passam a explorar as opções de tratamento.

> **Pérolas Clínicas** M!
>
> - O primeiro comprimido deve ser tomado no consultório, e o paciente deve aguardar por 30 minutos em seguida.
> - Os critérios para ser um candidato são similares aos da SCIT.
> - O uso "mediante prescrição" requer a prescrição de caneta de epinefrina.
> - Considere o seu uso em sua clínica. Você pode se surpreender ao encontrar um lugar para os comprimidos e que eles podem ajudá-lo a construir sua base de pacientes.

Bibliografia

[1] Devillier P, Dreyfus JF, Demoly P, Calderón MA. A meta-analysis of sublingual allergen immunotherapy and pharmacotherapy in pollen-induced seasonal allergic rhinoconjunctivitis. BMC Med. 2014; 12:71

[2] Wise SK, Lin SY, Toskala E, et al. International Consensus Statement on Allergy and Rhinology:Allergic Rhinitis. Int Forum Allergy Rhinol. 2018; 8(2):108–352

32 Imunoterapia pela Mucosa Oral

Christine B. Franzese

32.1 Tornando-se Parte da Rotina

Um importante fator na imunoterapia bem-sucedida é a adesão do paciente. Independentemente de quão bem a imunoterapia por injeção subcutânea (SCIT) funcione, se o paciente não comparecer para tomar suas injeções, então a SCIT não funcionará para esse paciente. O mesmo ocorre com a imunoterapia sublingual com gotas aquosas (SLIT), se o paciente não as tomar conforme orientado, então a SLIT não funcionará para ele. Incorporar o tratamento da alergia do paciente em sua rotina diária pode facilitar sua adesão à terapia. Um exemplo é o creme dental para alergia. A maioria das pessoas escova seus dentes todos os dias, como parte de sua rotina, e as recomendações são para que a escovação seja realizada por 2 minutos – o mesmo período de tempo em que o paciente precisa manter as gotas aquosas da SLIT sob a língua. Por que não aproveitar isto?

32.2 Creme Dental para Alergia – O que Dizer?

A imunoterapia pela mucosa oral (OMIT) é uma maneira diferente de entregar o antígeno ao sistema imune, usando um veículo à base de glicerina que não contém flúor. Envolve o aproveitamento da densidade e características das células de Langerhans orais. As células de Langerhans na cavidade oral têm alta afinidade pelos receptores da imunoglobulina E (IgE), são capazes de se ligar e de apresentar antígenos processados às células T locais, bem como induzir uma resposta inibitória da célula T *helper* (T_h2). Embora tanto a SLIT como a OMIT utilizem essas células, descobriu-se que a mucosa sublingual (onde a SLIT é colocada) possui a menor densidade, enquanto as regiões bucal e vestibular (o que a OMIT aproveita) possuem a maior densidade dessas células.

32.3 Uma Palavra antes de Iniciar

Esta é uma terapia para alergia relativamente nova que ainda conta com escassa literatura de apoio, mas se encontra atualmente sob mais investigação. Existem alguns estudos na literatura demonstrando sua eficácia, mas essa terapia ainda não foi estudada quase tão extensamente quanto a SCIT ou a SLIT. Entretanto, vem sendo utilizada atualmente na prática clínica. Se um profissional de saúde optar pelo uso dessa terapia como parte do tratamento, ele não deve deixar de informar os pacientes que, assim como nas gotas da SLIT, a OMIT não tem cobertura do seguro, e o paciente tem de arcar com as despesas.

32.4 Quem É Candidato à OMIT?

Quem escova os dentes pelo menos uma vez ao dia é candidato à OMIT. Como se discutiu nos capítulos imediatamente precedentes: qualquer pessoa com sintomas de doença alérgica, teste positivo para alergia que se correlaciona com seus sintomas, não apresente comorbidades médicas, que reduziriam a chance de sobrevivência no caso de anafilaxia, não esteja grávida ao início da terapia, não apresente asma não controlada ou mal controlada e não esteja utilizando quaisquer medicamentos que compliquem o tratamento, se ocorrer anafilaxia.

32.5 Como Misturar a Imunoterapia pela Mucosa Oral?

O creme dental para imunoterapia pela mucosa oral é disponibilizado em um *kit* contendo a base em creme dental à qual é adicionado o antígeno, um dispensador ao qual é adicionado o creme dental com o alérgeno misturado e, além disso, suprimentos montados para a mistura, como abaixadores de língua estéreis (▶ Fig. 32.1). A mistura do creme dental deve ocorrer na mesma área onde outros frascos são misturados, em uma área de acordo com a USP 797 por funcionários treinados de maneira adequadamente depois de feita a limpeza da área designada de acordo com o protocolo.

Em geral, o creme dental é compatível com antígenos glicerinados, e seu conteúdo total, somado a qualquer diluente necessário, será de 20 mL. Para efetuar a mistura, são adicionados 2 mL de cada antígeno que se deseja utilizar no tratamento à base de creme dental, que acomoda um máximo de 10 antígenos. Se menos de 10 antígenos forem utilizados, adiciona-se glicerina para elevar

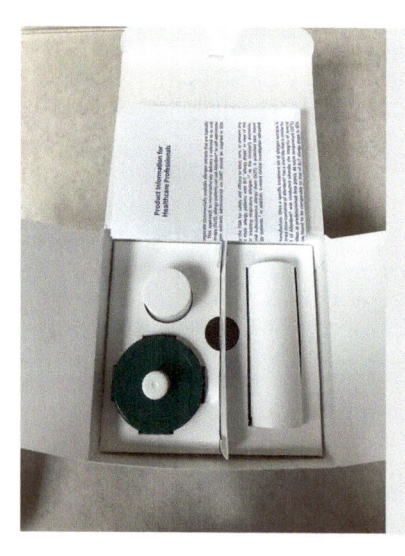

Fig. 32.1 Os conteúdos de um *kit* da OMIT.

32.6 Como Usar a Imunoterapia pela Mucosa Oral?

o volume total a 20 mL. Se for desejável o tratamento com mais de 10 antígenos, deve-se tomar a decisão de usar menos de 2 mL por antígeno, ou misturar 2 tubos de creme dental.

32.6 Como Usar a Imunoterapia pela Mucosa Oral?

Tipicamente, a maioria das pessoas escova os dentes duas vezes ao dia, e a dosagem da OMIT também é de duas vezes ao dia, usando a bomba do dispensador de creme dental (▶ Fig. 32.2). Os pacientes devem escovar seus dentes durante 2 minutos, conforme recomendação dos dentistas. Pode ser útil para o paciente adquirir escovas de dente com som musical que dure 2 minutos, ou acendam durante 2 minutos, ou então dispor de algum método para cronometrar sua escovação. Se o paciente escovar os dentes uma vez ao dia, a dosagem poderá ser alterada para duas bombas uma vez ao dia.

> Esse creme dental não contém flúor. Se um paciente de alto risco dentário, que está em tratamento, necessitar de flúor, então pode-se fazer um pedido a uma farmácia de manipulação para adicionar o flúor à base de creme dental (o que a autora não recomenda pois se tornaria um método caro), ou ajustar a dosagem para uma vez ao dia, para que o creme dental da terapia seja usado uma vez, enquanto o creme dental necessário, prescrito ao paciente sob alto risco dentário, será usado outras vezes ao longo do dia (a autora recomenda isso por ser um método mais barato).

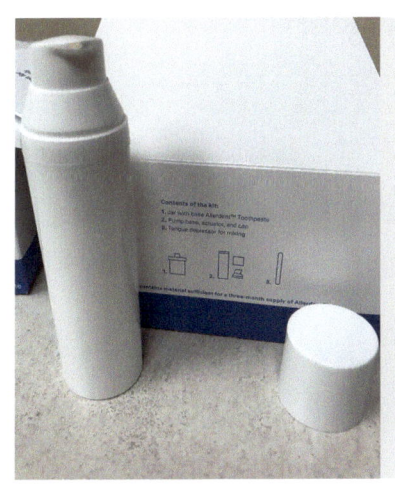

Fig. 32.2 O creme dental é misturado, e, em seguida, é colocado na bomba dispensadora de creme dental.

Na primeira utilização, o paciente deve escovar os dentes na clínica, com o creme dental para alergia, e então aguardar 30 minutos para certificar-se de que pode tolerá-lo sem um evento adverso. Os efeitos colaterais e os eventos adversos são similares aos observados na SLIT. O fornecimento de uma prescrição de epinefrina autoinjetável ao paciente fica a critério do profissional de saúde.

> No momento, a base de creme dental é disponibilizada em dois sabores, menta e frutas silvestres (▶ Fig. 32.3). Embora minha clínica disponha de ambos os sabores, de longe o mais popular é o sabor menta, mesmo para crianças pequenas. Caso você inicie usando primeiramente a OMIT, recomenda-se ter no estoque uma quantidade maior do sabor menta.

Os pacientes geralmente são monitorados para adesão e resposta, a cada 6 meses, no primeiro ano. Se não houver melhora dos sintomas, deve-se interromper a OMIT, e o plano de tratamento deve ser reavaliado, como em qualquer imunoterapia não responsiva. Se o paciente apresentar melhora significativa dos sintomas, o paciente deverá então ser monitorado em base anual, por 3 a 5 anos, ou até que a terapia seja descontinuada.

32.7 Uma Palavra antes de Terminar

A autora usa a OMIT em sua clínica pessoal de alergia e descobriu que essa terapia é útil e eficaz. Entretanto, para uma clínica de alergia no início, geralmente não se recomenda o uso da OMIT. O médico deve adquirir mais experiência antes de utilizá-la. A autora considera a OMIT muito útil em certas populações selecionadas — quem quer que seja candidato à SCIT ou SLIT, mas cuja adesão à terapia seja um problema decorrente da profissão, ou esquecimento (alguns adultos que trabalham), ou incapacidade de realizar a mecânica das gotas SLIT (*i. e.*, de manter as gotas SLIT sob a língua durante 2 minutos), como as crianças pequenas.

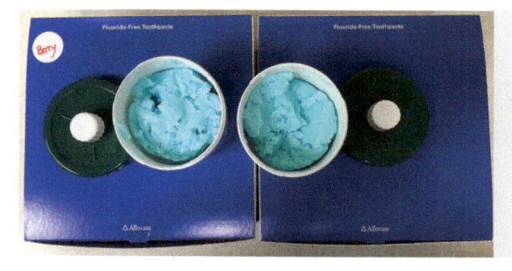

Fig. 32.3 A base em creme dental é disponibilizada em 2 sabores diferentes, menta e frutas silvestres, cuja cor é idêntica, mas diferem muito no odor.

Pérolas Clínicas

- Este é um sistema diferente de entrega de antígeno, que usa base glicerinada de creme dental sem flúor.
- Os critérios para ser um candidato são similares aos de SCIT/SLIT.
- Epinefrina autoinjetável é prescrita a critério do profissional de saúde.
- Misturado com o uso de 2 mL por antígeno glicerinado, totalizando 20 mL deste antígeno adicionado a qualquer diluente.
- No primeiro uso, o paciente deve escovar os dentes com o creme dental, na clínica, por 2 minutos e, então, aguardar 30 minutos.
- A dosagem é uma bomba para duas escovações ao dia; duas bombas para uma escovação ao dia.

Bibliografia

[1] Reisacher W, Rudner S, Kotik V. Oral mucosal immunotherapy using a toothpaste delivery system for the treatment of allergic rhinitis. Int J Pharm Compd. 2014; 18(4):287–290
[2] ReisacherWR, Suurna MV, Rochlin K, Bremberg MG, Tropper G. Oral mucosal immunotherapy for allergic rhinitis: a pilot study. Allergy Rhinol (Providence). 2016; 7(1):21–28

33 Tratamento: Monossensibilização *Versus* Polissensibilização

Christine B. Franzese

33.1 A Eterna Pergunta

Tratar ou não tratar? Esta é a pergunta com a qual todo profissional de saúde se depara ao selecionar antígenos para colocar no frasco de imunoterapia de um paciente. Como discutido no Capítulo 3, existe uma diferença clínica entre polissensibilização e polialergia. Todo alérgeno com teste positivo deve ser tratado? Apenas um ou alguns antígenos são necessários – com base nos sintomas do paciente ou nos resultados do teste ou potência do antígeno, ou em alguns outros critérios? Esta pergunta é bastante controversa, e a forma como ela é respondida pode ser influenciada pela localização geográfica, conhecimento atual e atitudes/confiança/crenças do profissional de saúde. Se esta pergunta for abordada pelo clínico de maneira consciente ou não, é algo a ser conciliado sempre que a prescrição de um frasco for criada.

33.2 Tratando o Paciente Monossensibilizado/ Monoalérgico e o Paucissensibilizado/ Paucialérgico

Tratar esses tipos de pacientes, à primeira vista, parece simples. Alguns poderiam argumentar que tratar esse tipo de paciente é fácil porque esse tipo de paciente não existe. Isto não é verdade. Apesar da variação geográfica da prevalência de pacientes com mono/paucissensibilização *versus* polissensibilização, esses pacientes estão presentes em âmbito mundial. É menos provável que esses pacientes procurem tratamento, porque os alérgenos, a que são sensíveis, são evitáveis ou bem controlados com medicamento. Independentemente disso, o médico pode encontrar pacientes que se enquadram nessa categoria, havendo algumas perguntas sobre o tratamento que precisam ser conciliadas.

Os pacientes têm "alergias" suficientes que "necessitam" de tratamento? As enfermeiras da clínica de alergia da autora, de vez em quando, fazem esta pergunta, ou uma variante dela, após testar um paciente – "Esse paciente é alérgico o suficiente para receber injeções? Os alérgenos são positivos o suficiente?" Ao criar um plano de tratamento, esta é a pergunta errada a fazer. O tratamento do paciente deve ser individualizado, e a decisão de tratar ou não tratar deve basear-se em sintomatologia do paciente, falta de controle dos sintomas com medicamento(s) e/ou desejo do paciente de fazer o tratamento, e não nos resultados de teste somente. Nunca deve ser com base em um número apenas – seja o número de resultados positivos de teste, o tamanho de uma pápula cutânea ou algum outro número arbitrário.

Esses pacientes não podem ser tratados com medicamentos? Claro. Qualquer paciente pode ser tratado com medicamento somente, incluindo os pacientes polissensibilizados. As perguntas mais importantes a serem respondidas são: "Esse(s) medicamento(s) está(ão) controlando os sintomas desse paciente sem efeitos colaterais significativos?", e "É dessa maneira que o paciente deseja ser tratado?"

> Esses pacientes podem ser excelentes candidatos à terapia sublingual com comprimidos.

33.3 Tratando o Paciente Polissensibilizado/Polialérgico: Mono/Pauciterapia

Este tipo de paciente pode representar um grande desafio, particularmente ao optar por ser tratado com mono/pauciterapia. Como selecionar os antígenos corretos? Quantos destes antígenos serão tratados? É útil lembrar que a discussão no Capítulo 3 não equipara alergias. Comparar os sintomas do paciente aos resultados positivos de um teste pode ser útil na seleção do(s) antígeno(s) correto(s), mas existe o potencial de que a história somente pode não revelar todas as exposições importantes. A reação cruzada e a sensibilização a pan-alérgenos também devem ser consideradas ao tratar o paciente polissensibilizado. A reação cruzada ocorre quando anticorpos da imunoglobulina E (IgE) reagem com alérgenos estruturalmente similares em espécies intimamente relacionadas, como bétula e amieiro ou choupo e álamo. Acredita-se que os pan-alérgenos são famílias de proteínas relacionadas envolvidas nos processos vitais gerais, e de ampla distribuição na natureza. Por causa das regiões e estruturas de sequência altamente conservadas dessas proteínas, elas podem demonstrar reação cruzada apesar de serem organismos não relacionados.

Há evidência de que o uso de monoterapia melhora os sintomas alérgicos no paciente polissensibilizado/polialérgico. A eficácia dos comprimidos SLIT de gramíneas, erva-de-santiago e ácaros da poeira doméstica em pacientes monossensibilizados e polissensibilizados tem sido examinada, não sendo encontrada redução da eficácia em pacientes polissensibilizados em nenhum desses estudos. Os estudos Polysensitization Impact On Allergan Immunotherapy (POLISMAIL) foram realizados em um ambiente de vida real, em séries observacionais multicêntricas, para examinar o impacto clínico das polissensibilizações. A série POLISMAIL demonstrou que a imunoterapia com um ou dois extratos de alérgenos pode alcançar melhora significativa em pacientes polissensibilizados.

33.4 Tratando o Paciente Polissensibilizado/Polialérgico: Politerapia

A politerapia é muito popular nos Estados Unidos e, certamente, parece mais fácil tratar o paciente polissensibilizado com politerapia. Essa terapia parece tranquilizar o clínico (e o paciente) de que "não se está perdendo nada" e que o paciente está sendo tratado com tudo o que é relevante. Nem sempre é fácil descobrir todas as exposições relevantes do paciente e, ainda que o componente no resultado do teste possa ser útil no futuro, para provocar uma reação cruzada ou a sensibilização a pan-alérgenos, sua utilidade atual na prática clínica ainda precisa ser estabelecida. Além disso, o tamanho do frasco é limitado e diante de um paciente com um grande número de sensibilidades, o profissional de saúde poderá ainda deparar-se ao dilema: o que não deve colocar no frasco. Misturas de antígenos podem ser usadas, mas isto levanta preocupações sobre o que, exatamente, está sendo tratado, e os antígenos relevantes estariam sendo diluídos por antígenos menores ou não relevantes.

Além disso, falta boa evidência de apoio à eficácia da politerapia ou de sua superioridade em relação à mono/pauciterapia em pacientes polissensibilizados. Certamente, o custo da realização de um estudo de alta qualidade, randomizado, controlado, multi-institucional, comparando a mono/pauciterapia à politerapia seria enorme, além de ser muito complicado, o que provavelmente é a razão para a falta dessas evidências.

Se um profissional de saúde optar pela politerapia, ele deverá conciliar esse fato: faltam publicações sobre evidências clínicas de apoio ao que está sendo realizado. Ainda, nos Estados Unidos, a maioria dos alergistas pratica a politerapia.

33.5 Implicações Financeiras

A autora encoraja o profissional de saúde a calcular antecipadamente o custo dos frascos de injeção ou dos frascos sublinguais. A maioria dos alergistas nunca fez esse exercício. Os antígenos são caros, e o custo parece crescer constantemente todos os anos. O número de antígenos colocados no frasco de tratamento impacta diretamente o custo de cada frasco e a rentabilidade do profissional de saúde. Particularmente no caso de politerapia, quanto mais antígenos no frasco de tratamento, mais cara será a produção desse frasco; o ganho será inferior ao custo de cada frasco. Por outro lado, pelo mesmo preço, quanto menos antígenos no frasco, maior será o ganho.

É claro, as decisões de tratamento do paciente não devem ser com base no custo de um determinado frasco, mas isso tem relevância na saúde financeira da prática médica do clínico e, no mínimo, ele deve estar ciente do custo. O conhecimento dos custos de cada frasco pode auxiliar o profissional de saúde a reprimir seu desejo de colocar cada um dos antígenos positivos dentro do frasco de um paciente.

33.5 Implicações Financeiras

O cálculo do custo de um frasco de SCIT ou SLIT pode parecer desalentador a princípio, caso você nunca o tenha feito. Simplifique. Divida os custos totais dos antígenos pelo número de antígenos que você usa para obter uma estimativa aproximada por antígeno. Depois faça o mesmo com diluentes e frascos. Acrescente-os tendo a certeza de considerar o número de antígenos que você adiciona em um frasco para obter uma estimativa do custo de um frasco de SCIT/SLIT.

Pérolas Clínicas M!

- Baseie as decisões de tratar com imunoterapia em sintomas, não em números.
- Mono/pauciterapia funciona em pacientes polissensibilizados.
- Saiba qual é o custo de seus frascos de tratamento. Quanto mais antígenos, mais alto o custo.

Bibliografia

[1] Ciprandi G, Incorvaia C, Puccinelli P, Scurati S, Masieri S, Frati F. The POLISMAIL lesson: sublingual immunotherapy may be prescribed also in polysensitized patients. Int J Immunopathol Pharmacol. 2010; 23(2):637–640
[2] Damask C. Immunotherapy: Treating with Fewer Allergens? Otolaryngol Clin North Am. 2017; 50(6):1153–1165

Parte 5

Emergências em Alergia

34 Anafilaxia — *176*
35 Outras Urgências e Emergências — *184*

34 Anafilaxia

Christine B. Franzese

34.1 Fique Calmo e Administre Epinefrina

Na maior parte do tempo, uma clínica de alergia funciona tranquilamente com poucos problemas. Em algum momento, porém, um paciente apresentará anafilaxia no consultório. Longos períodos de horas calmas são a norma, mas estes serão interrompidos abruptamente por um paciente que apresente uma reação alérgica séria, possivelmente com risco de vida. Então, guarde este conselho: a preparação é a chave para tratar a anafilaxia. Afixe em locais-chave de seu consultório cartazes com o protocolo anafilático, e também com os sinais/sintomas de anafilaxia para que as equipes da clínica os identifiquem rapidamente. Designe funcionários para verificar regularmente os suprimentos de emergência. Reponha e descarte medicamento e equipamento com data de vencimento expirada. Faça treinamentos regulares para anafilaxia e, mais importante: Mantenha a calma e administre epinefrina.

34.2 Uma Pitada de Prevenção

Embora seja impossível evitar todas as situações potenciais que podem induzir anafilaxia (além da escolha por não praticar a alergologia), existem certas medidas que podem ser adotadas para ajudar a reduzir ou minimizar o risco de ocorrência de uma reação séria.

- Selecione candidatos apropriados para teste cutâneo e imunoterapia. Veja na ▶ Tabela 34.1 uma lista de pacientes que podem apresentar maior risco de reações adversas.
- Para ajudar a minimizar o erro humano, utilize sistemas em seu lugar; faça dupla checagem das prescrições em frasco e das anotações de mistura. Confirme duplamente as identidades dos pacientes e leia novamente as informações de cada frasco para se certificar de que é o frasco correto para o paciente correto; realize a dupla checagem da dosagem antes da administração de injeção.
- Tenha um procedimento operatório padrão (SOP) para os procedimentos de teste, mistura e administração de injeções. Reveja-o periodicamente com a equipe, assegure-se de observá-lo e que funcionários novos sejam treinados adequadamente no procedimento.

Tabela 34.1 Pacientes em risco mais alto de reações alérgicas sérias

- Pacientes que apresentaram uma reação ou episódio sério anterior de anafilaxia
- Asmáticos não controlados ou mal controlados
- Pacientes em uso de certos medicamentos que aumentam o risco ou compliquem o tratamento:
  - Betabloqueadores
  - Inibidores da enzima conversora de angiotensina
  - Bloqueadores de receptores da angiotensina
  - Antidepressivos tricíclicos (selecionados)
- Crianças muito pequenas
- Testar/tratar pacientes muito sensíveis quando está vigente "a estação" de seu alérgeno

34.3 Prepare-se para o Pior

- Estabeleça um protocolo de anafilaxia na clínica. Afixe um cartaz em todas as salas de tratamento do paciente ou áreas de cuidados ao paciente alérgico com esse protocolo. Veja na ▶ Fig. 34.1 um exemplo de protocolo.

> Se o seu protocolo de anafilaxia não listar claramente os medicamentos e dosagens, afixe um cartaz com uma lista de medicamentos de emergência constando dosagens também. Se você atende crianças, afixe um cartaz com as doses pediátricas ou em mg/kg.

- Mantenha um *kit*/carrinho de emergência em alergia ou anafilaxia (▶ Fig. 34.2a, b; ▶ Fig. 34.3).
- Realize treinamento para anafilaxia a intervalos periódicos.
- Designe funcionários para checar suprimentos de emergência e reponha/descarte equipamento/medicamentos vencidos.
- Tenha um método de comunicação predeterminado (ligar pedindo ajuda, *walkie talkies*, sistema de intercomunicação) para emergências e designe antecipadamente os papéis dos funcionários (quem ligará para 192 etc.)

Protocolo para anafilaxia: ADULTOS E CRIANÇAS

Quando múltiplas opções são listadas para uma etapa, o primeiro medicamento, dose, via são os preferidos

ETAPAS:
1. Remova o alérgeno indutor, se possível
2. Avalie a via aérea, respiração, circulação e orientação; se necessário, dê suporte à via aérea usando o método menos invasivo, mas eficaz (p.ex., ambu-válvula-máscara)
3. Inicie RCP /métodos de compressões (100/min) se ocorrer parada cardiovascular em algum momento
4. Injete epinefrina, podendo repetir a cada 5–15 minutos, como indicado:
Use autoinjetor na lateral da coxa – Injetor de 0,3 mg para Adultos e Crianças com mais de a 30 kg
– Injetor de 0,15 mg para crianças com 30 kg ou menos
Alternativa, Epinefrina 1:1.000 em ampola. A dose é 0,3 – 0,5 mg (0,01 mg/kg para crianças) por via intramuscular na lateral da coxa

Se houver resposta inadequada à(s) injeção(ções) IM, administre infusão contínua de epinefrina por microgotejamento
Ou bomba de infusão; adicione 1 mg (1 mL de 1:1.000) de epinefrina a 1 L de 0,9 de solução salina 0,9% ;

Inicie a infusão a 2 g/min (2 mL/min = 120 mL/h) e aumente até 10 g/min
(10 mL/min = 600 mL/min); titule a dose com monitoramento contínuo

5. PEÇA AJUDA! Chame a assistência apropriada e ligue para 192

6. Coloque adultos e adolescentes em posição recostada; coloque crianças pequenas em posição confortável ;
Coloque a paciente grávida em decúbito lateral esquerdo

7. Oxigênio:
Se a SpO2 for 95-100%, administre por cânula nasal a 2-4 lpm
Se a SpO2 for 90-95%, administre via máscara facial simples a 8-10 L/min
Se a SpO2 for inferior a 90%, administre via máscara facial sem respirador a 15 lpm

8. Estabeleça a reposição de fluido IV; mantenha aberto com solução salina 0,9 % , infunda os fluidos a uma taxa rápida aberta para uma <u>pressão sanguínea inferior a 100/60 mmHg</u> ou até 30 mL/kg na primeira hora para crianças.

Cuidado com os pacientes com história conhecida de sobrecarga de volume, como ICC ou doença renal

<u>MEDIDAS ADICIONAIS</u>
8. <u>Anti-histamínico H1</u> – administre 25-50 mg de difenidramina IM para adultos e 1 mg/kg (máximo de 50 mg) para crianças;
Alternativa, use 10 mg de cetirizina [Zyrtec] por via oral
9. Se houver sibilos ou respiração difícil, administre Salbutamol 2 inalações MDI; repita SOS a cada 15 minutos
Alternativa: 2,5-5 mg de salbutamrol nebulizado em 3 mL de solução salina; repita SOS a cada 15 min

Fig. 34.1 Um exemplo de um protocolo para anafilaxia no consultório.

34.3 Prepare-se para o Pior

> 10. PARA PACIENTES SOB BETABLOQUEADORES:
> Se não houver resposta à epinefrina, administre 1-5 mg de Glucagon lentamente por via intravenosa
> durante 5 min
> CUIDADO: a administração rápida de glucagon pode induzir vômito
> 11. Se a reação ocorrer após uma injeção subcutânea, coloque torniquete acima do local da injeção. Pode também injetar 1-2 mL de lidocaína a 1% com epinefrina 1:100.000 no local da injeção
> 12. Esteroides:
> Metilprednisolona: 1-2 mg/kg até 125 mg por dose, IM, IV [diluída em 10 mL de NS], ou Dexametasona por via oral: 10-20 mg IM/IV adultos, 4-10 mg IM/IV crianças

Fig. 34.1 *(Cont.).*

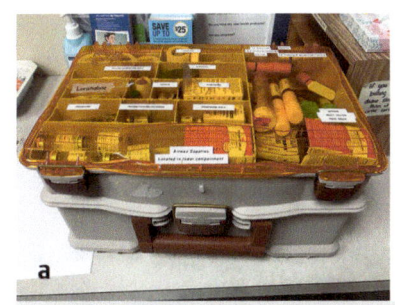

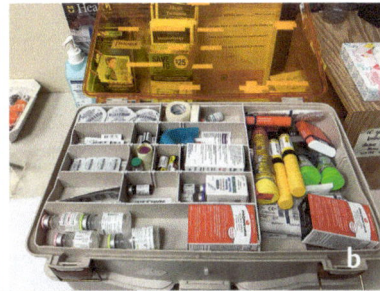

Fig. 34.2 (a) Um *kit* de anafilaxia. Deve ser mantido destrancado, em um local de fácil acesso, e reabastecido regularmente. **(b)** Medicamentos dentro de um *kit* de anafilaxia. Certifique-se de descartar e repor medicamentos vencidos.

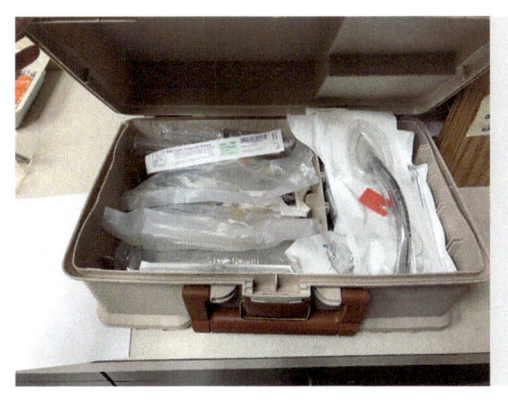

Fig. 34.3 *Kits* para via aérea e outros suprimentos que podem estar presentes no *kit* de anafilaxia.

34.4 Quando Ocorre Anafilaxia

A primeira etapa é identificar a anafilaxia em potencial ou suspeitada. Se você achar que pode ser anafilaxia, trate como anafilaxia até prova em contrário. A ▶ Tabela 34.2 lista alguns sinais e sintomas de anafilaxia.

Suspeite de anafilaxia se:

- O paciente foi exposto a um alérgeno e desenvolver dois ou mais sintomas da ▶ Tabela 34.2.
- O paciente desenvolver sintomas cutâneos/mucosos com sintomas respiratórios ou hipotensão.
- Após a exposição a um alérgeno, desenvolve-se hipotensão.

Se houver suspeita de anafilaxia, inicie o tratamento seguindo o seu protocolo

As etapas importantes a seguir são:

1. Remova qualquer alérgeno incitante (se viável), avalie o paciente, inicie a reanimação cardiopulmonar (RCP), se indicado.
2. Injete epinefrina. Veja na ▶ Tabela 34.3 as dosagens; pode repetir a cada 5 a 15 minutos, como indicado.
3. Ligue para 192 (ou o número local de emergência). Peça ajuda! Chame a assistência adicional de enfermagem/consultório.
4. Coloque o paciente em posição supina ou em posição confortável se houver problemas de via aérea. Pacientes grávidas são posicionadas sobre o lado esquerdo.
5. Administre oxigênio. Veja ▶ Tabela 34.3.
6. Se estiver hipotenso, obtenha um acesso intravenoso (IV) e administre fluidos.
7. Para sibilos/dispneia que não melhora com a epinefrina, administre salbutamol. Veja ▶ Tabela 34.3.

Tabela 34.2 Sinais e sintomas de anafilaxia

Pele	Respiratória
- O IUrticária, angioedema - Prurido sem urticária/erupção cutânea - Rubor	- Sibilos, tosse, pigarro - Dificuldade respiratória, coriza - Angioedema no trato aerodigestivo superior
Alterações na pressão sanguínea	**Abdominal/gastrointestinal**
- Hipotensão, síncope - Tonturas, sudorese	- Náusea, vômito, diarreia - Dor abdominal
Outros sintomas	
"Sensação de que algo horrível vai acontecer", cefaleia, incontinência, convulsões, confusão, gosto metálico na boca.	

34.4 Quando Ocorre Anafilaxia

Tabela 34.3 Doses de medicamentos que podem ser administrados como parte de um protocolo para anafilaxia

Epinefrina

- Administre na lateral da coxa

- Autoinjetor: injetor de 0,3 mg para pacientes > 30 kg; injetor de 0,15 mg para pacientes 15-30 kg; injetor de 0,1 mg (se disponível) para 7,5-15 kg

- Ampola de epinefrina 1:1.000: 0,3-0,5 mg (0,01 mg/kg para crianças) IM

- Infusão contínua por microgotejamento ou bomba de infusão: Adicione 1 mg (1 mL de 1:1.000) de epinefrina a 1 L de solução salina a 0,9%; inicie a infusão a 2 µg/min (2 mL/min = 120 mL/h) e aumente até 10 µg/min (10 mL/min = 600 mL/h); titule a dose com monitoramento contínuo

Oxigênio

- Se a SpO_2 for 95-100%, administre via cânula nasal a 2-4 L/min

- Se a SpO_2 for 90-95%, administre via máscara facial simples a 8-10 L/min

- Se a SpO_2< 90%, administre via máscara facial sem respirador a 15 L/min

Reposição de fluido IV

- A administração de fluidos 0,9% deve correr a uma taxa rápida aberta para pressão sanguínea < 100/60 ou até 30 mL/kg na primeira hora para crianças[a]

Anti-histamínico H1

- Difenidramina: Administre 25-50 mg IM para adultos e 1 mg/kg (máx. 50 mg) para crianças

- Alternativamente, use 10 mg of cetirizina/loratadina por via oral

Agonista Beta-2

- Salbutamol: 2-4 inalações MDI; repita SOS a cada 15 min

- Alternativa: 2,5-5 mg de salbutamol nebulizado em 3 mL de solução salina; repita SOS a cada 15 min

Esteroides

- Metilprednisolona: 1-2 mg/kg até 125 mg por dose, IM, IV (diluída em 10 mL de solução salina), ou via oral

- Dexametasona: 10-20 mg IM/IV para adultos, 4-10 mg IM/IV para crianças

Glucagon

- 1-5 mg IV lentamente durante 5 min[b]

Abreviações: IM, via intramuscular; IV, via intravenosa; MDI, inalador com dose medida; SS, solução salina normal; SOS, se necessário; SpO_2, saturação de oxigênio sanguíneo.
[a]Tenha cuidado com pacientes com história conhecida de sobrecarga de volume, como insuficiência cardíaca congestiva (ICC) ou doença renal.
[b]Cuidado: A administração rápida de glucagon pode induzir vômito.

Considerações adicionais de tratamento:

- Anti-histamínicos H1 (*i. e.*, difenidramina). Veja a dosagem na ▶ Tabela 34.3.
- Corticosteroides (*i. e.*, metilprednisolona). Veja a dosagem na ▶ Tabela 34.3.
- Para pacientes em uso de betabloqueadores não responsivos à epinefrina, administre glucagon. Veja ▶ Tabela 34.3.

> Cuidado com a administração de glucagon. A administração rápida pode induzir vômito.

34.5 Uma Palavra sobre a Epinefrina

A anafilaxia ocorre em um espectro que vai de leve a extremamente grave. Há escalas de graduação para classificar a gravidade da anafilaxia, e incluem graus leves de anafilaxia. Epinefrina pode, e deve, ser usada para tratar todas as formas de anafilaxia e a sua administração precoce salva vidas. A epinefrina é o único medicamento que demonstrou melhorar a sobrevivência em episódios de anafilaxia, e pode ser necessário administrá-la mais de uma vez. Apesar do fato de não haver contraindicações absolutas à administração de epinefrina e seu uso precoce salvar vidas, esse medicamento adquiriu o estigma de ser um medicamento "sério", assim, a anafilaxia tem que ser "grave o suficiente" para ser administrada. Infelizmente, não há como predizer quais episódios de anafilaxia leve evoluirão e quais não. Se você suspeitar que seu paciente está em anafilaxia e pensa em administrar epinefrina, não espere — administre-a.

34.6 Espere o Melhor

Após qualquer evento alérgico adverso ou anafilaxia (mesmo nos casos leves), é útil realizar "comentários pós-procedimento". Estes podem ser feitos imediatamente após um evento ou em formato de reunião, onde todos os eventos que ocorrerem em um dia/uma semana/um mês são revistos. Discuta o evento ou eventos com a equipe — o que correu bem, o que poderia ser melhorado, quaisquer obstáculos encontrados, e o que poderia ter prevenido ou melhorado a situação. Esses comentários pós-procedimento podem ser úteis para ajustar, atualizar, ou mudar os procedimentos atualmente em prática, para que eventos adversos futuros possam ser prevenidos.

Pérolas Clínicas

- Esteja preparado com um protocolo para anafilaxia — afixe-o em cartaz, pratique, planeje-o
- Certifique-se de que dispõe de suprimentos de emergência e medicamentos não vencidos.
- Conheça os possíveis sintomas de anafilaxia — se achar que pode ser anafilaxia, trate como anafilaxia até prova em contrário.
- Epinefrina, epinefrina, epinefrina. Ela salva vidas. Administre-a precocemente para qualquer caso confirmado ou suspeitado de anafilaxia. Se você pensar em administrar epinefrina, administre-a.
- Faça um breve comentário pós-procedimento — saiba o que correu bem, considere maneiras para melhorar o que não correu bem.

Bibliografia

[1] Campbell RL, Li JTC, Nicklas RA, Sadosty AT, Members of the Joint Task Force, Practice Parameter Workgroup. Emergency department diagnosis and treatment of anaphylaxis: a practice parameter. Ann Allergy Asthma Immunol. 2014; 113(6):599–608
[2] Lieberman P, Nicklas RA, Randolph C, et al. Anaphylaxis–a practice parameter update 2015. Ann Allergy Asthma Immunol. 2015; 115(5):341–384

35 Outras Urgências e Emergências

Christine B. Franzese

35.1 Um Cavalo com Listras

Um dos parceiros da autora gosta de dizer, "Às vezes, não é uma zebra, mas apenas um cavalo com listras". Embora a anafilaxia seja algo para a qual toda clínica de alergia deve estar preparada para tratar, felizmente é bastante incomum. Outros eventos adversos podem ocorrer com mais frequência, e o clínico também precisa estar preparado para estes a fim de os identificar e tratar. Algumas dessas reações são similares, ou podem mimetizar a anafilaxia. Algumas dessas reações podem ser parte de uma reação anafilática. O estabelecimento de protocolos e educar, não apenas a si mesmo, mas a sua equipe da clínica de alergia na identificação precoce e etapas a adotar para controlar/tratar essas outras reações, irão auxiliar seu consultório a estar preparado para lidar com qualquer tipo de equino que se apresente nesse dia.

35.2 Reações Locais

As reações locais são de dois tipos: Imediatas ou retardadas.

- **Imediatas:** Ocorrem dentro de uma hora após a imunoterapia com injeção subcutânea (SCIT); são vistas frequentemente.
- **Retardadas:** Ocorrem de 8 a 24 horas após a injeção SCIT ou teste cutâneo; são vistas frequentemente.

Os sintomas incluem edema de extensão variável, rubor, prurido no local da área de injeção/teste.

Ambos os tipos de reações podem ser tratados com anti-histamínicos orais, gelo e pomadas de corticosteroide tópico. A pré-medicação com um anti-histamínico oral antes da injeção pode ajudar.

> Peço a meus pacientes para pré-medicar-se com o anti-histamínico oral de sua escolha na noite anterior ou na manhã de sua injeção SCIT. Também é útil educar os pacientes sobre o que são as reações locais e seus sinais/sintomas.

Grandes reações locais com mais de 30 mm de diâmetro (maior que uma moeda de meio dólar) e os pacientes devem ser instruídos a relatar sua ocorrência. Embora extensas reações locais repetidas não mostrem tendência a progredir para reações sistêmicas, alguns profissionais de saúde irão ajustar a dose de SCIT para essas grandes reações.

35.3 Reação Vasovagal

Essas reações podem mimetizar reações alérgicas sistêmicas e são vistas frequentemente durante testes e injeções.

Os sintomas incluem pressão baixa/normal, sudorese, palidez, fraquezas, náusea e vômito.

Essa reação pode resultar em breve perda de consciência e até movimentos tônico-clônicos, mas não deve haver perda de controle intestinal ou vesical. Os pacientes se descrevem como tendo "sensação de estar zonzos/fracos/com tontura," mas não têm a sensação de que algo horrível está para acontecer. Podem até comentar suas sensações, como a sensação de que vão desmaiar. O pulso geralmente é lento, e a pressão sanguínea, normal, quando em posição supina ou reclinada. Distingue-se da anafilaxia por não ocorrer manifestações cutâneas (urticária, edema, prurido e rubor).

Essa reação é tratada com monitoramento, suporte sintomático (compressas ou toalhas frias, colocar em posição supina), tranquilização e uma ampola de amônio, se necessário.

35.4 Exacerbação da Asma

Esta pode ser parte de uma reação anafilática. Mais comum em asmáticos mal controlados com adesão precária a medicamentos, ou que estejam "na estação" do alérgeno.

Os sintomas incluem sibilos, tosse e opressão no peito.

Embora possa ocorrer uma exacerbação isolada de asma após injeção, certifique-se, com um cuidadoso monitoramento e frequente avaliação dos sintomas, de que os sibilos ou a opressão no peito não estejam progredindo ou não estejam acompanhados de outros sintomas, conforme descrito no Capítulo 34.

O tratamento é com salbutamol, com inalador com dose medida e/ou nebulizador.

Os pacientes devem ser instruídos a relatar quaisquer exacerbações da asma ou a usar salbutamol antes de um teste ou injeção. Após uma exacerbação aguda, o profissional de saúde deve avaliar a adesão do paciente ao medicamento atual e determinar se é indicado o ajuste do medicamento. Deve-se considerar também se é necessário ajustar a dosagem de SCIT.

> Uma espirometria antes do teste e um teste de fluxo de pico (*peak flow*) ou fração óxido nítrico exalado (FeNO) antes da injeção também podem ser úteis.

35.5 Urticária Isolada

Esta pode ser parte de uma reação anafilática; incomum a rara; é mais provável que aconteça em pacientes com urticárias crônicas ou físicas quando submetidos à SCIT.

Os sintomas incluem erupções cutâneas, de extensão, localização e número variáveis.

Embora um surto urticarial isolado possa ocorrer após a injeção, certifique-se, com um cuidadoso monitoramento e frequente avaliação dos sintomas, de que a urticária não está progredindo ou não esteja acompanhada dos outros sintomas descritos no Capítulo 35.

O tratamento é com anti-histamínicos orais ou intramusculares. Deve-se considerar a administração de corticosteroides orais ou injetáveis.

Os pacientes com uma história de urticárias crônicas/físicas devem ser instruídos a relatar quaisquer erupções cutâneas antes de um teste ou injeção. Após um surto agudo de urticária, o profissional de saúde deve avaliar a adesão do paciente ao medicamento atual e se é indicado o ajuste do medicamento. Deve-se considerar também se é necessário ajustar a dosagem de SCIT do paciente.

35.6 Dor no Peito/Hipoglicemia/Outros Sintomas não Relacionados com a Anafilaxia

São incomuns a raros; podem ocorrer de forma completamente não relacionada com a SCIT ou com o teste. Os sintomas são variáveis, dependendo do processo do distúrbio/doença.

O tratamento é variável, mas geralmente é melhor ligar para 192 e providenciar suporte sintomático até o socorro chegar.

> **Pérolas Clínicas** **M!**
>
> - Eduque os pacientes sobre reações locais, e, se necessário e desejado, realize pré-medicação.
> - Os pacientes devem relatar reações locais, exacerbações da asma, urticária, gravidez e qualquer outra doença, antes de se submeter a injeções ou realizar testes.
> - Exacerbações agudas de asma ou urticária com injeções requerem reavaliação do regime de medicamentos do paciente.
> - Reações vasovagais são muito comuns; certifique-se de distingui-las da anafilaxia.

Bibliografia

[1] Cox L, Nelson H, Lockey R, et al. Allergen immunotherapy: a practice parameter third update. J Allergy Clin Immunol. 2011; 127(1) Suppl:S1–S55
[2] Lieberman P, Nicklas RA, Randolph C, et al. Anaphylaxis–a practice parameter update 2015. Ann Allergy Asthma Immunol. 2015; 115(5):341–384

Parte 6

Transtornos Atópicos Associados

36 Alergia à Penicilina — *188*
37 Asma — *194*
38 Alergia Alimentar — *200*
39 Esofagite Eosinofílica (EoE) — *205*
40 Dermatite Atópica — *210*

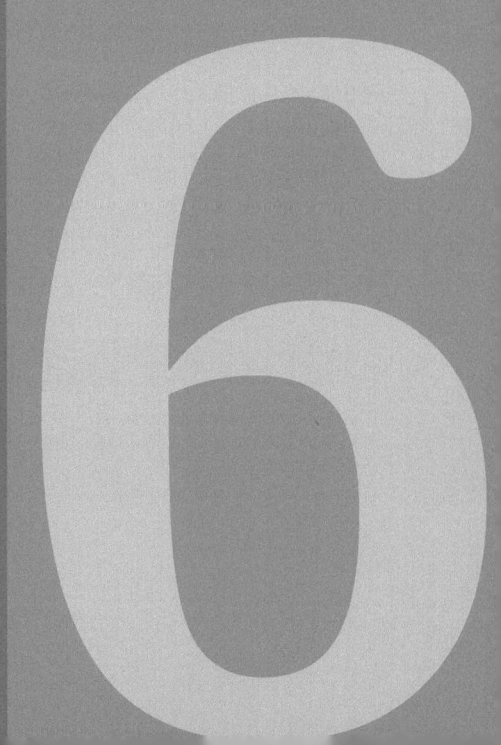

36 Alergia à Penicilina

Christine B. Franzese

36.1 Medo e Rotulagem

Pode parecer estranho pensar em alergia à penicilina (PCN) como aterrorizante, mas ao tratar um paciente com alergia à PCN com uma infecção, muito medo será gerado. Em certa medida por parte do médico (O que posso usar para tratar o paciente? As cefalosporinas são seguras? O que acontece se o paciente tiver uma reação grave?) e também por parte do paciente (Minha mãe teve uma reação séria à penicilina. Ela disse a todos na família para não tomarem!). Este é um rótulo extremamente difícil de retirar do prontuário médico e irá acompanhar o paciente por todo o sistema de saúde, mesmo que incorreto. A autora já se deparou com pacientes que tiveram o rótulo adicionado ao seu prontuário médico mesmo que não tenham tido nenhuma reação adversa à penicilina, e eles temem removê-lo. Acrescentar o teste para avaliação de alergia à penicilina a uma prática pode ajudar não só o paciente, mas também os colegas, e ajuda a reduzir o custo global da assistência médica.

36.2 Assunto Sério

A alergia à penicilina é classificada como uma reação medicamentosa adversa do Tipo B (imprevisível). Pode-se manifestar como qualquer uma das reações de hipersensibilidade pela classificação de Gell e Coombs. As reações Tipo I (hipersensibilidade imediata, mediada por IgE) e Tipo IV (hipersensibilidade tardia, mediada por células) são as mais comuns.

- Hipersensibilidade Tipo I mediada por IgE tipicamente ocorre logo após a exposição e inclui erupções cutâneas, edema, coceira e angioedema.
- Hipersensibilidade Tipo IV mediada por IgE tipicamente ocorre mais para o fim da exposição e inclui erupções, necrólise epidérmica tóxica (TEN) e síndrome de Stevens-Johnson

Na população em geral, apenas 10% reportam uma alergia à PCN, e 90% são identificadas como tolerantes.

A alergia à PCN não é permanente. Aproximadamente 50 a 60% dos pacientes com alergia à PCN mediada por IgE irão deixar de sê-lo após 5 anos; 90% ou mais irão deixar de sê-lo após 10 anos.

36.3 História

Como um clínico pode identificar candidatos para o teste de avaliação de alergia à PCN? Lamentavelmente, o clínico precisa conversar com as pessoas e lhes fazer perguntas. Estas são algumas perguntas úteis:

- Que tipo de PCN já foi administrada? Qual foi a rota de administração?
- Qual foi o motivo de ter sido administrada?
- Qual foi a reação?
- Em que momento no curso da administração aconteceu a reação? Há quanto tempo isto ocorreu?
- Como a reação foi tratada?
- Você já tomou PCN desde então? Você já tomou uma cefalosporina desde então?
  - Respostas que são consistentes com uma alergia à PCN mediada por IgE (erupção cutânea ocorreu logo após iniciar a PCN) fazem do paciente candidatos para o teste.
  - Muitos pacientes não saberão dizer qual foi a reação ("Eu era bebê, minha mãe me disse que eu era alérgico") ou irão relatar que são alérgicos sem nunca terem tomado por causa de um familiar ter tido uma alergia à PCN. Estes pacientes também são candidatos potenciais para o teste.

36.4 Diagnóstico e Testagem

Não é recomendada testagem específica para IgE.
Se os testes de IgE forem negativos, não se pode dizer que o paciente não tem alergia à PCN. Seriamente, para que serve isso?

- É recomendado *prick test*, seguido por teste intradérmico (seguido por desafio oral opcional).

> Se o paciente apresentar uma reação adversa no teste para PCN, ela geralmente não é pior do que a reação inicial. Se a reação inicial foi erupção cutânea, então qualquer reação adversa durante a testagem geralmente não será pior do que uma erupção cutânea.

36.5 Informação Chocante – Como Realmente Fazer isto!

- **Passo 1:** O *prick test* consiste na aplicação de quatro testes de puntura. Um controle positivo (histamina), um controle negativo (solução salina), uma

penicilina G (a 1:10.000 u/mL) e uma benzilpeniciloil polilisina (Pre-Pen) são aplicados usando equipamentos de puntura (▶ Fig. 36.1).
- Os resultados são lidos em 15 a 20 minutos.
- Se os controles forem válidos, um teste positivo no sítio de aplicação da PCN G ou PrePen indica alergia à PCN e interrompe a testagem. O paciente é informado para evitar PCN.
- Se os controles forem válidos, testes negativos no sítio de aplicação da PCN G e Pre-Pen indicam que paciente pode avançar para o Passo 2.

Nota: Pre-Pen é o único extrato de peniciloil disponível comercialmente nos Estados Unidos atualmente.

- **Passo 2:** A testagem intradérmica consiste na aplicação de cinco testes intradérmicos, cada um medindo 3 mm. Um controle negativo (solução salina), duas penicilinas G (a 1:10.000 u/mL) e dois testes intradérmicos Pre-Pen são aplicados por meio da técnica intradérmica descrita no Capítulo 16.

Um otoscópio de 3 mm faz um círculo perfeito de 3 mm – útil para a enfermagem ocupada que lida com alergia (▶ Fig. 36.2).

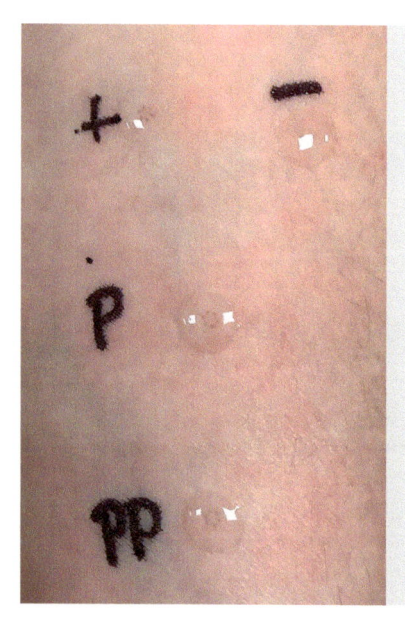

Fig. 36.1 Passo 1 – *prick test* (PT) para alergia à penicilina.

36.5 Informação Chocante – Como Realmente Fazer isto!

- Os resultados são lidos em 10 a 15 minutos.
- Um teste positivo é o crescimento de pápula de 2 a 3 mm maior do que o controle negativo.

É útil desenhar um círculo contornando a pápula inicial para que um eventual crescimento seja mais fácil de ser identificado (▶ Fig. 36.3).

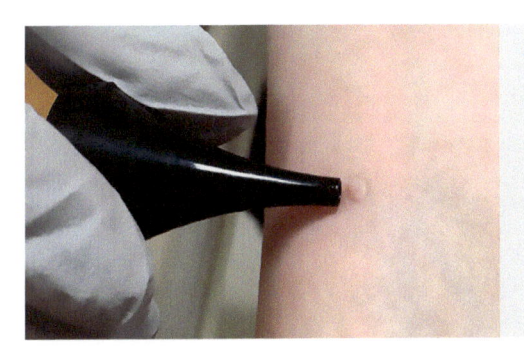

Fig. 36.2 Uma bainha de otoscópio de 3 mm marcada na pele.

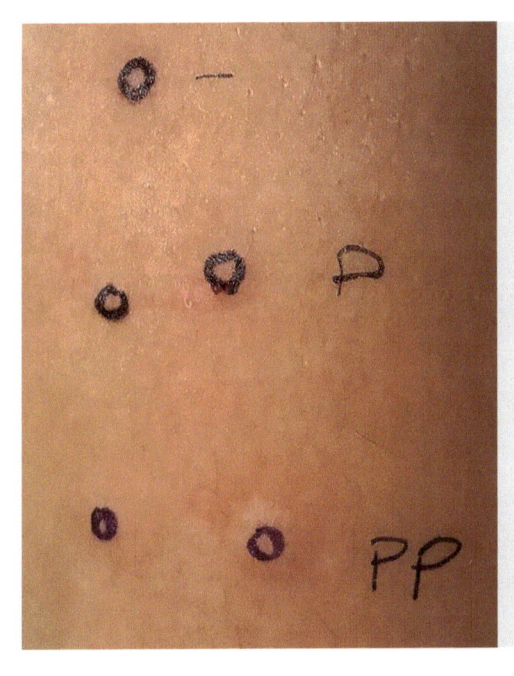

Fig. 36.3 Passo 2 – testagem intradérmica para alergia à penicilina (PCN). As pápulas iniciais são contornadas com marcador para maior clareza. Observe os resultados positivos do teste nos sítios de aplicação do PrePen.

- Se todos os sítios do teste forem negativos, o paciente pode prosseguir para um desafio oral.
- Se os sítios de PCN G ou Pre-Pen forem positivos (conforme mostra a ▶ Fig. 36.3), então a testagem é interrompida, e o paciente é informado para evitar PCN.
- Se um sítio de PCN G e/ou Pre-Pen for positivo, e o outro for negativo, então é aplicada uma injeção intradérmica adicional de PCN G (se foi positivo) e/ou de Pre-Pen (se foi positivo). O teste adicional é lido em 10 a 15 minutos, e os resultados de dois dos três testes determinam o resultado. Se houver dois testes negativos, o paciente prossegue para um desafio oral. Se houver dois testes positivos, então a testagem é interrompida, e o paciente é aconselhado a evitar PCN.

- **Passo 3:** Desafio oral – se os testes *prick test* e intradérmico forem negativos, pode ser realizado um desafio oral nesta altura.
  - É considerado opcional, mas até 20% dos pacientes com alergia à PCN podem ter testes cutâneos negativos.
  - O procedimento do desafio oral varia. Um protocolo é dar ao paciente uma dose única de 250 mg de PCN VK e aguardar 60 minutos. Se não houver reação, o paciente então recebe uma dose única de 250 mg de amoxicilina e deve aguardar outros 60 minutos. Outro protocolo é aplicar uma dose de 25 mg (1/10º da dose inicial de elixir é útil aqui) e esperar 30 a 60 minutos. Se não houver reação, então prosseguir com 250 mg de PCN, seguidas por 250 mg de amoxicilina se não houver reação depois de 60 minutos com a dose de 250 mg de PCN.

Um paciente pode ser alérgico apenas à amoxicilina, e pode tomar outras PCNs com segurança. Se houver uma reação, o paciente é aconselhado a evitar amoxicilina. Se não houver reação, o paciente é liberado para tomar todas as PCNs.

Pérolas Clínicas

- Se os testes forem negativos, o paciente deve receber uma cópia dos resultados da testagem.
- As taxas de ressensibilização à PCN são muito baixas, aproximadamente 0 a 3%. A ressensibilização é mais comum depois de um tratamento com altas doses de PCN, podendo levar à consideração de um reteste.
- Se os testes forem positivos, o paciente deve evitar PCN; no entanto, pode ser considerada a realização de um reteste em 5 anos ou mais.

Bibliografia

[1] Fox SJ, Park MA. Penicillin skin testing is a safe and effective tool for evaluating penicillin allergy in the pediatric population. J Allergy Clin Immunol Pract. 2014; 2(4):439-444
[2] Joint Task Force on Practice Parameters, American Academy of Allergy, Asthma and Immunology, American College of Allergy, Asthma and Immunology, Joint Council of Allergy, Asthma and Immunology. Drug allergy: an updated practice parameter. Ann Allergy Asthma Immunol. 2010;105(4):259-273
[3] Penicillin Skin Testing. Available at https://www.uptodate.com/contents/penicillin-skin-testing. Accessed at May 22, 2019

37 Asma

Christine B. Franzese

37.1 Mais do que apenas um Chiado

A asma é uma das comorbidades associadas mais comuns em um consultório de alergia. O clínico deve ter um conhecimento básico da asma. O conhecimento da autora sobre asma evoluiu de apenas um transtorno de broncoconstrição para a percepção de que a inflamação nas vias aéreas inferiores, remodelagem tecidual e hiper-responsividade das vias aéreas também desempenham um papel. Além disso, diferentes fenótipos/endótipos de asma, como reconhecer ou avaliar pacientes asmáticos para diferentes fenótipos/endótipos e qual tratamento cada tipo de asma responde melhor estão agora sendo reconhecidos e explorados. Seria impossível abranger diagnóstico, teste e tratamento da asma em um capítulo. No entanto, mesmo que um clínico decida não participar do controle da asma na clínica de alergia, ele deve avaliar tanto o seu nível de gravidade quanto o nível atual de controle ao testar ou tratar pacientes asmáticos com imunoterapia. Este capítulo irá focar na avaliação da gravidade e no controle da asma de um paciente.

37.2 O quanto Pode Ficar Grave

A gravidade da asma é uma declaração sobre a qualidade do patamar da asma do paciente. Ela é mais fácil de avaliar em um paciente recentemente diagnosticado com asma, que não está fazendo uso de medicação controladora há muito tempo, porém, mesmo que esse paciente esteja atualmente usando medicações controladoras, você pode ter uma ideia do nível de gravidade do patamar do cliente pelas medicações atuais que estão sendo usadas para manter o controle. As diretrizes de 2007 do National Heart, Lung and Blood Institute (NHLBI) para o diagnóstico e tratamento de asma incluem recomendações sobre como avaliar o nível de gravidade da asma de um paciente. A ▶ Fig. 37.1 do NHLBI é um guia para referência rápida para avaliação da gravidade da asma por meio de perguntas ao paciente quanto à frequência dos sintomas, despertares noturnos, uso de medicações controladoras de curta ação, como salbutamol, interferência nas atividades normais e resultados de espirometria ou testes da função pulmonar, se disponíveis.

> Os pacientes asmáticos são notórios pelo sub-relato ou sub-reconhecimento do impacto que seus sintomas estão tendo na sua vida diária e com frequência irão adaptar suas atividades diárias para se adequarem ao nível atual dos sintomas, em vez de reconhecer o impacto que os sintomas estão causando neles. Tenha isto em mente quando questionar pacientes asmáticos sobre eventuais limitações nas atividades diárias.

37.3 Controle

Fig. 37.1. Orientações para avaliação da gravidade da asma e terapia inicial.
Fonte: National Heart, Lung and Blood Institute

A asma é geralmente classificada como intermitente ou persistente, e dentro da categoria persistente ainda é subdividida em leve, moderada ou severa. Depois de classificada, as diretrizes do NHLBI oferecem recomendações para a terapia da asma numa abordagem gradativa vista na ▶ Fig. 37.2.

37.3 Controle

A asma é uma doença dinâmica, e a avaliação periódica do controle de um paciente é uma parte necessária em qualquer clínica de alergia, se o clínico estiver tratando pacientes com asma comórbida. O controle da asma é geralmente classificado como bem controlada, mal controlada ou muito mal controlada. A avaliação e classificação do nível de controle do paciente estão baseadas nas respostas do paciente a perguntas que são semelhantes às usadas para avaliar a gravidade. Ou seja, perguntas sobre a frequência dos sintomas, despertares noturnos, respostas a questionários da qualidade de vida relacionada com a asma, uso de medicações controladoras de curta ação, como o salbutamol, interferência nas atividades normais e resultados de espirometria ou de testes da função pulmonar, se disponíveis. Dependendo das respostas do paciente e dos resultados de testes disponíveis, você pode usar a ▶ Fig. 37.3 para ajudar a determinar o nível de controle atual que o paciente tem da asma e que

STEPWISE APPROACH FOR MANAGING ASTHMA LONG TERM

The stepwise approach tailors the selection of medication to the level of asthma severity (see page 5) or asthma control (see page 6). The stepwise approach is meant to help, not replace, the clinical decisionmaking needed to meet individual patient needs.

ASSESS CONTROL:
STEP UP IF NEEDED (first, check medication adherence, inhaler technique, environmental control, and comorbidities)
STEP DOWN IF POSSIBLE (and asthma is well controlled for at least 3 months)

		STEP 1	STEP 2	STEP 3	STEP 4	STEP 5	STEP 6
		At each step: Patient education, environmental control, and management of comorbidities					
0-4 years of age		**Intermittent Asthma**	**Persistent Asthma: Daily Medication** Consult with asthma specialist if step 3 care or higher is required. Consider consultation at step 2.				
	Preferred Treatment†	SABA* as needed	low-dose ICS*	medium-dose ICS*	medium-dose ICS* + either LABA* or montelukast	high-dose ICS* + either LABA* or montelukast	high-dose ICS* + either LABA* or montelukast + oral corticosteroids
	Alternative Treatment†‡		cromolyn or montelukast				
			If clear benefit is not observed in 4-6 weeks, and medication technique and adherence are satisfactory, consider adjusting therapy or alternate diagnoses.				
	Quick-Relief Medication	• SABA* as needed for symptoms; intensity of treatment depends on severity of symptoms. • With viral respiratory symptoms: SABA every 4-6 hours up to 24 hours (longer with physician consult). Consider short course of oral systemic corticosteroids if asthma exacerbation is severe or patient has history of severe exacerbations. • Caution: Frequent use of SABA may indicate the need to step up treatment.					
5-11 years of age		**Intermittent Asthma**	**Persistent Asthma: Daily Medication** Consult with asthma specialist if step 4 care or higher is required. Consider consultation at step 3.				
	Preferred Treatment†	SABA* as needed	low-dose ICS*	low-dose ICS* + either LABA,* LTRA,* or theophylline§	medium-dose ICS* + either LABA*	high-dose ICS* + LABA*	high-dose ICS* + LABA* + oral corticosteroids
				OR			
	Alternative Treatment†‡		cromolyn, LTRA,* or theophylline§	medium-dose ICS	medium-dose ICS* + either LTRA* or theophylline§	high-dose ICS* + either LTRA* or theophylline§	high-dose ICS* + either LTRA* or theophylline§ + oral corticosteroids
				Consider subcutaneous allergen immunotherapy for patients who have persistent, allergic asthma.**			
	Quick-Relief Medication	• SABA* as needed for symptoms. The intensity of treatment depends on severity of symptoms: up to 3 treatments every 20 minutes as needed. Short course of oral systemic corticosteroids may be needed. • Caution: Increasing use of SABA or use >2 days/week for symptom relief (not to prevent EIB*) generally indicates inadequate control and the need to step up treatment.					
≥12 years of age		**Intermittent Asthma**	**Persistent Asthma: Daily Medication** Consult with asthma specialist if step 4 care or higher is required. Consider consultation at step 3.				
	Preferred Treatment†	SABA* as needed	low-dose ICS*	low-dose ICS* + LABA* OR medium-dose ICS*	medium-dose ICS* + LABA*	high-dose ICS* + LABA* AND consider omalizumab for patients who have allergies††	high-dose ICS* + LABA* + oral corticosteroid§§ AND consider omalizumab for patients who have allergies††
	Alternative Treatment†‡		cromolyn, LTRA,* or theophylline§	low-dose ICS* + either LTRA,* theophylline,§ or zileuton‡‡	medium-dose ICS* + either LTRA,* theophylline,§ or zileuton‡‡		
				Consider subcutaneous allergen immunotherapy for patients who have persistent, allergic asthma.**			
	Quick-Relief Medication	• SABA* as needed for symptoms. The intensity of treatment depends on severity of symptoms: up to 3 treatments every 20 minutes as needed. Short course of oral systemic corticosteroids may be needed. • Caution: Use of SABA >2 days/week for symptom relief (not to prevent EIB*) generally indicates inadequate control and the need to step up treatment.					

* Abbreviations: EIB, exercise-induced bronchospasm; ICS, inhaled corticosteroid; LABA, inhaled long-acting beta₂-agonist; LTRA, leukotriene receptor antagonist; SABA, inhaled short-acting beta₂-agonist.
† Treatment options are listed in alphabetical order, if more than one.
‡ If alternative treatment is used and response is inadequate, discontinue and use preferred treatment before stepping up.
§ Theophylline is a less desirable alternative because of the need to monitor serum concentration levels.
** Based on evidence for dust mites, animal dander, and pollen; evidence is weak or lacking for molds and cockroaches. Evidence is strongest for immunotherapy with single allergens. The role of allergy in asthma is greater in children than in adults.
†† Clinicians who administer immunotherapy or omalizumab should be prepared to treat anaphylaxis that may occur.
‡‡ Zileuton is less desirable because of limited studies as adjunctive therapy and the need to monitor liver function.
§§ Before oral corticosteroids are introduced, a trial of high-dose ICS + LABA + either LTRA, theophylline, or zileuton, may be considered, although this approach has not been studied in clinical trials.

Fig. 37.2. Orientações gradativas para o manejo da asma. Fonte: National Heart, Lung and Blood Institute.

37.3 Controle

FOLLOW-UP VISITS: ASSESSING ASTHMA CONTROL AND ADJUSTING THERAPY

Level of control (Columns 2–4) is based on the most severe component of impairment (symptoms and functional limitations) or risk (exacerbations). Assess impairment by patient's or caregiver's recall of events listed in Column 1 during the previous 2–4 weeks and by spirometry and/or peak flow measures. Symptom assessment for longer periods should reflect a global assessment, such as inquiring whether the patient's asthma is better or worse since the last visit. Assess risk by recall of exacerbations during the previous year and since the last visit. Recommendations for adjusting therapy based on level of control are presented in the last row.

Components of Control		Well Controlled			Not Well Controlled			Very Poorly Controlled		
		Ages 0–4 years	Ages 5–11 years	Ages ≥12 years	Ages 0–4 years	Ages 5–11 years	Ages ≥12 years	Ages 0–4 years	Ages 5–11 years	Ages ≥12 years
Impairment	Symptoms	≤2 days/week	≤2 days/week but not more than once on each day	≤2 days/week	>2 days/week	>2 days/week or multiple times on ≤2 days/week	>2 days/week	Throughout the day		
	Nighttime awakenings	≤1x/month	≤1x/month	≤2x/month	>1x/month	≥2x/month	1–3x/week	>1x/week	≥2x/week	≥4x/week
	Interference with normal activity	None			Some limitation			Extremely limited		
	SABA* use for symptom control (not to prevent EIB*)	≤2 days/week			>2 days/week			Several times per day		
	Lung function — FEV₁ (% predicted) or peak flow (% personal best)	Not applicable	>80%	>80%	Not applicable	60–80%	60–80%	Not applicable	<60%	<60%
	— FEV₁/FVC*		>80%	Not applicable		75–80%	Not applicable		<75%	Not applicable
	Validated questionnaires† — ATAQ* — ACQ* — ACT*	Not applicable	Not applicable	0 ≤0.75‡ ≥20	Not applicable	Not applicable	1–2 ≥1.5 16–19	Not applicable	Not applicable	3–4 Not applicable ≤15
Risk	Asthma exacerbations requiring oral systemic corticosteroids§	0–1/year			2–3/year		≥2/year	>3/year		≥2/year
					Consider severity and interval since last asthma exacerbation.					
	Reduction in lung growth/Progressive loss of lung function	Not applicable	Evaluation requires long-term follow-up care.		Not applicable	Evaluation requires long-term follow-up care.		Not applicable	Evaluation requires long-term follow-up care.	
	Treatment-related adverse effects	Medication side effects can vary in intensity from none to very troublesome and worrisome. The level of intensity does not correlate to specific levels of control but should be considered in the overall assessment of risk.								
Recommended Action for Treatment (See "Stepwise Approach for Managing Asthma Long-Term," page 7) The stepwise approach is meant to help, not replace, the clinical decisionmaking needed to meet individual patient needs.		Maintain current step. Regular follow-up every 1–6 months. Consider step down if well controlled for at least 3 months.			Step up 1 step Reevaluate in 2–6 weeks to achieve control. For children 0–4 years, if no clear benefit observed in 4–6 weeks, consider adjusting therapy or alternative diagnoses.	Step up at least 1 step	Step up 1 step	Consider short course of oral systemic corticosteroids. Step up 1–2 steps. Reevaluate in 2 weeks to achieve control. Before step up in treatment: Review adherence to medication, inhaler technique, and environmental control. If alternative treatment was used, discontinue and use preferred treatment for that step. For side effects, consider alternative treatment options.		

* Abbreviation: ACQ, Asthma Control Questionnaire; ACT, Asthma Control Test™; ATAQ, Asthma Therapy Assessment Questionnaire; EIB, exercise-induced bronchospasm; FVC, forced vital capacity; FEV₁, forced expiratory volume in 1 second; SABA, short-acting beta₂-agonist.
† Minimal important difference: 1.0 for the ATAQ; 0.5 for the ACQ; not determined for the ACT.
‡ ACQ values of 0.76–1.4 are indeterminate regarding well-controlled asthma.
§ Data are insufficient to link frequencies of exacerbations with different levels of asthma control. Generally, more frequent and intense exacerbations (e.g., requiring urgent care, hospital or intensive care admission, and/or oral corticosteroids) indicate poorer asthma control.

Fig. 37.3. Orientações para avaliação da asma e ajuste da terapia. Fonte: National Heart, Lung and Blood Institute.

mudanças no tratamento, se necessárias, devem ser feitas se a asma do paciente estiver sendo tratada ou se o paciente precisa ser encaminhado de volta para seu pneumologista, quanto mais cedo melhor. As referências para "aumentar" na ▶ Fig. 37.3 estão se referindo às orientações gradativas para o tratamento da asma apresentadas na ▶ Fig. 37.2.

> Lembre-se – os asmáticos são notórios por subestimar ou minimizar exacerbações e por se esquecerem do impacto que seus sintomas representam em suas vidas diárias. Tenha sempre isto em mente quando avaliar o controle atual da asma e não deixe de fazer perguntas diretas sobre atividades específicas que o paciente faz ou então use um questionário de avaliação da asma.

37.4 Os não Diagnosticados

Com frequência pacientes com asma não diagnosticada chegam à clínica para imunoterapia. Desconfie disto e investigue. Alguns pacientes asmáticos podem nem sempre ter tido acesso adequado à assistência, ou foram inadvertidamente diagnosticados com outros transtornos ou podem estar apenas em negação. Fazer o diagnóstico (ou confirmar suas suspeitas diagnósticas) é extremamente importante, não só se o médico ou o paciente está pensando em teste cutâneo para alergia ou imunoterapia, mas também para a saúde geral do paciente. Como paciente, o tratamento adequado da asma pode melhorar a sua qualidade de vida e tornar qualquer imunoterapia recebida menos carregada de exacerbações e reações adversas. Como alergologista, assegurar que o paciente tenha um tratamento adequado para a asma ajuda a reduzir riscos adicionais de reações adversas severas, exacerbações ou anafilaxia e ajuda a preparar apropriadamente o paciente e a equipe do consultório, caso ocorra o pior.

Se durante a avaliação de um paciente novo obtém-se uma história de chiado, tosse, aperto no peito ou problemas respiratórios recorrentes, ou o paciente informa que estes sintomas ocorrem ou pioram com exercício, mudanças de temperatura, clima, ou exposição a alérgenos, vírus ou outros fatores, isto deve desencadear o sinal de alarme de "diagnóstico potencial de asma" na mente do clínico. Faça uma espirometria no consultório ou encaminhe o paciente para teste da função pulmonar. Trate este sinal de alarme potencial da mesma forma como anafilaxia deve ser tratada, ou como se pensa em utilizar epinefrina: se você achar que o paciente tem anafilaxia, trate-o como ele tivesse; se você considerar o uso de epinefrina, use epinefrina. Para estes pacientes, se você achar que existe uma possibilidade de que eles tenham asma, encaminhe-os para testagem e os trate como se realmente tivessem asma.

37.5 O Entendimento Futuro da Asma

Conforme mencionado no começo do capítulo, os médicos começaram a entender que a asma se apresenta em uma variedade de diferentes formas, ou fenótipos, e que ela não é apenas uma doença única com um mecanismo fisiopatológico único, mas um conjunto de diferentes endótipos com diferentes patologias subjacentes e diferentes respostas às terapias clínicas. Os clínicos também estão começando a entender a influência que o genótipo de um paciente tem na expressão do seu tipo de asma e qual resposta (ou ausência desta) o paciente pode ter a medicações controladoras. Além disso, foi verificado o aumento no uso de anticorpos biológicos adjuvantes, como omalizumabe, mepolizumabe e outros, no tratamento da asma. Mesmo que um clínico não esteja gerenciando diretamente o tratamento da asma dos pacientes, este é um momento muito emocionante para o diagnóstico e tratamento da asma, com avanços no seu entendimento, mas também serve como um lembrete: Embora a imunoterapia provavelmente vá ajudar na asma alérgica ou na asma com influências de T_h2, ela não vai necessariamente ajudar todas as formas de asma, portanto assegure-se de que o paciente asmático que receber imunoterapia entenda isso também.

Pérolas Clínicas M!

- Se você tratar alergias, irá encontrar pacientes com asma.
- Certifique-se de avaliar a gravidade de pacientes com asma conhecida na consulta inicial.
- Certifique-se de avaliar o nível de controle de pacientes com asma conhecida em consultas posteriores.
- Desconfie de asma não diagnosticada em pacientes com queixas de tosse, chiado ou sintomas similares.
- Se você achar que um paciente possa apresentar asma não diagnosticada, trate-o como se a tivesse e o encaminhe para espirometria e/ou teste da função pulmonar. Se você não tratar a asma, assegure-se de encaminhá-lo para um médico que faça.

Bibliografia

[1] Brożek JL, Bousquet J, Agache I, et al. Allergic Rhinitis and its Impact on Asthma (ARIA) guidelines-2016 revision. J Allergy Clin Immunol. 2017; 140(4):950–958
[2] National Heart, Lung, and Blood Institute. Asthma Quick Reference Guide. Available at https://www.nhlbi.nih.gov/files/docs/guidelines/asthma_qrg.pdf. Accessed May 22, 2019
[3] National Heart, Lung, and Blood Institute. Expert Panel Report 3 (EPR 3). Guidelines for the Diagnosisand Management of Asthma. Available at http://www.nhlbi.nih.gov/guidelines/asthma/asthgdln.htm. Accessed May 22, 2019

38 Alergia Alimentar

Elizabeth J. Mahoney Davis ▪ *Matthew W. Ryan* ▪ *Cecelia C. Damask*

38.1 Alergia Alimentar em poucas Palavras

As alergias alimentares são uma preocupação crescente na área de saúde com um aumento significativo na prevalência reportada. Reações alérgicas a alimentos podem provocar anafilaxias que ameaçam a vida. A alergia ao amendoim, em particular, é um problema significativo de saúde pública. A alergia ao amendoim geralmente permanece como um problema ao longo da vida para muitos indivíduos, já que a expectativa é de que menos de 25% dos pacientes alérgicos ao amendoim irão readquirir tolerância. As recomendações atuais para manejo incluem restrição rígida e a prescrição de uma forma autoinjetável de epinefrina.

O aumento na prevalência de alergia ao amendoim ocorreu durante um período de tempo em que havia orientações conflitantes referentes às medidas preventivas para o desenvolvimento de alergia ao amendoim. Antes do ano 2000, não havia diretrizes referentes ao momento da introdução de produtos que contenham amendoim, nem estratégias objetivas para retardar a introdução de produtos que contenham amendoim para tentar prevenir o desenvolvimento de doença alérgica. Mas, em 2000, a American Academy of Pediatrics (AAP) recomendou que "alimentos sólidos não devem ser introduzidos à dieta de bebês de alto risco até os 6 meses de idade... e amendoim... até os 3 anos de idade." Esta recomendação foi revertida em 2008. Na época, a AAP recomendou que "a introdução de alimentos sólidos não passe dos 4 a 6 meses de idade." No entanto, não fez nenhuma recomendação atualizada relativa à introdução de produtos que contenham amendoim.

O estudo Aprendizado Precoce sobre a Alergia ao Amendoim (LEAP) demonstrou que produtos que contenham amendoim podem ser introduzidos com segurança para bebês de alto risco entre 4 e 11 meses de idade, e que há um potencial monumental para prevenção de alergia ao amendoim. O National Institute of Allergies and Infectious Diseases (NIAID) publicou recentemente um adendo com orientações referentes à prevenção de alergia ao amendoim nos Estados Unidos com base nos achados do estudo LEAP.

As diretrizes apoiadas pelo NIAID incluem o seguinte adendo com três recomendações:

1. Bebês com eczema grave, alergia a ovos, ou ambos, devem ter a introdução de alimentos que contenham amendoim apropriado à faixa etária entre os 4 a 6 meses de idade para reduzir o risco de alergia ao amendoim. O Painel de Especialistas recomendou considerar fortemente avaliação por meio de testagem com imunoglobulina E (IgE) específica *in vitro* e/ou *prick test* (SPT) e, se necessário, um teste de provocação oral. Depois disso, com base nestes resultados, introduzir alimentos que contenham amendoim.
2. Bebês com eczema leve a moderado devem ter a introdução de alimentos que contenham amendoim adequados à faixa etária em torno dos 6 meses de idade, em conformidade com as preferências e práticas culturais

familiares, para reduzir o risco de alergia ao amendoim. O Painel de Especialistas recomendou que bebês nesta categoria tenham a dieta com amendoim introduzida em casa, sem uma avaliação no consultório. O Painel de Especialistas reconheceu que alguns cuidadores e prestadores de assistência à saúde desejam que seja feita uma alimentação e/ou avaliação supervisionada no consultório.
3. Bebês sem eczema ou sem qualquer alergia alimentar podem receber na sua dieta alimento que contenha amendoim apropriado à faixa etária e de acordo com as preferências e práticas culturais familiares.

Há um algoritmo nas orientações do adendo para auxiliar na avaliação dos bebês de alto risco na primeira recomendação. Para estes bebês de alto risco, é recomendado que eles sejam avaliados e se submetam a teste cutâneo feito por um especialista antes da introdução de produtos que contenham amendoim. O Painel de Especialistas reconheceu que para aqueles bebês de alto risco que não têm acesso a um especialista a testagem para imunoglobulina específica para amendoim (sIgE) pode ser a abordagem inicial preferível em certos casos.

As recomendações referentes ao momento de introdução de produtos que contenham amendoim à dieta mudaram. Novas pesquisas demonstraram que a introdução precoce de produtos que contenham amendoim em torno dos 4 a 6 meses de idade reduziu significativamente o risco de desenvolvimento de alergia ao amendoim.

38.2 Definições e Classificação de Alergia Alimentar

A primeira área de confusão quando consideramos a alergia alimentar é sua definição variável. Um leigo pode considerar que qualquer reação adversa a um alimento é uma "alergia alimentar", enquanto um alergista considera que apenas uma reação com um mecanismo imunológico é uma verdadeira alergia alimentar. As Orientações de 2010 recomendam que o termo alergia alimentar seja usado para descrever um efeito de saúde adverso originário de uma resposta imune específica que ocorre de forma reproduzível com a exposição a um determinado alimento. As orientações ainda definem alimento como qualquer substância destinada ao consumo humano, incluindo aditivos alimentares, bebidas, goma de mascar e suplementos alimentares. Alérgenos alimentares são identificados como os componentes específicos dos alimentos (tipicamente proteínas, mas algumas vezes também haptenos químicos) que são reconhecidos por células imunes alérgeno-específicas e provocam reações imunológicas específicas, resultando em sintomas característicos. Os pacientes podem desenvolver sensibilização a alérgenos alimentares sem que tenham sintomas clínicos de alergia. Para maior clareza, os pacientes podem ter IgE alérgeno-específico para alérgenos alimentares sem ter manifestações clínicas com a exposição a esses mesmos alimentos. As orientações enfatizam que apenas sensibilização não é suficiente para definir alergia alimentar. Finalmente, os pacientes podem apresentar reações adversas reproduzíveis a alimentos específicos que não têm um mecanismo imunológico; estas reações imunológicas são definidas como intolerância alimentar, não devendo ser confundidas com alergia alimentar.

Ocorrem muitas reações adversas aos alimentos que podem simular alergia alimentar, mas para as quais não existe base imunológica. Essas reações adversas alimentares, ou intolerâncias alimentares, incluem transtornos metabólicos específicos do hospedeiro, como galactosemia, intolerância ao álcool e intolerância à lactose. Os pacientes também podem ter reações a um componente farmacologicamente ativo em um alimento, como cafeína ou tiramina em queijo maturado. Além disso, os indivíduos podem reagir a contaminantes tóxicos nos alimentos, como o produto químico histamínico na carne escura deteriorada de certos peixes, resultando em envenenamento escombroide.

É conceitualmente útil que o clínico classifique o amplo espectro dos transtornos alérgicos induzidos por alimentos com base na sua imunopatologia subjacente. Estas categorias de alergia alimentar incluem: mediada por IgE, não mediada por IgE, mediada por IgE e não IgE mista e mediada por células.

As reações mediadas por IgE são caracterizadas por uma relação temporal entre a reação e a exposição ao alimento. Mais tipicamente, os sintomas de alergia alimentar mediada por IgE ocorrem dentro de minutos até horas após a exposição ao alimento. Na vasta maioria destes pacientes, os anticorpos IgE séricos específicos para alimentos podem ser medidos, os quais, juntamente com sinais e sintomas típicos diante da exposição ao alimento em questão, confirmam o padrão de reação mediado por IgE. Assim como com a alergia a inalantes, o diagnóstico de alergia requer a presença de uma história positiva do paciente juntamente com um teste positivo de IgE. Um teste positivo (seja IgE *in vitro* ou *prick test*) isoladamente não se traduz em alergia clinicamente relevante.

As reações imunológicas não mediadas por IgE ocorrem em alguns transtornos gastrointestinais, particularmente em crianças; considera-se que estas reações são induzidas por reações imunes, mas não mediadas por IgE a alimentos específicos. Os exemplos destas reações não mediadas por IgE incluem síndrome de enterocolite induzida por proteínas alimentares, síndrome de enteropatia induzida por proteínas alimentares e síndrome de proctocolite alérgica induzida por proteínas alimentares.

Mecanismos mistos mediados por IgE e não IgE devem ser considerados quando os sintomas que tipicamente envolvem o trato gastrointestinal são de uma natureza mais crônica e não estão intimamente relacionados com a ingestão do alimento. Estas síndromes incluem as gastroenteropatias eosinofílicas: gastroenterite eosinofílica, esofagite eosinofílica e proctocolite eosinofílica.

Finalmente, dermatite de contato alérgica é um exemplo de um mecanismo alérgico mediado por células. A dermatite de contato alérgica representa uma reação alérgica mediada por células aos haptenos químicos que estão presentes no alimento, e pode ser vista em manipuladores de alimentos.

É importante uma compreensão clara destas definições e esquemas de classificação quando o clínico consulta a literatura médica, e ainda mais importante quando realiza a avaliação do paciente com possível alergia alimentar. A familiaridade com conceitos de alergia alimentar é importante para o otorrinolaringologista, porque muitos pacientes com doença inflamatória das vias aéreas superiores são atópicos e estão em risco aumentado de apresentar alergia alimentar concomitante. Para que seja possível proporcionar cuidados abrangentes ao paciente alérgico, é importante algum conhecimento das definições básicas, das categorias de alergia alimentar e manifestações clínicas, e facilidade com a testagem diagnóstica e estratégias de tratamento para alergia alimentar.

38.3 Tratamento

O pilar fundamental do tratamento da alergia alimentar atualmente é a evitação e eliminação do(s) alimento(s) agressor(es) da dieta do paciente. Epinefrina é o tratamento de primeira linha em todos os casos de anafilaxia, incluindo anafilaxia induzida por alimentos. Um plano de ação por escrito para emergência com alergia alimentar deve ser fornecido. Epinefrina autoinjetável deve ser prescrita para os pacientes com alergias alimentares. Uma discussão referente às fontes potenciais ocultas do(s) alimento(s) agressor(es) deve ocorrer com o paciente e/ou cuidador.

As investigações de tratamentos potenciais para alergia alimentar têm-se mostrado promissoras. Estudos investigando o uso de imunoterapia oral (OIT), imunoterapia sublingual (SLIT) e imunoterapia epicutânea (EPIT) vêm sendo realizados. A imunoterapia oral envolve a mistura do alimento agressor em um veículo, e o paciente deve consumi-la de um modo sequencial e progressivo até ser atingida uma dose de manutenção. Reações adversas têm sido comuns nos protocolos da OIT, com a descontinuação ocorrendo secundariamente a sintomas gastrointestinais. Além do mais, os estudos sugerem que a OIT induz uma dessensibilização transitória e não tolerância em longo prazo. Os estudos com SLIT envolvem a administração do alérgeno na forma líquida sob a língua. Os poucos estudos publicados sobre SLIT sugerem menos reações adversas do que OIT, porém os efeitos na dessensibilização induzida não parecem ser tão grandes quando comparados à OIT. A imunoterapia epicutânea envolve a aplicação de um adesivo cutâneo contendo antígeno. Recentemente foi realizado um estudo avaliando os efeitos clínicos, de segurança e imunológicos da EPIT para o tratamento de alergia ao amendoim, e concluiu-se que EPIT para amendoim era segura e estava associada a uma resposta modesta ao tratamento após 52 semanas.

No momento em que é escrito este capítulo, há dois tratamentos para alergia ao amendoim que estão sendo investigados pela Food and Drug Administration (FDA) para aprovação. AR101 é um protocolo de OIT que começa com 1 mg e termina com uma dose de manutenção de 300 mg por dia. Viaskin Peanut entrega uma dose diária de 250 µg de proteína de amendoim através da EPIT. Ambas as terapias esperam melhorar o limiar de dose que resultaria em sintomas pela exposição acidental em um paciente alérgico ao amendoim. Nenhuma das terapias atingiu a ausência permanente de resposta ao amendoim em seus respectivos ensaios.

Tem havido investigações de terapias coadjuvantes à OIT. Estudos sugerem que o omalizumabe em conjunto com a OIT acelera o tempo para dessensibilização, permitindo que os pacientes utilizem uma dose inicial mais alta de OIT, reduzindo o número de doses necessárias até atingir a dose de manutenção, e que a dessensibilização é mantida mesmo após a descontinuação de omalizumabe. Além disso, foi completado um ensaio clínico fase 2 controlado com placebo para um anticorpo anti-interleucina (IL)-33 (ANB020), concluindo pela segurança, tolerabilidade e atividade em pacientes adultos com alergia ao amendoim. O estudo fase 1 indicou que uma dose única era suficiente para suprimir a função IL-33 por aproximadamente 3 meses após a dosagem.

> **Pérolas Clínicas** M!
>
> - A prevalência de alergia alimentar parece estar aumentando.
> - Alergia alimentar é definida como um efeito adverso na saúde que se origina de uma resposta imune específica reproduzível que ocorre com a exposição a um determinado alimento e deve ser distinguida de intolerância alimentar.
> - As alergias alimentares podem ser classificadas como mediadas por IgE, não mediadas por IgE, mista mediadas por IgE e não IgE e mediadas por células.
> - Diferentes alimentos parecem afetar diferentes faixas etárias. Leite de vaca, ovos de galinha, amendoim e castanhas representam a maioria das alergias alimentares em crianças pequenas, enquanto os adultos mais provavelmente têm alergias a moluscos, amendoim, castanhas e peixe.
> - As modalidades de testagem diagnóstica com base em evidências incluem SPT, teste de IgE sérica específica (sIgE) para alérgeno alimentar e testes de provocação alimentar oral. Tanto a SPT quanto o teste da sIgE medem apenas a sensibilização. O teste de provocação alimentar duplo-cego controlado por placebo é o padrão ouro para o diagnóstico de alergia alimentar.
> - Evitar o alimento agressor é o pilar fundamental do tratamento para alergia alimentar. A educação do paciente e seu preparo para exposição acidental são importantes na assistência ao paciente alérgico a alimentos.

Bibliografia

[1] Boyce JA, Assa'ad A, Burks AW, et al. NIAID-Sponsored Expert Panel. Guidelines for the diagnosis and management of food allergy in the United States: report of the NIAID-sponsored expert panel. J Allergy Clin Immunol. 2010; 126(6) Suppl:S1–S58
[2] Togias A, Cooper SF, Acebal ML, et al. Addendum guidelines for the prevention of peanut allergy in the United States: Report of the National Institute of Allergy and Infectious Diseases-sponsored expert panel. J Allergy Clin Immunol. 2017; 139(1):29–44

39 Esofagite Eosinofílica (EoE)

Cecelia C. Damask ▪ *Michael J. Parker*

39.1 Informações mais Interessantes

- Esta é uma condição clínico-patológica caracterizada por sintomas de disfunção esofágica e eosinofilia epitelial esofágica densa (> 15 eosinófilos por campo de alto poder [eos/HPF]).
- É uma doença enigmática que mecanicamente é definida como uma condição acionada por antígenos limitada ao esôfago. É um transtorno predominante de eosinófilos com um perfil de citocinas de resposta T_h2 sugestivo de outros transtornos alérgicos, como rinite alérgica, asma e dermatite atópica.
- Os eosinófilos são encontrados na maior parte da mucosa gastrointestinal; no entanto, não estão presentes nos epitélios esofágicos normais.
- Semelhante à modelagem das vias aéreas que pode ocorrer em asma crônica, a esofagite eosinofílica (EoE) pode resultar em aumento na deposição de colágeno subepitelial, angiogênese e hipertrofia muscular lisa. As complicações podem resultar em remodelagem esofágica, com estenoses e impactação alimentar.

39.2 O que Sabemos?

- Esofagite eosinofílica é uma doença acuminada por alérgenos.
- Os desencadeantes mais comuns para EoE são os alimentos. Isto é especialmente verdadeiro para leite, ovo, soja e trigo.
- Inflamação do tipo T_h2 via citocinas predomina na patogênese da EoE.
- O *prick test* pode ser útil em crianças com EoE, mas não rotineiramente demonstra alérgenos alimentares desencadeantes em adultos.
- Imunoterapia oral para alimentos e pólens pode desencadear EoE.

39.3 O que ainda não Sabemos no Momento?

- Qual é a melhor maneira de testar para alérgenos potenciais que podem estar desencadeando EoE?
- Existem células T específicas de alérgenos no esôfago que podem ser os alvos potenciais para tratamento?
- Imunoterapia pode ser uma opção de tratamento para EoE?
- A modulação focada do sistema imune será uma opção de tratamento terapêutico para EoE em breve?

39.4 Prevalência

A esofagite eosinofílica é uma doença esofágica crônica imune/mediada por antígenos, caracterizada clinicamente por sintomas relacionados com disfunção esofágica e histologicamente por inflamação predominante de eosinófilos. A esofagite eosinofílica é definida como um diagnóstico clínico-patológico caracterizado por uma inflamação eosinofílica localizada no esôfago (sem outro envolvimento gastrointestinal), sintomas de disfunção esofágica, presença de 15 ou mais eosinófilos nos HPF mais severamente envolvidos isolados no esôfago e falha em responder à terapia com inibidores da bomba de prótons (IBP) adequada. As Recomendações Atualizadas de Consenso para Crianças e Adultos enfatiza que a EoE é uma doença clínico-patológica; ambas as características são necessárias para um diagnóstico de EoE.

Estimativas sugerem que nos Estados Unidos há cerca de 40 a 90 casos de EoE a cada 100.000 pessoas. A incidência pediátrica de EoE se aproxima de 1 por 10.000 na população. A esofagite eosinofílica pode afetar pacientes de qualquer idade. Existe a sugestão de uma idade de pico bimodal para o início da doença. Em crianças, não há pico depois da primeira infância, enquanto, em adultos, o pico de incidência é de 30 a 40 anos de idade.

Existe uma forte associação entre a EoE e doenças atópicas. Pacientes com EoE têm uma taxa mais elevada de atopia do que a população em geral. A maioria dos pacientes (50 a 80%) com EoE tem outras condições atópicas associadas, como asma, dermatite atópica e rinite alérgica. A esofagite eosinofílica compartilha muitas características imunológicas comuns com outras doenças atópicas. Além de eosinofilia local, a função de barreira também se encontra prejudicada na EoE, com infiltração de células T *helper* tipo 2, basófilos, células mastoides e células linfoides inatas tipo 2.

39.5 Apresentação Clínica

Os sintomas de EoE podem incluir dor epigástrica e vômitos, mas também podem se assemelhar aos sintomas de doença do refluxo esofágico (DRGE). Entretanto, sintomas obstrutivos, como disfagia e impactações alimentares são típicos em EoE e não em DRGE. O sintoma presente predominante de EoE varia com a idade. Crianças pequenas têm mais probabilidade de apresentar dificuldades de alimentação, retardo no desenvolvimento e sintomas clássicos de DRGE (dor epigástrica), enquanto crianças maiores têm mais probabilidade de apresentar sintomas similares aos adultos com queixas do tipo disfagia e possíveis impactações alimentares. Pode ser difícil para uma criança pequena expressar que está tendo dificuldade para deglutir. Ela pode exibir um comportamento de recusa e mastigação prolongada. Mesmo uma criança maior em idade escolar ou um adolescente pode não se queixar de disfagia total, mas pode exibir alguns comportamentos compensatórios, incluindo comer em pequenos bocados, beber após cada bocado ou evitar alimentos problemáticos, como carne e pão.

Os sintomas clássicos de EoE em adultos incluem disfagia para sólidos e impactações alimentares. A disfagia pode ser intermitente ou crônica e está presente em 25 a 100% dos pacientes adultos com EoE. Uma variedade de outros sintomas também é encontrada, alguns dos quais são incomuns e não reconhecidos amplamente. Embora o sintoma mais comum em adultos seja a disfagia, é importante notar que sintomas específicos, como náusea, vômitos e dor abdominal, podem ser a única manifestação clínica de EoE em adultos selecionados. Impactação alimentar também pode ocorrer em adultos com EoE. Ela pode preceder o diagnóstico de EoE ou ser uma manifestação permanente da doença. Impactação alimentar justificando remoção endoscópica do alimento é encontrada em 33 a 54% dos pacientes adultos com EoE.

39.6 Achados Endoscópicos

Uma ampla variedade de achados endoscópicos pode ser vista em pacientes com EoE. Estes achados incluem anéis concêntricos (descritos como "traquealização do esôfago"), sulcos longitudinais, exsudatos/placas brancas (frequentemente confundidos com candidíase), estenoses, esôfago de calibre estreito, com sulcos e até mesmo esôfago com aparência normal. No entanto, estes achados não são sensíveis nem específicos para EoE. Até um terço dos pacientes com EoE ativa pode apresentar um esôfago de aparência normal, especialmente crianças. As biópsias devem idealmente ser colhidas em múltiplos sítios nos esôfagos proximal e distal, bem como no intestino, para excluir outros transtornos. As anormalidades histológicas em pacientes com EoE são variáveis, e foi reportada uma distribuição irregular de eosinofilia esofágica. Esta observação enfatiza a importância da obtenção de múltiplas biópsias em pacientes com suspeitas de EoE. Um número maior de biópsias maximiza o rendimento diagnóstico.

39.7 Manejo

Tratamentos farmacológicos, nutricionais e endoscópicos para EoE foram estabelecidos. As diretrizes de consenso enfatizam o papel dos corticosteroides tópicos, restrição alimentar e dilatação endoscópica na melhora da sintomatologia e na redução da carga eosinofílica histológica, com o desfecho ideal sendo a resolução completa desta última. As opções de tratamento incluem tratamento clínico, dilatação esofágica e dietas de eliminação alimentar. Atualmente, o uso de esteroides inalatórios deglutidos (esteroides do "jeito errado") é a base da terapia fundamentada em drogas. Os dois esteroides mais comumente usados do "jeito errado" incluem propionato de fluticasona em aerossol e budesonida oral misturada a stevia (também mel, molho de maçã e néctar de agave podem ser usados) para torná-lo viscoso. Regimes de dosagem variável têm sido apresentados na literatura, bem como a frequência e duração variável do tratamento proposto. Embora não tenha sido estabelecida uma dose ideal, a fluticasona é usualmente administrada duas vezes ao dia.

A budesonida deve ser misturada com 0,5 a 1 colher de chá de adoçante uma vez ao dia em pacientes com menos de 10 anos de idade e duas vezes ao dia naqueles com mais de 10 anos. O paciente deve deglutir e não inalar a medicação. Os pacientes devem permanecer em dieta zero por 30 minutos após a administração de um esteroide tópico. Entretanto, nenhum esteroide tópico está aprovado pela Food and Drug Administration (FDA) para tratamento da EoE. Tanto a fluticasona quanto budesonida tópicas ("jeito errado") demonstraram eficácia em ensaios controlados. Esteroides sistêmicos também são opções de tratamento, caso falhe a terapia com esteroides tópicos ou se for necessário um controle rápido dos sintomas.

A esofagite eosinofílica é frequentemente considerada uma hipersensibilidade motivada por alérgenos alimentares não mediados por imunoglobulina E (IgE), embora o mecanismo exato não esteja claro. Foi demonstrado em crianças e adultos que o alimento é um desencadeante importante para EoE. O manejo alimentar oferece a possibilidade de induzir e manter uma remissão prolongada da doença sem as complicações potenciais associadas à terapia farmacológica, como candidíase esofágica, catarata e supressão suprarrenal. Diversos tipos de terapia alimentar já foram usados para pacientes com EoE. Todos os alimentos podem ser restringidos quando é usada uma dieta de eliminação total com uma fórmula com base em aminoácidos. Ensaios com dietas elementais demonstraram taxas de remissão histológica de mais de 90%. No entanto, na prática isto é muito difícil na prática clínica, pois a fórmula com base em aminoácidos geralmente possui gosto desagradável e requer o uso de uma sonda nasogástrica (NG) para administração. Como as dietas elementais não são atraentes, podem ser eliminados alimentos selecionados com base nos testes alérgicos, ou simplesmente removendo-se os alimentos que reconhecidamente causam EoE com mais probabilidades ("os suspeitos usuais" – leite, soja, amendoim, trigo, peixe e carnes). Os estudos apresentaram resultados inconclusivos das dietas direcionadas por testes de alergia, com resultados inferiores às dietas elementais. O fato de o teste de alergia não prever consistentemente os desencadeantes alimentares para EoE levou ao uso de dietas empíricas. A clássica dieta de eliminação de seis alimentos (SFED) remove leite, trigo, ovo, soja, peixe/frutos do mar e amendoim/castanhas. Estudos apresentaram remissão histológica, em geral em 60 a 80% dos casos, com SFED. Estudos também examinaram uma dieta empírica de eliminação de quatro alimentos que removeu leite, grãos, ovos e legumes. Estes estudos demonstraram uma taxa de remissão de 54%.

Outra opção é a dilatação periódica. É importante lembrar que a dilatação não é direcionada para a inflamação subjacente. Uma metanálise recente mostrou melhora com dilatação em 75% dos pacientes. As complicações potenciais com a dilatação incluem perfuração esofágica e hemorragia.

Foi conduzido um ensaio clínico randomizado de fase II, duplo-cego, controlado com placebo para avaliar a eficácia clínica de dupilumabe para alívio dos sintomas em pacientes adultos com EoE. O ensaio revelou que o dupilumabe melhorou a disfagia, a contagem de eosinófilos esofágicos e a distensibilidade esofágica quando comparado ao placebo.

Pérolas Clínicas M!

- A esofagite eosinofílica pode-se apresentar de forma diferente em crianças e adultos.
- É uma das causas principais de impactação alimentar e disfagia em adultos e sintomas vagos semelhantes a refluxo em crianças.
- Os sintomas em crianças incluem vômitos, dor abdominal e dificuldades com a alimentação; os adultos apresentam características estereotípicas de impactação alimentar, disfagia e, em algumas circunstâncias, dor torácica.
- Doença que ocorre principalmente em homens brancos, com uma incidência global de 1 em 10.000.
- Padrões endoscópicos de sulcos lineares, cristas circulares/anéis concêntricos e anéis mais definidos (traquealização); a presença de microabscessos esbranquiçados e a complicação de estenoses severas em alguns pacientes são todas manifestações de EoE.
- É uma doença inflamatória crônica que geralmente é desencadeada por alimentos. Pesquisas contínuas prometem possíveis novas opções de tratamento para pacientes que sofrem com EoE.

Bibliografia

[1] Dellon ES, Gonsalves N, Hirano I, Furuta GT, Liacouras CA, Katzka DA, American College of Gastroenterology. ACG clinical guideline: evidenced based approach to the diagnosis and management of esophageal eosinophilia and eosinophilic esophagitis (EoE). Am J Gastroenterol. 2013; 108(5):679–692, quiz 693
[2] Dellow ES, Liacouras CA, Molina-Infante J, et al. Updated International Consensus Diagnostic Criteria for Eosinophilic Esophagitis: Proceedings of the AGREE Conference. Gastroenterology. 2018; 155(4):1022–1033
[3] Liacouras CA, Furuta GT, Hirano I, et al. Eosinophilic esophagitis: updated consensus recommendations for children and adults. J Allergy Clin Immunol. 2011; 128(1):3–20.e6, quiz 21–22
[4] Liacouras CA, Spergel J, Gober LM, Clinical Presentation in Children. Eosinophilic esophagitis: clinical presentation in children. Gastroenterol Clin North Am. 2014; 43(2):219–229
[5] Lucendo AJ, Molina-Infante J, Arias Á, et al. Guidelines on eosinophilic esophagitis: evidencebased statements and recommendations for diagnosis and management in children and adults. United European Gastroenterol J. 2017; 5(3):335–358

40 Dermatite Atópica

Cecelia C. Damask

40.1 Mais do que Superficial

A Dermatite atópica (DA) é uma doença cutânea inflamatória crônica comum. Frequentemente começa na primeira infância e pode se manter como uma dificuldade para os pacientes por toda a sua vida. Aproximadamente 20 a 30% das crianças e 7 a 10% dos adultos são afetados por DA. Quase 50% das crianças com DA continuam a ter sintomas na idade adulta. A DA de início na idade adulta é considerada um subtipo distinto de DA; estes pacientes estão em risco aumentado para complicações sistêmicas, incluindo doença intestinal inflamatória e artrite reumatoide.

A etiologia de DA é considerada multifatorial; uma combinação de disfunção da barreira cutânea, desregulação imune e fatores de risco ambientais. O defeito na barreira pode resultar em sensibilização cutânea a alérgenos. É discutido se este é um modelo "de fora para dentro" ou um modelo "de dentro para fora".

A hipótese fora para dentro propõe que a DA é o resultado de mutações genéticas que afetam a barreira epidérmica. Mutações do gene da filagrina (*FLG*) causam expressão defeituosa da estrutura da epiderme. A filagrina desempenha um papel-chave na hidratação e regulação do pH da epiderme. Mutações em *FLG* foram associadas a DA mais severas e persistentes. A hipótese de fora para dentro sustenta que o rompimento da barreira epidérmica e a penetração de alérgenos/micróbios causam disfunção imune.

Por outro lado, a hipótese de dentro para fora propõe que a DA seja causada por um processo inflamatório que inibe a diferenciação epidérmica. A barreira cutânea fica comprometida quando a expressão elevada de citocina T_h2 e T_h22 (interleucina [IL]-4, IL-13, IL-31) provoca inflamação localizada e a ativação de outras células imunes. A hipótese de dentro para fora é apoiada pelas evidências de números elevados de células T presentes na pele não lesionada de pacientes com DA.

Assim como a asma, a DA é um transtorno heterogêneo. Há mais de uma via inflamatória envolvida na sua patogênese. É importante lembrar que as anormalidades epiteliais, imunes e microbianas na DA se estendem para muito além da pele inflamada. A dermatite atópica tem aspectos sistêmicos. Ela é definitivamente mais do que superficial.

Outra sugestão de que a DA se estende mais profundamente do que meramente no nível cutâneo inclui o fato de que pacientes com DA apresentam respostas de imunoglobulina E (IgE) significativamente mais altas do que qualquer outra doença alérgica, incluindo asma, alergia alimentar, rinite alérgica e conjuntivite alérgica. A penetração de alérgenos através da barreira cutânea defeituosa contendo altos níveis de lipoproteína estromal tímica (TSLP), IL-33 e IL-25 cria um ambiente ideal para a produção aumentada de IgE.

A dermatite atópica é frequentemente observada em conjunto com várias comorbidades atópicas e alérgicas, incluindo alergia alimentar, rinoconjuntivite alérgica e asma. A dermatite atópica pode ter efeitos significativos na qualidade de vida. Estes pacientes estão mais frequentemente ausentes do trabalho e da escola do que seus pares, perturbando não só as suas vidas, como também as das suas famílias. Os pacientes com DA se queixam de um prurido crônico debilitante e dor cutânea que pode afetar o sono dramaticamente e levar a um aumento na depressão e ansiedade.

40.2 Cuidados e Reparo da Barreira Cutânea São Primordiais

Emolientes, hidratação (banhos frequentes) e corticosteroides tópicos desempenham um papel importante na proteção e no reparo anti-inflamatório da barreira cutânea, sendo eles considerados o manejo básico para a DA. O uso de emolientes reduz a quantidade necessária de esteroides tópicos. Os emolientes também podem ajudar a reduzir o prurido. A hidratação é essencial no tratamento de DA. Idealmente, o banho deve ser tomado no mínimo uma vez ao dia, com emolientes aplicados imediatamente após, para prevenir o ressecamento.

A identificação e o controle de desencadeantes, como alérgenos, irritantes, infecções e fatores comportamentais, também são importantes. Os corticosteroides tópicos (TCSs) são muito eficazes nas agudizações e também como terapia de manutenção. Nas agudizações, é recomendada uma aplicação duas vezes ao dia de um TCS. Isto pode então ser reduzido gradualmente até duas vezes por semana em "pontos de incidência conhecidos" para terapia de manutenção proativa. Lembre-se de não usar TCSs de alta potência em áreas sensíveis, como a face e o pescoço.

Outros tratamentos anti-inflamatórios tópicos para a DA incluem inibidores tópicos da calcineurina (TCI), como pimecrolimo e tacrolimo. Estes são seguros em áreas sensíveis, como a face e o pescoço. Tanto pimecrolimo quanto tacrolimo podem ser usados duas vezes ao dia nas agudizações, e então reduzidos para duas a três vezes por semana em "pontos de incidência conhecidos" para terapia de manutenção proativa.

Outra opção para terapia anti-inflamatória é o crisaborole, um inibidor tópico da fosfodiesterase (PDE) tipo 4. É uma enzima que regula a inflamação, reduzindo certos mediadores inflamatórios, incluindo fator de necrose tumoral α e interferon gama (IFNγ), IL-12, IL-17 e IL-23. O crisaborole pode ser aplicado duas vezes ao dia e pode ser usado em áreas sensíveis, como a face e o pescoço.

Terapia sistêmica pode ser considerada em cuidados intensificados para pacientes com DA não controlada com terapia tópica. Quando a DA é severa e não pode ser controlada com terapias tópicas, a fototerapia com ultravioleta B (UV-B) de banda estreita pode ser considerada em grupos de pacientes selecionados. Outra terapia sistêmica inclui metotrexato, azatioprina e ciclosporina A. Corticosteroides sistêmicos só devem ser usados no contexto de transição para outro tratamento conservador de esteroides, porque ocorre retomada da intensificação após o uso com corticosteroides sistêmicos.

40.3 O Futuro do Tratamento da Dermatite Atópica

Os biológicos (anticorpos monoclonais) mostraram ser promissores no manejo de DA moderada a severa. Assim como com a asma, nem todos os biológicos serão igualmente efetivos em todos os diferentes subtipos de DA.

O dupilumabe bloqueia a subunidade α do receptor α de IL-4, deste modo bloqueando efetivamente tanto a IL-4 quanto IL-13, ambas as citocinas essenciais implicadas no desenvolvimento de DA. O dupilumabe demonstrou forte eficácia e segurança para o tratamento de DA moderada a severa em adultos. Quando este capítulo foi escrito, o dupilumabe só havia sido aprovado para uso em pacientes com mais de 12 anos com DA moderada a severa que não está bem controlada com terapias tópicas (TCS/TCI). Durante os ensaios clínicos para aprovação, os pacientes que faziam uso de dupilumabe apresentaram taxas globais mais altas de conjuntivite do que os do grupo placebo. A dose de dupilumabe em adultos é de 300 mg por via subcutânea a cada 2 semanas, após uma dose de carga inicial em adultos de 600 mg. Existem estudos contínuos e planejados para o uso em crianças a partir de 6 meses de idade.

Estudos clínicos em fase II com tralokinumab e lebrikizumab, ambos os anticorpos anti-IL-13, demonstraram eficácia clínica no tratamento de DA. A IL-31 foi implicada como um mediador do prurido em pacientes com DA. O nemolizumab, anticorpo A receptor de anti-IL-31, demonstrou reduzir o prurido em um ensaio clínico fase II. Tratamentos voltados para IL-22 e Janus quinases também estão em desenvolvimento.

Pérolas Clínicas   M!

- A etiologia da DA é multifatorial.
- A DA é um transtorno heterogêneo.
- Não é "apenas" uma condição cutânea; ocorrem manifestações sistêmicas.
- Assim como para a asma, não existe uma abordagem única em termos do tratamento para DA.
- Emolientes, hidratação e anti-inflamatórios tópicos constituem o manejo básico.
- Biológicos (anticorpos monoclonais) provaram ser muito promissores como opções de tratamento.

Tem havido avanços significativos na compreensão e manejo de DA. Estudos demonstraram que mesmo a pele de aparência normal em pacientes com DA pode apresentar inflamação subclínica, com evidências de disfunção da barreira cutânea. O foco também se ampliou para incluir aspectos sistêmicos potenciais de DA, para além de unicamente a pele. A dermatite atópica é definitivamente muito mais do que "apenas uma condição cutânea".

Bibliografia

[1] Boguniewicz M, Alexis AF, Beck LA, et al. Expert perspectives on management of moderateto-severe atopic dermatitis: A multidisciplinary consensus addressing current and merging therapies. J Allergy Clin Immunol Pract. 2017; 5(6):1519–1531
[2] Boguniewicz M, Fonacier L, Guttman-Yassky E, Ong PY, Silverberg J, Farrar JR. Atopic dermatites yardstick: practical recommendations for an evolving therapeutic landscape. Ann Allergy Asthma Immunol. 2018; 120(1):10–22.e2
[3] Izadi N, Leung DYM. Clinical approach to the patient with refractory atopic dermatitis. Ann Allergy Asthma Immunol. 2018; 120(1):23–33.e1
[4] Peng W, Novak N. Pathogenesis of atopic dermatitis. Clin Exp Allergy. 2015; 45(3):566–574

Parte 7

A Prática Leva à Perfeição

41 Planilhas de Teste de Alergia com Respostas *216*

42 Planilhas de Preparo de Amostras com Respostas *227*

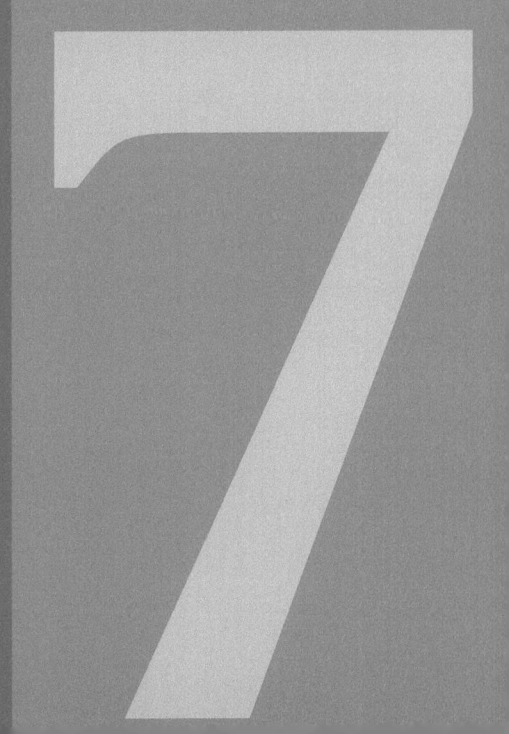

41 Planilhas de Teste de Alergia com Respostas

Christine B. Franzese

Este capítulo traz planilhas com exemplos de resultados de exames realizados em pacientes hipotéticos, semelhantes aos que podem ser encontrados por um profissional em sua clínica. Há exemplos de resultados de *prick tests*, testes intradérmicos com diluição, testes quantitativos modificados e resultados de IgE específica. Um profissional sem muita experiência em alergia pode achar essas planilhas muito úteis para analisar seu conhecimento ou praticar o que foi aprendido até agora. Cada planilha é acompanhada por uma folha de respostas correspondente. Divirta-se!

Planilhas de Teste de Alergia com Respostas

Caso Prático de *Prick Test* #1

A seguir, são apresentados os resultados dos *prick tests* em um paciente hipotético. Decida se cada controle/teste é positivo ou negativo e se a resposta dos controles foi adequada.

Controles	Pápula (mm)	Resultado [+/−]
Positivo	7	
Negativo (glicerina a 50%)	0	

Antígeno	Pápula (mm)	Resultado [+/−]
Capim-rabo-de-rato *(Phleum pratense)*	7	
Grama bermuda *(Cynodon dactylon)*	0	
Capim Johnson *(Sorghum halepense)*	5	
Carvalho *(Quercus spp.)*	2	
Amieiro *(Alnus glutinosa)*	0	
Cedro *(Cedrus spp.)*	10	
Plátano *(Platanus occidentalis)*	3	
Amaranto *(Amaranthus retroflexus)*	4	
Erva formigueira branca *(Chenopodium album)*	6	
Erva-de-santiago, tasneira *(Ambrosia spp.)*	0	
Losna *(Artemisia vulgaris)*	5	
Dermatophagoides pteronyssinus	8	
Dermatophagoides farinae	1	
Epitélio de gato	9	
Epitélio de cão	4	
Barata	0	
Aspergillus	0	
Alternaria	3	
Mucor	7	
Rhizopus	4	

Caso Prático de *Prick Test* #1 (Respostas)

A seguir, são apresentados os resultados dos *prick tests* em um paciente hipotético. A resposta dos controles foi adequada.

Controles	Pápula (mm)	Resultado [+/−]
Positivo	7	+
Negativo (glicerina a 50%)	0	−

Antígeno	Pápula (mm)	Resultado [+/−]
Capim-rabo-de-rato (*Phleum pratense*)	7	+
Grama bermuda (*Cynodon dactylon*)	0	−
Capim Johnson (*Sorghum halepense*)	5	+
Carvalho (*Quercus* spp.)	2	−
Amieiro (*Alnus glutinosa*)	0	−
Cedro (*Cedrus* spp.)	10	+
Plátano (*Platanus occidentalis*)	3	+
Amaranto (*Amaranthus retroflexus*)	4	+
Erva formigueira branca (*Chenopodium album*)	6	+
Erva-de-santiago, tasneira (*Ambrosia* spp.)	0	−
Losna (*Artemisia vulgaris*)	5	+
Dermatophagoides pteronyssinus	8	+
Dermatophagoides farinae	1	−
Epitélio de gato	9	+
Epitélio de cão	4	+
Barata	0	−
Aspergillus	0	−
Alternaria	3	+
Mucor	7	+
Rhizopus	4	+

Caso de *Prick Test* #2

A seguir, são apresentados os resultados dos *prick tests* em um paciente hipotético. Decida se cada controle/teste é positivo ou negativo e se a resposta dos controles foi adequada.

Controles	Pápula (mm)	Resultado [+/−]
Positivo	8	
Negativo (glicerina a 50%)	4	

Antígeno	Pápula (mm)	Resultado [+/−]
Capim-rabo-de-rato (*Phleum pratense*)	2	
Grama bermuda (*Cynodon dactylon*)	3	
Capim Johnson (*Sorghum halepense*)	11	
Carvalho (*Quercus* spp.)	4	
Amieiro (*Alnus glutinosa*)	10	
Cedro (*Cedrus* spp.)	0	
Plátano (*Platanus occidentalis*)	5	
Amaranto (*Amaranthus retroflexus*)	8	
Erva formigueira branca (*Chenopodium album*)	13	
Erva-de-santiago, tasneira (*Ambrosia* spp.)	0	
Losna (*Artemisia vulgaris*)	3	
Dermatophagoides pteronyssinus	8	
Dermatophagoides farinae	1	
Epitélio de gato	9	
Epitélio de cão	4	
Barata	3	
Aspergillus	0	
Alternaria	4	
Mucor	9	
Rhizopus	3	

Caso de *Prick Test* #2 (Respostas)

Embora os controles positivo e negativo tenham respondido e sejam positivos, o teste ainda é válido. Isto ocorre porque o controle positivo é ≥ 3 mm que o controle negativo. No entanto, o controle negativo é positivo, indicando o aumento do limiar para determinar que o teste é positivo e não apenas um artefato de irritação cutânea pela glicerina. Nesse caso, o teste positivo precisa ser pelo menos ≥ 3 mm que o controle negativo ou, aqui, ≥ 7 mm.

Controles	Pápula (mm)	Resultado [+/−]
Positivo	8	+
Negativo (glicerina a 50%)	4	+

Antígeno	Pápula (mm)	Resultado [+/−]
Capim-rabo-de-rato (*Phleum pratense*)	2	−
Grama bermuda (*Cynodon dactylon*)	3	−
Capim Johnson (*Sorghum halepense*)	11	−
Carvalho (*Quercus* spp.)	4	−
Amieiro (*Alnus glutinosa*)	10	+
Cedro (*Cedrus* spp.)	0	−
Plátano (*Platanus occidentalis*)	5	−
Amaranto (*Amaranthus retroflexus*)	8	+
Erva formigueira branca (*Chenopodium album*)	13	+
Erva-de-santiago, tasneira (*Ambrosia* spp.)	0	−
Losna (*Artemisia vulgaris*)	3	−
Dermatophagoides pteronyssinus	8	+
Dermatophagoides farinae	1	−
Epitélio de gato	9	+
Epitélio de cão	4	−
Barata	3	−
Aspergillus	0	−
Alternaria	4	−
Mucor	9	+
Rhizopus	3	−

Caso de Teste Intradérmico com Diluição

A seguir, são apresentados os resultados do teste intradérmico com diluição (IDT) de um paciente hipotético. Decida se cada controle/teste é positivo ou negativo, se a resposta dos controles foi adequada e determine qual é o *endpoint* de cada antígeno.

	Controle positivo (Pápula em mm) = 9		Controle negativo (Pápula em mm) = 2		Controle de glicerina #1 (Pápula em mm) = 5		
Antígeno	**#6**	**#5**	**#4**	**#3**	**#2**	**#1**	**Endpoint**
Capim-rabo-de-rato (*Phleum pratense*)	5	6	7	10			
Grama bermuda (*Cynodon dactylon*)	5	7	11				
Capim Johnson (*Sorghum halepense*)	8	8	8	8	10		
Carvalho (*Quercus* spp.)	5	5	6	6	7	10	
Olmo (*Ulmus* spp.)	5	5	5	6	6		
Cipreste (família Cupressaceae)	5	7	9				
Plátano (*Platanus occidentalis*)	5	5	8	10			
Erva-de-santiago, tasneira (*Ambrosia* spp.)	5	6	6	6	9	11	
Amaranto (*Amaranthus reflexus*)	6	9	11				
Língua de ovelha (*Plantago lanceolata*)	4	6	6	6	6		
Dermatophagoides pteronyssinus	9	12					
Dermatophagoides farinae	5	5	6	7	7	9	
Epitélio de gato	6	7	9				
Barata	6	8	9	12			
Alternaria	5	5	6	8	11		
Aspergillus	4	4	5	5	6		

Caso de Teste Intradérmico com Diluição (Respostas)

Os controles responderam da maneira adequada. O teste é válido. O *endpoint* é o primeiro resultado positivo do teste, seguido por uma pápula confirmatória igual ou superior a 2 mm.

	Controle positivo (Pápula em mm) = 9		Controle negativo (Pápula em mm) = 2		Controle de glicerina #1 (Pápula em mm) = 5		
Antígeno	**#6**	**#5**	**#4**	**#3**	**#2**	**#1**	**Endpoint**
Capim-rabo-de-rato (*Phleum pratense*)	5	6	7	10			4
Grama bermuda (*Cynodon dactylon*)	5	7	11				5
Capim Johnson (*Sorghum halepense*)	8	8	8	8	10		3
Carvalho (*Quercus* spp.)	5	5	6	6	7	10	2
Olmo (*Ulmus* spp.)	5	5	5	6	6		Negativo
Cipreste (família *Cupressaceae*)	5	7	9				5
Plátano (*Platanus occidentalis*)	5	5	8	10			4
Erva-de-santiago, tasneira (*Ambrosia* spp.)	5	6	6	6	9	11	2
Amaranto (*Amaranthus reflexus*)	6	9	11				5
Língua de ovelha (*Plantago lanceolata*)	4	6	6	6	6		Negativo
Dermatophagoides pteronyssinus	9	12					6
Dermatophagoides farinae	5	5	6	7	7	9	2
Epitélio de gato	6	7	9				5
Barata	6	8	9	12			4
Alternaria	5	5	6	8	11		3
Aspergillus	4	4	5	5	6		Negativo

Caso de Teste Quantitativo Modificado

A seguir, são apresentados os resultados do teste quantitativo modificado (MQT) de um paciente hipotético. Decida se cada controle/teste é positivo ou negativo, se a resposta dos controles foi adequada e determine o *endpoint* de cada antígeno.

Controles	Pápula (mm)	ID	Resultado [+/−]
Positivo	8	7	
Negativo (glicerina a 50%)	0	0	

	Puntura	ID #2	ID #5	
Antígeno	Pápula (mm)	Pápula (mm)	Pápula (mm)	*Endpoint*
Capim rabo-de-rato (*Phleum pratense*)	3	5		
Grama bermuda (*Cynodon dactylon*)	2	8		
Capim Johnson (*Sorghum halepense*)	10			
Carvalho (*Quercus* spp.)	4		0	
Amieiro (*Alnus glutinosa*)	11		7	
Cedro (*Cedrus* spp.)	0	7		
Plátano (*Platanus occidentalis*)	6		2	
Amaranto (*Amaranthus reflexus*)	7		9	
Erva formigueira branca (*Chenopodium album*)	12		8	
Erva-de-santiago, tasneira (*Ambrosia* spp.)	3		0	
Dermatophagoides pteronyssinus	9			
Dermatophagoides farinae	2	7		
Epitélio de gato	11		5	
Epitélio de cão	4		5	
Barata	0	6		
Aspergillus	0	5		
Alternaria	4		11	
Mucor	7		5	
Rhizopus	3		5	

Abreviatura: ID, intradérmico.

Caso de Teste Quantitativo Modificado (Respostas)

A resposta aos controles foi adequada.

Controles	Pápula (mm)	ID	Resultado [+/−]
Positivo	8	7	+
Negativo (glicerina a 50%)	0	0	−

	Puntura	ID #2	ID #5	
Antígeno	Pápula (mm)	Pápula (mm)	Pápula (mm)	Endpoint
Capim-rabo-de-rato (*Phleum pratense*)	3	5		Negativo
Grama bermuda (*Cynodon dactylon*)	2	8		3
Capim Johnson (*Sorghum halepense*)	10			6
Carvalho (*Quercus* spp.)	4		0	4
Amieiro (*Alnus glutinosa*)	11		7	5
Cedro (*Cedrus* spp.)	0	7		3
Plátano (*Platanus occidentalis*)	6		2	4
Amaranto (*Amaranthus reflexus*)	7		9	6
Erva formigueira branca (*Chenopodium album*)	5		8	5
Erva-de-santiago, tasneira (*Ambrosia* spp.)	3		0	4
Dermatophagoides pteronyssinus	9			6
Dermatophagoides farinae	2	7		3
Epitélio de gato	11		5	4
Epitélio de cão	4		5	4
Barata	0	6		Negativo
Aspergillus	0	5		Negativo
Alternaria	4		11	6
Mucor	7		5	4
Rhizopus	3		5	4

Abreviatura: ID, intradérmico.

Caso de Teste de Imunoglobulina E Específica

Abaixo estão os resultados dos testes de um paciente hipotético que foi submetido a testes de imunoglobulina E (IgE) específica. Esta planilha ajuda na criação da mistura de antígenos para imunoterapia a partir dos *endpoints* obtidos. No entanto, os *endpoints* não precisam ser estabelecidos para dar início à imunoterapia.

Antígeno	Classe #	Endpoint
Capim-rabo-de-rato (*Phleum pratense*)	5	6
Grama bermuda (*Cynodon dactylon*)	0	Negativo/sem desfecho
Capim Johnson (*Sorghum halepense*)	1	2
Capim bahia (*Paspalum notatum*)	2	3
Carvalho (*Quercus* spp.)	4	5
Olmo (*Ulmus* spp.)	0	Negativo/sem desfecho
Cipreste (família *Cupressaceae*)	3	4
Plátano (*Platanus occidentalis*)	0	Negativo/sem desfecho
Erva-de-santiago, tasneira (*Ambrosia* spp.)	6	7
Amaranto (*Amaranthus reflexus*)	2	3
Azedinha (*Rumex acetosella*)	1	2
Língua de ovelha (*Plantago lanceolata*)	0	Negativo/sem desfecho
Dermatophagoides pteronyssinus	3	4
Dermatophagoides farinae	4	5
Epitélio de gato	6	7
Barata	5	6
Alternaria	0	Negativo/sem desfecho
Aspergillus	0	Negativo/sem desfecho
Mucor	3	4

Caso de Teste de Imunoglobulina E Específica (Respostas)

A seguir estão os resultados dos testes de um paciente hipotético que foi submetido a testes de IgE específica. Esta planilha ajuda a criação da mistura de antígenos para imunoterapia a partir dos *endpoints* obtidos. No entanto, os *endpoints* não precisam ser estabelecidos para dar início à imunoterapia.

Antígeno	Classe #	Endpoint
Capim-rabo-de-rato (*Phleum pratense*)	5	6
Grama bermuda (*Cynodon dactylon*)	0	Negativo/sem desfecho
Capim Johnson (*Sorghum halepense*)	1	2
Capim bahia (*Paspalum notatum*)	2	3
Carvalho (*Quercus* spp.)	4	5
Olmo (*Ulmus* spp.)	0	Negativo/sem desfecho
Cipreste (família *Cupressaceae*)	3	4
Plátano (*Platanus occidentalis*)	0	Negativo/sem desfecho
Erva-de-santiago, tasneira (*Ambrosia* spp.)	6	7
Amaranto (*Amaranthus reflexus*)	2	3
Azedinha (*Rumex acetosella*)	1	2
Língua de ovelha (*Plantago lanceolata*)	0	Negativo/sem desfecho
Dermatophagoides pteronyssinus	3	4
Dermatophagoides farinae	4	5
Epitélio de gato	6	7
Barata	5	6
Alternaria	0	Negativo/sem desfecho
Aspergillus	0	Negativo/sem desfecho
Mucor	3	4

42 Planilhas de Preparo de Amostras com Respostas

Christine B. Franzese

Este capítulo contém planilhas com exemplos de prescrições de misturas de antígenos a partir de resultados de testes de pacientes hipotéticos, semelhantes aos que podem ser encontrados por um profissional em sua clínica. Existem exemplos de frascos de 5 mL criados para imunoterapia subcutânea (SCIT), imunoterapia sublingual (SLIT) e imunoterapia em mucosa oral (OMIT). Um profissional sem muita experiência em alergia pode achar essas planilhas muito úteis para analisar seu conhecimento ou praticar o que foi aprendido até agora. Cada planilha é acompanhada por uma folha de respostas correspondente. Divirta-se!

Na SCIT, alguns profissionais determinam o *endpoint* e outros não. O *endpoint* não é necessário para iniciar a SCIT ou criar a mistura de antígenos para imunoterapia. No entanto, essas planilhas podem ajudar quem quer praticar ou está interessado em aprender mais sobre os *endpoints*.

Caso de Preparo de Amostras para Teste Intradérmico com Diluição – Versão 1

A seguir estão os resultados do teste intradérmico com diluição (IDT) de um paciente hipotético. Determine os *endpoints* e, a partir deles, crie a mistura de antígenos para o primeiro frasco de injeção, com volume de 5 mL, para SCIT. Nesta versão, uma solução de glicerina a 50% é usada para manter a potência do frasco, pois o diluente utilizado é a solução salina fenolada (PNS).

Controle positivo (Pápula em mm) = 9

Controle negativo (Pápula em mm) = 2

Controle de glicerina # 1 (Pápula em mm) = 5

Prescrição de frasco

Antígeno	#6	#5	#4	#3	#2	#1	Endpoint	Diluição #	Volume
Capim-rabo-de-rato (*Phleum pratense*)	5	6	7	10					
Grama bermuda (*Cynodon dactylon*)	5	7	11						
Capim Johnson (*Sorghum halepense*)	8	8	8	8	10				
Capim bahia (*Paspalum notatum*)	7	9							
Carvalho (*Quercus* spp.)	5	5	6	6	7	10			
Olmo (*Ulmus* spp.)	5	5	5	6	6				
Cipreste (família *Cupressaceae*)	5	7	9						
Plátano (*Platanus occidentalis*)	5	5	8	10					
Erva-de-santiago, tasneira (*Ambrosia* spp.)	5	6	6	6	9	11			
								Antígeno total	
								Glicerina a 50%	
								Diluente	
								Total	

Caso de Preparo de Amostras para Teste Intradérmico com Diluição – Versão 1 (Respostas)

A seguir estão as respostas do IDT de um paciente hipotético, com os *endpoints* e as diluições iniciais do primeiro frasco de injeção para SCIT. Este frasco tem 5 mL de volume, mas cálculos semelhantes podem ser usados para criar um frasco de 10 mL. Nesta versão, a solução de glicerina a 50% é usada para manutenção da potência em decorrência do uso de PNS como diluente. Para manter a potência, o frasco deve conter pelo menos 1 mL de glicerina a 50%.

Controle positivo (Pápula em mm) = 9   Controle negativo (Pápula em mm) = 2   Controle de glicerina # 1 (Pápula em mm) = 5

Antígeno	#6	#5	#4	#3	#2	#1	Endpoint
Capim-rabo-de-rato (*Phleum pratense*)	5	6	7	10			4
Grama bermuda (*Cynodon dactylon*)	5	7	11				5
Capim Johnson (*Sorghum halepense*)	8	8	8	8	10		3
Capim bahia (*Paspalum notatum*)	7	9					6
Carvalho (*Quercus* spp.)	5	5	6	6	7	10	3
Olmo (*Ulmus* spp.)	5	5	5	6	6		Negativo
Cipreste (família *Cupressaceae*)	5	7	9				5
Plátano (*Platanus occidentalis*)	5	5	8	10			4
Erva-de-santiago, tasneira (*Ambrosia* spp.)	5	6	6	6	9	11	3

Prescrição de frasco

Diluição #	Volume
2	0,2 mL
3	0,2 mL
1	0,2 mL
4	0,2 mL
1	0,2 mL
3	0,2 mL
2	0,2 mL
1	0,2 mL
Antígeno total	0,8 mL
Glicerina a 50%	1,0 mL
Diluente	3,2 mL
Total	5,0 mL

Caso de Preparo de Amostras para Teste Intradérmico com Diluição – Versão 2

A seguir estão os resultados do IDT de um paciente hipotético. Determine os *endpoints* e, adiante, use-os para criar uma mistura de antígenos para o primeiro frasco de injeção, com volume de 5 mL, para SCIT. Nesta versão, o diluente utilizado para manter a potência do frasco é a albumina sérica humana (HSA).

Controle positivo (Pápula em mm) = 9
Controle negativo (Pápula em mm) = 2
Controle de glicerina # 1 (Pápula em mm) = 5

Prescrição de frasco

Antígeno	#6	#5	#4	#3	#2	#1	Endpoint	Diluição #	Volume
Amaranto (*Amaranthus reflexus*)	6	9	11						
Azedinha (*Rumex acetosella*)	5	9	9	9	12				
Língua de ovelha (*Plantago lanceolata*)	4	6	6	6	6				
Dermatophagoides pteronyssinus	9	12							
Dermatophagoides farinae	5	5	6	7	7	9			
Epitélio de gato	6	7	9						
Barata	6	8	9	12					
Alternaria	5	5	6	8	11				
Aspergillus	4	4	5	5	6				
Mucor	8	11							
								Antígeno total	
								Glicerina a 50%	
								Diluente	
								Total	

Planilhas de Preparo de Amostras com Respostas

Caso de Preparo de Amostras para Teste Intradérmico com Diluição – Versão 2 (Respostas)

A seguir estão as respostas do IDT de um paciente hipotético, com os *endpoints* e as diluições iniciais do primeiro frasco de injeção para SCIT. Neste exemplo, o frasco tem 5 mL de volume, mas cálculos semelhantes podem ser usados para criar um frasco de 10 mL. Nesta versão, o diluente utilizado para manutenção da potência do frasco é HSA; por isso, não é necessário adicionar glicerina.

Conc. = concentrado.

Controle positivo (Pápula em mm) = 9   Controle negativo (Pápula em mm) = 2   Controle de glicerina # 1 (Pápula em mm) = 5

Antígeno	#6	#5	#4	#3	#2	#1	Endpoint	Diluição #	Volume
Amaranto *(Amaranthus reflexus)*	6	9	11				5	3	0,2 mL
Azedinha *(Rumex acetosella)*	5	9	9	9	12		3	1	0,2 mL
Língua de ovelha *(Plantago lanceolata)*	4	6	6	6	6		Negativo		
Dermatophagoides pteronyssinus	9	12					6	4	0,2 mL
Dermatophagoides farinae	5	5	6	7	7	9	2	Conc.	0,2 mL
Epitélio de gato	6	7	9				5	3	0,2 mL
Barata	6	8	9	12			4	2	0,2 mL
Alternaria	5	5	6	8	11		3	1	0,2 mL
Aspergillus	4	4	5	5	6		Negativo		
Mucor	8	11					6	4	0,2 mL
								Antígeno total	1,4 mL
								Glicerina a 50%	–
								Diluente	3,6 mL
								Total	5,0 mL

Caso de Preparo de Amostras Escalonadas (para dessensibilização progressiva) – Versão 1

A seguir estão os resultados do IDT de um paciente hipotético. Crie a mistura de antígenos, em volume de 5 mL, para o primeiro frasco de injeção para SCIT e, em seguida, os dois frascos escalonados subsequentes. Nesta versão, a solução de glicerina a 50% é usada para manter a potência do frasco por causa do uso de PNS como diluente.

Planilhas de Preparo de Amostras com Respostas

Antígeno	Desfecho	1º Frasco Escalonado		2º Frasco Escalonado		3º Frasco Escalonado	
		Diluição #	Volume	Diluição #	Volume	Diluição #	Volume
Capim-rabo-de-rato (*Phleum pratense*)	6						
Capim Johnson (*Sorghum halepense*)	4						
Bordo (família Aceraceae)	3						
Carvalho (*Quercus* spp.)	5						
Cipreste (família Cupressaceae)	4						
Erva-de-santiago, tasneira (*Ambrosia* spp.)	6						
Azedinha (*Rumex acetosella*)	3						
Dermatophagoides pteronyssinus	6						
Dermatophagoides farinae	5						
Epitélio de cão	6						
Barata	6						
		Antígeno total		Antígeno total		Antígeno total	
		Glicerina a 50%		Glicerina a 50%		Glicerina a 50%	
		Diluente		Diluente		Diluente	
		Total		Total		Total	

Caso de Preparo de Amostras Escalonadas – Versão 1 (Respostas)

A seguir estão os resultados do IDT de um paciente hipotético. Crie a mistura de antígenos, em volume de 5 mL, para o primeiro frasco de injeção para SCIT e, em seguida, os dois frascos escalonados subsequentes. Nesta versão, a solução de glicerina a 50% é usada para manter a potência do frasco em decorrência do uso de PNS como diluente.

Conc. = concentrado.

Planilhas de Preparo de Amostras com Respostas

Antígeno	Destecho	1º Frasco Escalonado		2º Frasco Escalonado		3º Frasco Escalonado	
		Diluição #	Volume	Diluição #	Volume	Diluição #	Volume
Capim-rabo-de-rato (*Phleum pratense*)	5	4	0,2 mL	3	0,2 mL	2	0,2 mL
Capim Johnson (*Sorghum halepense*)	4	2	0,2 mL	1	0,2 mL	Conc.	0,2 mL
Bordo (família Aceraceae)	3	1	0,2 mL	Conc.	0,2 mL	Conc.	0,2 mL
Carvalho (*Quercus* spp.)	5	3	0,2 mL	2	0,2 mL	1	0,2 mL
Cipreste (família Cupressaceae)	4	2	0,2 mL	1	0,2 mL	Conc.	0,2 mL
Erva-de-santiago, tasneira (*Ambrosia* spp.)	6	4	0,2 mL	3	0,2 mL	2	0,2 mL
Azedinha (*Rumex acetosella*)	3	1	0,2 mL	Conc.	0,2 mL	Conc.	0,2 mL
Dermatophagoides pteronyssinus	6	4	0,2 mL	3	0,2 mL	2	0,2 mL
Dermatophagoides farinae	5	3	0,2 mL	2	0,2 mL	1	0,2 mL
Epitélio de cão	6	4	0,2 mL	3	0,2 mL	2	0,2 mL
Barata	6	4	0,2 mL	3	0,2 mL	2	0,2 mL
		Antígeno total	2,2 mL	Antígeno total	2,2 mL	Antígeno total	2,2 mL
		Glicerina a 50%	1 mL	Glicerina a 50%	0,6 mL	Glicerina a 50%	0,2 mL
		Diluente	1,8 mL	Diluente	2,2 mL	Diluente	2,6 mL
		Total	5,0 mL	Total	5,0 mL	Total	5,0 mL

Caso de Preparo de Amostras Escalonadas – Versão 2

A seguir estão os resultados do IDT de um paciente hipotético. Crie a mistura de antígenos, em volume de 5 mL, para o primeiro frasco de injeção para SCIT e, em seguida, os dois frascos escalonados subsequentes. Nesta versão, a HSA é usada como diluente para manter a potência do frasco.

Planilhas de Preparo de Amostras com Respostas

Antígeno	Desfecho	1º Frasco Escalonado		2º Frasco Escalonado		3º Frasco Escalonado	
		Diluição #	Volume	Diluição #	Volume	Diluição #	Volume
Capim-rabo-de-rato (*Phleum pratense*)	6						
Capim Johnson (*Sorghum halepense*)	4						
Bordo (família Aceraceae)	3						
Carvalho (*Quercus* spp.)	5						
Cipreste (família Cupressaceae)	4						
Erva-de-santiago, tasneira (*Ambrosia* spp.)	6						
Azedinha (*Rumex acetosella*)	3						
Dermatophagoides pteronyssinus	6						
Dermatophagoides farinae	5						
Epitélio de cão	6						
Barata	6						
		Antígeno total		Antígeno total		Antígeno total	
		Glicerina a 50%		Glicerina a 50%		Glicerina a 50%	
		Total		Total		Total	

Caso de Preparo de Amostras Escalonadas – Versão 2 (Respostas)

A seguir estão os resultados do IDT de um paciente hipotético. Crie a mistura de antígenos, em volume de 5 mL, para o primeiro frasco de injeção para SCIT e, em seguida, os dois frascos escalonados subsequentes. Nesta versão, a HSA é usada como diluente para manter a potência do frasco.

Conc. = concentrado.

Planilhas de Preparo de Amostras com Respostas

Antígeno	Desfecho	1º Frasco Escalonado		2º Frasco Escalonado		3º Frasco Escalonado	
		Diluição #	Volume	Diluição #	Volume	Diluição #	Volume
Capim-rabo-de-rato (*Phleum pratense*)	6	4	0,2 mL	3	0,2 mL	2	0,2 mL
Capim Johnson (*Sorghum halepense*)	4	2	0,2 mL	3	0,2 mL	Conc.	0,2 mL
Bordo (família Aceraceae)	3	3	0,2 mL	Conc.	0,2 mL	Conc.	0,2 mL
Carvalho (*Quercus* spp.)	5	3	0,2 mL	2	0,2 mL	3	0,2 mL
Cipreste (família Cupressaceae)	4	2	0,2 mL	3	0,2 mL	Conc.	0,2 mL
Erva-de-santiago, tasneira (*Ambrosia* spp.)	6	4	0,2 mL	3	0,2 mL	2	0,2 mL
Azedinha (*Rumex acetosella*)	3	3	0,2 mL	Conc.	0,2 mL	Conc.	0,2 mL
Dermatophagoides pteronyssinus	6	4	0,2 mL	3	0,2 mL	2	0,2 mL
Dermatophagoides farinae	5	3	0,2 mL	2	0,2 mL	3	0,2 mL
Epitélio de cão	6	4	0,2 mL	3	0,2 mL	2	0,2 mL
Barata	6	4	0,2 mL	3	0,2 mL	2	0,2 mL
		Antígeno total	2,2 mL	Antígeno total	2,2 mL	Antígeno total	2,2 mL
		Glicerina a 50%	2,8 mL	Glicerina a 50%	2,8 mL	Glicerina a 50%	2,8 mL
		Total	5,0 mL	Total	5,0 mL	Total	5,0 mL

Caso de Preparo de Material para Imunoterapia Sublingual

A seguir estão os resultados do teste cutâneo de puntura (SPT) para um paciente hipotético interessado na SLIT em gotas. Esta planilha ajuda a fazer um frasco com a solução de manutenção e apenas um frasco escalonado. Lembre-se da diferença no tamanho do frasco. De modo geral, os frascos de SLIT são maiores que os frascos de SCIT.

	Frasco de manutenção			Frasco escalonado	
Antígeno	Resultado SPT	Diluição #	Volume	Diluição #	Volume
Capim-rabo-de-rato (*Phleum pratense*)	6			Frasco de manutenção	
Capim Johnson (*Sorghum halepense*)	4			Glicerina a 50%	
Carvalho (*Quercus* spp.)	5			Total	
Cipreste (família *Cupressaceae*)	4				
Erva-de-santiago, tasneira (*Ambrosia* spp.)	6				
D. pteronyssinus	6				
D. farinae	5				
Epitélio de gato	6				
		Antígeno total			
		Glicerina a 50%			
		Total			

Caso de Preparo de Material para Imunoterapia Sublingual (Respostas)

A seguir estão os resultados do teste cutâneo de puntura (SPT) para um paciente hipotético interessado na SLIT em gotas. Esta planilha ajuda a fazer um frasco com a solução de manutenção e apenas um frasco escalonado. Lembre-se da diferença no tamanho do frasco. De modo geral, os frascos de SLIT são maiores que os frascos de SCIT.

Conc. = Concentrado.

		Frasco de manutenção		Frasco escalonado	
Antígeno	Resultado SPT	Diluição #	Volume	Diluição #	Volume
Capim-rabo-de-rato (*Phleum pratense*)	6	Conc.	1,0 mL	Frasco de manutenção	0,25 mL
Capim Johnson (*Sorghum halepense*)	4	Conc.	1,0 mL	Glicerina a 50%	1,0 mL
Carvalho (*Quercus* spp.)	5	Conc.	1,0 mL	Total	1,25 mL
Cipreste (família *Cupressaceae*)	4	Conc.	1,0 mL		
Erva-de-santiago, tasneira (*Ambrosia* spp.)	6	Conc.	1,0 mL		
D. pteronyssinus	6	Conc.	1,0 mL		
D. farinae	5	Conc.	1,0 mL		
Epitélio de gato	6	Conc.	1,0 mL		
		Antígeno total	8,0 mL		
		Glicerina a 50%	2,0 mL		
		Total	10,0 mL		

Caso de Preparo de Amostras para Determinação de Imunoglobulina E Específica

A seguir estão os resultados de um paciente hipotético submetido a testes específicos de imunoglobulina E (IgE). Use os *endpoints* para criar uma mistura de antígenos para este paciente. Nesse cenário, pratique fazendo duas versões do mesmo frasco, uma com glicerina como conservante e outra com HSA.

			Frasco com glicerina		Frasco com HSA	
Antígeno	Classe #	*Endpoint*	Diluição #	Volume	Diluição #	Volume
Capim-rabo-de-rato (*Phleum pratense*)	5					
Grama bermuda (*Cynodon dactylon*)	0					
Capim-bahia (*Paspalum notatum*)	2					
Carvalho (*Quercus* spp.)	0					
Olmo (*Ulmus* spp.)	0					
Cipreste (família *Cupressaceae*)	3					
Erva-de-santiago, tasneira (*Ambrosia* spp.)	6					
Azedinha (*Rumex acetosella*)	1					
Língua de ovelha (*Plantago lanceolata*)	0					
D. pteronyssinus	3					
D. farinae	0					
Epitélio de gato	0					
Barata	5					
Alternaria	0					
Aspergillus	0					
Mucor	3					
			Antígeno total		Antígeno total	
			Glicerina a 50%		Diluente	
			Diluente		Total	
			Total			

Caso de Preparo de Amostras para Determinação de Imunoglobulina E Específica (Respostas)

A seguir estão os resultados de um paciente hipotético submetido a testes específicos de imunoglobulina E (IgE). Use os *endpoints* para criar uma mistura de antígenos para este paciente. Nesse cenário, pratique fazendo duas versões do mesmo frasco, uma com glicerina como conservante e outra com HSA.

Antígeno	Classe #	*Endpoint*	Frasco com glicerina Diluição #	Volume	Frasco com HSA Diluição #	Volume
Capim-rabo-de-rato (*Phleum pratense*)	5	6	4	0,2 mL	4	0,2 mL
Grama bermuda (*Cynodon dactylon*)	0					
Capim-bahia (*Paspalum notatum*)	2	3	1	0,2 mL	1	0,2 mL
Carvalho (*Quercus* spp.)	0					
Olmo (*Ulmus* spp.)	0					
Cipreste (família *Cupressaceae*)	3	4	2	0,2 mL	2	0,2 mL
Erva-de-santiago, tasneira (*Ambrosia* spp.)	6	7	5	0,2 mL	5	0,2 mL
Azedinha (*Rumex acetosella*)	1	2	Conc	0,2 mL	Conc	0,2 mL
Língua de ovelha (*Plantago lanceolata*)	0					
D. pteronyssinus	3	4	2	0,2 mL	2	0,2 mL
D. farinae	0					
Epitélio de gato	0					
Barata	5	6	4	0,2 mL	4	0,2 mL
Alternaria	0					
Aspergillus	0					
Mucor	3	4	2	0,2 mL	2	0,2 mL
			Antígeno total	1,6 mL	Antígeno total	1,6 mL
			Glicerina a 50%	0,8 mL	Diluente	3,4 mL
			Diluente	2,6 mL	Total	5,0 mL
			Total	5,0 mL		

Caso de Preparo de Material para Imunoterapia em Mucosa Oral

A seguir estão os resultados do SPT de um paciente hipotético interessado em OMIT. Esta planilha ajuda o preparo da solução para OMIT.

		Material para OMIT	
Antígeno	Resultado da SPT	Diluição #	Volume
Grama bermuda (*Cynodon dactylon*)	6		
Capim Johnson (*Sorghum halepense*)	4		
Bétula (família *Betulaceae*)	5		
Plátano (*Platanus occidentalis*)	4		
Erva-de-santiago, tasneira (*Ambrosia* spp.)	6		
Dermatophagoides pteronyssinus	6		
Dermatophagoides farinae	5		
Aspergillus	6		
		Antígeno total	
		Glicerina a 50%	
		Total	

Caso de Preparo de Material para Imunoterapia em Mucosa Oral (Respostas)

A seguir estão os resultados do SPT de um paciente hipotético interessado em OMIT. Esta planilha ajuda o preparo da solução para OMIT.

Antígeno	Resultado da SPT	Material para OMIT	
		Diluição #	Volume
Grama bermuda (*Cynodon dactylon*)	6	Conc.	2,0 mL
Capim Johnson (*Sorghum halepense*)	4	Conc.	2,0 mL
Bétula (família *Betulaceae*)	5	Conc.	2,0 mL
Plátano (*Platanus occidentalis*)	4	Conc.	2,0 mL
Erva-de-santiago, tasneira (*Ambrosia* spp.)	6	Conc.	2,0 mL
Dermatophagoides pteronyssinus	6	Conc.	2,0 mL
Dermatophagoides farinae	5	Conc.	2,0 mL
Aspergillus	6	Conc.	2,0 mL
		Antígeno total	16,0 mL
		Glicerina a 50%	4,0 mL
		Total	20,0 mL

Parte 8

Incorporando a Alergia ao seu Consultório

43	USP <797> e Manipulação	*248*
44	Montagem da Clínica	*252*
45	Escolha de Pacientes	*265*
46	Escolha e Treinamento de Enfermeiros	*268*
47	Cobrança	*271*

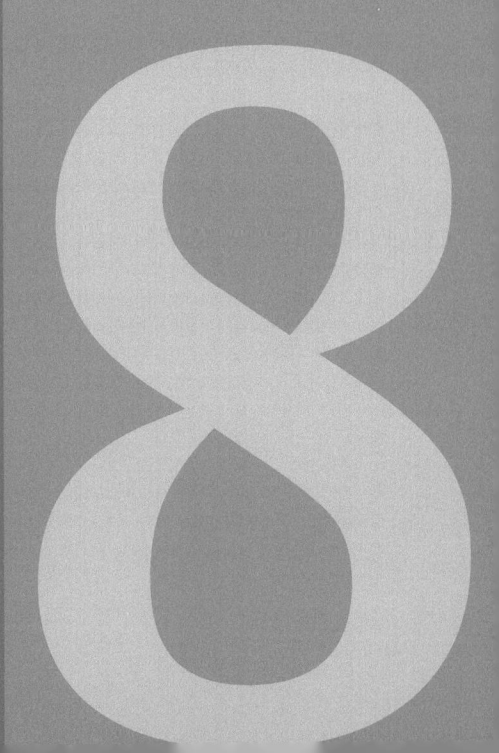

43 USP <797> e Manipulação

Cecelia C. Damask ▪ *Christine B. Franzese*

43.1 O que é Capítulo <797> USP?

A segurança do paciente depende da compreensão dos riscos inerentes à manipulação farmacológica em condições estéreis e da incorporação das normas estabelecidas. Os medicamentos manipulados sem a orientação dessas normas podem apresentar potência abaixo ou acima do ideal ou, ainda, ser contaminados, expondo os pacientes a riscos significativos de eventos adversos ou até morte.

A *United States Pharmacopeia* (USP) desenvolve normas para o preparo de medicamentos manipulados estéreis para ajudar a assegurar o benefício do paciente e reduzir riscos, como contaminação, infecção ou dosagem incorreta.

O Capítulo Geral <797> USP descreve vários requisitos, inclusive responsabilidades da equipe de manipulação, treinamento, instalações, monitoramento ambiental e armazenamento e teste de preparações acabadas.

43.2 Qual É a Nova Versão do Capítulo <797> USP?

Em setembro de 2015, a USP lançou uma proposta de atualização do Capítulo <797> sobre procedimentos para manipulação estéril. O capítulo existente descrevia os procedimentos para extratos de imunoterapia com alérgenos como um elemento separado dos processos aplicáveis aos três níveis de risco de outros produtos manipulados estéreis. O projeto de setembro de 2015 reduziu esses requisitos para apenas duas categorias, tratando todos os compostos estéreis, inclusive extratos de alérgenos, como iguais e inerentemente perigosos. No momento da redação deste capítulo, a versão atualizada estava aberta a comentários do público. À época, a data oficial prevista para a entrada do novo Capítulo <797> em vigor seria 1 de dezembro de 2019.

O extrato de alérgeno voltou a ser uma seção separada no novo capítulo proposto. Os requisitos de manipulação do extrato de alérgeno discutem o treinamento e a avaliação da equipe de preparo, bem como higiene e vestimentas, atualizam a documentação necessária e exigem a instalação de ISO Classe 5, Controle Primário de Engenharia (*Primary Engineering Control*, PEC) ou uma Área de Composição de Extratos Alergênicos (*Allergenic Extracts Compounding Area*, AECA) exclusiva, com suas respectivas especificações e exigências.

43.3 Quem É Responsável pelo Preparo?

O preparo de produtos manipulados estéreis (CSPs) é definido como combinação, mistura, diluição, associação, reconstituição, reembalagem ou alteração de um medicamento ou substância farmacêutica a granel para criação de um medicamento estéril. Exigências mínimas são aplicáveis a todas as pessoas que preparam CSPs, inclusive farmacêuticos, técnicos, médicos e enfermeiros em todos os lugares, como, entre outros, hospitais e outras instituições de saúde, locais de tratamento de pacientes, salas de infusão, farmácias, clínicas e consultórios.

A equipe de manipulação deverá ser treinada e avaliada com regularidade quanto a técnicas assépticas e de preparo de medicamentos, refletindo principalmente as exigências existentes, mas com a adição de testes com dedos enluvados e incubação apropriada das amostras para assegurar a obediência à técnica estéril adequada. Essas exigências auxiliam a manutenção da atenção constante à segurança do paciente. As exigências de documentação dos procedimentos de manipulação, registros de temperatura de refrigeração e prescrições refletem as melhores práticas.

43.4 Onde a Manipulação de Produtos é Feita?

Com o estabelecimento de uma AECA exclusiva, inclusive requisitos para as superfícies e área circundante, uma cobertura não é necessária. A AECA não deve ser acarpetada ou apresentar portas ou janelas que possam ser abertas diretamente para o meio externo; suas superfícies devem ser impermeáveis, com perímetro visível e demais expectativas razoáveis para a manipulação de produtos estéreis no consultório médico.

43.5 O Que É Técnica Asséptica de Manipulação?

A técnica asséptica de manipulação se refere ao preparo de produtos manipulados de maneira estéril em um local específico (AECA), com higienização da área superficial de preparação com isopropanol a 70% sem adição de ingredientes como corantes e glicerina. A equipe de manipulação deve lavar e remover completamente detritos embaixo das unhas (com uso de limpador em água morna) e, a seguir, lavar vigorosamente as mãos e os braços, até os cotovelos, por pelo menos 30 segundos com sabão, antimicrobiano ou não, e/ou realizar a antissepsia das mãos com técnica cirúrgica e produto à base de álcool com atividade persistente antes de iniciar qualquer manipulação. A equipe também deve usar toucas, protetores de barbas, aventais, máscaras faciais e luvas estéreis sem talco que sejam compatíveis com álcool isopropílico 70%. Todas as tampas dos frascos para injetáveis e quaisquer gargalos de ampolas a serem abertos devem ser higienizados com álcool isopropílico a 70%; os locais críticos devem ficar úmidos por pelo menos 10 segundos e deixados secar antes do uso na manipulação. Evite a contaminação direta de agulhas, seringas ou outros dispositivos estéreis. As luvas devem ser desinfetadas periodicamente com álcool isopropílico a 70% durante o preparo de vários frascos de extrato alergênico. Após a conclusão de toda a manipulação, uma inspeção visual deve assegurar a integridade do frasco e sua rotulagem adequada.

43.6 Como a Técnica Asséptica de Manipulação é Avaliada?

Um método de avaliação da técnica de manipulação asséptica é chamado de teste *media-fill*; recomenda-se sua realização anual por todos os indivíduos que preparam frascos de extrato. Esse teste analisa o desempenho da técnica asséptica da equipe de manipulação com um meio microbiológico estéril, em vez de extrato alérgeno, e determina se os procedimentos são adequados para evitar uma contaminação durante o preparo dos produtos. Esse tipo de teste é produzido por diversas empresas, como *kit* para análise de um ou mais funcionários da equipe de manipulação. Certifique-se de seguir as instruções/recomendações do fabricante do teste adquirido.

43.7 O Que É Teste dos Dedos Enluvados e por que É Necessário ou Adicionado?

Aventais e luvas de proteção, mesmo quando usados de maneira correta, não são 100% eficazes. À fricção ou toque, os aventais e luvas podem causar contaminação inadvertida de diferentes maneiras, inclusive um efeito de "fole" em que células cutâneas e bactérias podem contaminar o ar. A quantidade de pele e bactérias eliminadas pelos indivíduos é variável e existem alguns indivíduos, chamados de *shedders* em inglês, que apresentam taxas acima da média de emissão de detritos cutâneos e contaminantes bacterianos.

O teste com dedos enluvados usa placas de Petri estéreis para obtenção de amostras de partes das mãos da equipe de manipulação após a colocação das vestimentas de proteção. É provável que a frequência de realização do teste dependa do nível de risco associado ao tipo de manipulação sendo feita. Como o teste *media-fill*, há vários fabricantes de testes de dedos enluvados.

> **Pérolas Clínicas** M!
> - A manipulação de produtos relacionados com a alergia se enquadra nos requisitos de USP <797>.
> - Essas diretrizes estão sendo revistas e uma nova versão do capítulo deve ser lançada em 2019.
> - A equipe de manipulação precisa passar por treinamento, usar vestimentas de proteção e ser periodicamente avaliada em suas técnicas assépticas.
> - Embora uma cobertura aparentemente não seja necessária, verifique se o espaço de manipulação dos antígenos está em conformidade com as exigências de uma AECA.

Bibliografia

[1] The United States Pharmacopeial Convention. <797> Pharmaceutical Compounding–Sterile Preparations, Revision 2008. Available at https://www.sefh.es/fichadjuntos/USP797GC.pdf. Accessed September 1, 2018
[2] The United States Pharmacopeial Convention. DRAFT <797> Pharmaceutical Compounding–Sterile Preparations, Revision pending 2018. Available at http://www.usp.org/sites/default/files/usp/document/our-work/compounding/proposed-revisions-gc-797.pdf. Accessed September 1, 2018

44 Montagem da Clínica

William R. Reisacher ▪ *Matthew W. Ryan* ▪ *Cecelia C. Damask*

44.1 Por que Adicionar o Diagnóstico e o Tratamento da Alergia à sua Prática Médica?

Há muitos motivos para considerar a adição de procedimentos especializados voltados à alergia à prática médica já estabelecida:

- Você sempre se interessou por alergia.
- Você atende a uma necessidade de sua comunidade.
- Você deseja oferecer um tratamento mais completo para seus pacientes com doença inflamatória do trato aerodigestivo.

Qualquer que seja o motivo para embarcar nessa jornada, os pré-requisitos são acreditar que as alergias têm um impacto significativo na qualidade de vida de um paciente e ter o compromisso de tratá-las de maneira segura e eficaz. Muitos dos pacientes que entram no consultório têm alergias que contribuem de alguma forma para a queixa principal; na verdade, a alergia já está sendo tratada nos consultórios da maioria dos médicos, quer estes percebam ou não.

44.2 O que Significa Exatamente "Adicionar o Diagnóstico e o Tratamento da Alergia" à Prática Médica?

Isto pode significar algo diferente de acordo com a prática clínica. A doença alérgica pode ser diagnosticada e tratada sem adição de um único elemento à clínica. Uma boa anamnese e exame físico podem detectar doenças alérgicas e, a partir daí, as estratégias de controle ambiental podem ser discutidas. Os tratamentos podem ser instituídos e ajustados com base no alívio sintomático, uma abordagem comprovadamente bem-sucedida em muitos pacientes. A "adição" aqui discutida significa o desejo de confirmação do diagnóstico presuntivo de alergia, a identificação de alérgenos suspeitos por meio de testes específicos e a instituição de imunoterapia específica nos pacientes com menor qualidade de vida, apesar das estratégias farmacológicas e preventivas estabelecidas.

Há uma grande variabilidade de serviços a serem oferecidos. Com o tempo, cada médico deve aprender as características da alergia em sua situação específica. Inevitavelmente, muitos obstáculos serão encontrados, mas, se o médico estiver preparado para começar devagar, fazer muitas perguntas e sempre manter o bem-estar de seus pacientes como prioridade maior, esse trabalho pode ser muito recompensador para todos.

44.3 Fatores a Considerar

Primeiramente, o médico precisa considerar o impacto que serviços especializados em alergia teriam sobre a sua prática clínica. Um profissional pode ter decidido que essa é a melhor estratégia para a clínica, mas seus colegas podem não estar de acordo. Alguns médicos podem-se preocupar com a mudança no perfil de pacientes ou com a maneira em que tal mudança será percebida pela comunidade. Se, hoje, os médicos de sua clínica encaminham pacientes a outros alergistas locais, a adição desses serviços pode afetar os encaminhamentos provenientes dessas fontes; esses problemas devem ser considerados e discutidos de forma minuciosa antes de seguir adiante.

Outro fator a considerar é se, agora, a adição dos serviços é financeiramente viável. Essa é outra área em que todos os colegas devem estar de acordo, principalmente quando os encargos financeiros serão compartilhados. Os custos iniciais são significativos, e este capítulo o ajudará a entender todos os elementos necessários para o cálculo. Eventualmente, o serviço de alergia se tornará uma fonte de receita para a clínica, mas, dependendo da situação, isso pode levar tempo. Se o serviço de alergia logo apresentar movimento, os custos iniciais podem ser recuperados nos primeiros 6 meses. No entanto, a recuperação pode levar um ano ou mais, caso poucos médicos encaminhem os pacientes alérgicos para a sua clínica.

Uma vez que todos concordem com a adição desses serviços à clínica, o próximo passo é examinar a comunidade e ver como, onde e por quem o diagnóstico e tratamento das alergias são hoje realizados. Se houver uma grande clínica geral especializada em alergia ou uma clínica otorrinolaringológica nas proximidades que ofereça esses serviços, você pode ter algumas dificuldades em conseguir pacientes. No entanto, se as clínicas estabelecidas só tiverem consultas para daqui a três meses, um novo serviço de alergia poderá atrair muitos negócios.

Felizmente, você pode conseguir muitos pacientes alérgicos a partir de sua própria clínica. Por fim, você deve decidir quando e com que intensidade começar a anunciar o novo serviço. Dar palestras em outras clínicas, escolas e grupos comunitários pode auxiliar na divulgação e educar as pessoas sobre técnicas mais modernas, como imunoterapia sublingual (SLIT) ou a imunoterapia em mucosa oral (OMIT)

Depois que a notícia sobre a nova clínica de alergia se espalhar, alguns comentários negativos podem aparecer. Alguns podem responder a essa ameaça médica e financeira em seu território com declarações cruéis ou simplesmente falsas. Nessas situações infelizes, você deve manter o foco no atendimento ao paciente, em vez de recorrer a táticas semelhantes. Pacientes satisfeitos falam alto o suficiente.

Pode ser interessante entrar em contato com outras pessoas durante essa parte do processo. Conversar com alergistas estabelecidos pode dar novas ideias sobre como proceder e conselhos para evitar armadilhas comuns. Se possível, uma visita a uma ou duas outras clínicas que prestam serviços de alergia para um dia de observação pode trazer ainda mais inspiração. Também é bom conversar com consultores que podem estimar a capacidade financeira da clínica para adição desses novos serviços, estimar as mudanças necessárias na equipe e educar o médico sobre os códigos atuais de alergia e as práticas de cobrança. Uma conversa com o advogado da clínica também é importante para assegurar a ausência de implicações legais da adição desses serviços à clínica, como uma cláusula restritiva no contrato de arrendamento que proíba esse tipo de procedimento no edifício, e que tais serviços sejam considerados dentro do escopo da clínica.

O perfil de pacientes e médicos também tende mudar, e seus colegas devem estar dispostos a aceitar isso. A adição desses serviços tende a atrair pacientes com alergia e sinusite, talvez à custa de outros tipos de pacientes. Se cirurgiões atenderem na clínica, é importante notar que o número de casos cirúrgicos, tanto em tipo quanto em volume, também tende a mudar. Um profissional também pode começar a atender pacientes com problemas indiretamente relacionados com alergias, como asma e dermatite. Cada médico deve decidir onde está o seu nível de conforto na avaliação dessas doenças e decidir encaminhar pacientes a outros profissionais ou estudar mais, quando necessário. O médico também deve estar preparado para encaminhar pacientes para dermatologistas ou pneumologistas, quando apropriado.

44.4 Preparo da Clínica

44.4.1 Treinamento em Alergia

Depois de tomar a decisão de adicionar serviços relacionados com o diagnóstico e tratamento de alergias à clínica, a próxima escolha é se o profissional se responsabilizará por esse serviço ou contratará outra pessoa, como um alergista geral ou outro médico com experiência em alergia. No entanto, deve-se considerar se a clínica atingiu ou não o ponto em que pode contratar outro médico, principalmente se esse não for capaz de trazer seus pacientes diretamente para o novo local de trabalho. Independentemente de quem está prestando esses serviços, em caso de realização de testes de alergia e imunoterapia na clínica, todos os médicos e funcionários devem saber reconhecer os sinais de anafilaxia; além disso, deve haver um protocolo em vigor para tratamento desta emergência.

44.4.2 Quais Serviços Oferecer

Ao estabelecer as bases para o serviço de alergia, o médico deve decidir se usará apenas a determinação sérica de imunoglobulina E (IgE) específica (*in vitro*) ou uma combinação de testes cutâneos e *in vitro*. Os testes *in vitro* podem ser realizados na clínica, mas, nos Estados Unidos, estão sujeitos a uma regulamentação rigorosa pelos *Clinical Laboratory Improvement Amendments* (CLIA) de 1988, e um certificado especial é necessário. Por isso, a maioria envia os testes *in vitro* para laboratórios de referência e recebe os resultados em menos de uma semana. O teste *in vitro* deve estar disponível para os pacientes que não podem ou não devem ser submetidos a testes cutâneos, como aqueles que não reagem à histamina, com dermografismo, crianças muito pequenas e mulheres grávidas. Os painéis para testes *in vitro* devem ser escolhidos de maneira tão criteriosa quanto para os testes cutâneos.

Um médico pode optar pela realização de testes cutâneos nas clínicas de alergia. Isto foi discutido em detalhes nos capítulos anteriores, mas, de modo geral, *prick tests* (SPT), testes intradérmicos (IDT) ou uma combinação de ambos, como testes quantitativos modificados (MQT), são oferecidos. A realização de testes cutâneos na clínica naturalmente requer mais treinamento, espaço e pessoal de laboratório em comparação a testes *in vitro*. O profissional pode optar por um método exclusivo, seja um tipo de teste cutâneo ou *in vitro*, ou usar ambos. Independentemente do método escolhido, o melhor conselho é assegurar a segurança, ser consistente e sempre basear os testes nas suspeitas clínicas.

Outros testes cutâneos que podem ser oferecidos são aqueles específicos para alergia à penicilina, já comercializados, ou testes de contato (*patch test*). O teste de contato, mais comumente realizado por dermatologistas, é usado para produtos químicos e substâncias que podem entrar em contato com a pele e produzir uma reação de hipersensibilidade tardia (tipo IV). Outro serviço que pode ser considerado para os novos pacientes com alergia é o teste de função pulmonar (PFT). O teste de função pulmonar é muito importante durante o tratamento da asma. As alterações nos testes de função pulmonar podem ajudar o médico a decidir se os asmáticos sazonais devem ou não ser testados ou receber imunoterapia injetável; além disso, também podem ser usadas para documentar o progresso dos pacientes após o tratamento farmacológico ou imunoterapia. Existem pequenas unidades portáteis de PFT que podem ser vinculadas a um computador ou rede para que os resultados sejam imediatamente inseridos no prontuário do paciente. Os testes também podem ser realizados antes e após a inalação de um beta-agonista de ação curta para demonstrar a reversibilidade da obstrução das vias respiratórias, uma característica da asma. Novamente, o profissional deve decidir quais pacientes com asma ele se sente confortável em tratar e reconhecer o momento certo para consultar um pneumologista.

A imunoterapia, também conhecida como dessensibilização, é um serviço comum; de modo geral, é reservada para pacientes alérgicos cujos sintomas ou comorbidades não foram adequadamente reduzidos pelas estratégias farmacológicas e de controle ambiental. Desde que introduzida por Noon, em 1911, a imunoterapia subcutânea (SCIT) é administrada por via injetável. No entanto, desde a década de 1960, há a imunoterapia sublingual (SLIT), que utiliza gotas de um extrato líquido. Ao adicionar serviços voltados à alergia em sua clínica, o profissional deve decidir entre usar um ou mais desses métodos. Embora os dois métodos sejam semelhantes em termos de eficácia, a SCIT tende a ser realizada uma vez por semana na clínica e é coberta pela maioria dos planos de saúde, enquanto a SLIT é administrada todos os dias em casa e não é coberta. Também há a SLIT em comprimidos, aprovada pela *Food and Drug Administration* (FDA) dos Estados Unidos para uso doméstico diário. Cada um desses métodos de imunoterapia pode ser instituído com base em testes *in vitro* ou cutâneos.

Ao prestar serviços de imunoterapia, o médico deve decidir se a formulação e preparo dos frascos serão realizados na clínica ou em outro local. A terceirização deste serviço é interessante, caso o espaço e os recursos da clínica forem limitados, mas as desvantagens incluem a perda do controle individualizado dos frascos, a perda de receita por esse serviço e a possibilidade de diferença entre o extrato de tratamento e o extrato de teste. Depois do teste, o médico decide quais alérgenos devem ser incluídos na imunoterapia e o nível de sensibilidade a essas substâncias. Quando a empresa externa envia os frascos de SCIT, um teste intradérmico é realizado para assegurar a segurança, e as injeções são iniciadas. A SLIT em gotas ou comprimidos também pode ser realizada de maneira semelhante, com administração da primeira dose na clínica.

44.4.3 Preparo do Espaço para Alergia

A decisão de adicionar serviços voltados à prática alérgica também provocará algumas mudanças físicas na clínica. O espaço necessário dependerá dos novos serviços oferecidos, bem como das limitações financeiras; primeiramente, porém, é preciso decidir pela utilização do espaço existente ou a adição de um novo espaço. A adição de um novo espaço pode significar pequenas reformas nas áreas existentes ou grandes reformas que aumentam a área da clínica. No começo, é aconselhável usar o espaço existente antes de considerar grandes alterações. Se a clínica possuir várias salas de atendimento, os serviços de alergia podem ser centralizados naquelas mais adequadas.

A área de tratamento de alergias é o espaço em que os pacientes serão submetidos a testes cutâneos, aconselhamento, exames de sangue, imunoterapia injetável e possíveis testes de função pulmonar. Embora não haja requisitos estritos para esse espaço, ele deve poder acomodar um ou mais pacientes sentados e um profissional, sem ficar lotado. Uma janela externa é ideal para criar a aparência de mais espaço e promover uma sensação de tranquilidade enquanto os pacientes são submetidos a exames e tratamento. Se houver espaço para mais de um paciente, cortinas ou outras partições devem ser usadas para garantir a privacidade. A sala deve possuir um piso sólido para minimizar a presença de mofo, poeira e pelos de animais, uma mesa para o profissional e espaço suficiente no balcão para acomodar confortavelmente um computador, duas ou três estantes para frascos e uma geladeira (▶ Fig. 44.1). A área acima e abaixo do balcão deve possuir armários para suprimentos comumente usados; além disso, é bom haver um espaço maior em outra área para estoque de materiais. A sala deve possuir uma pia e espaço para uma geladeira no chão.

Além de uma área de tratamento, é ideal haver um espaço pequeno e separado para o preparo de soluções e a diluição de antígenos. Essa área pode ser um espaço interno, mas deve possuir geladeira, pia, um espaço moderado no balcão e porta com fechadura. Esse espaço é importante porque o preparo das soluções deve ser realizado por um profissional especializado, sem distrações externas,

44.4 Preparo da Clínica

como telefonemas ou perguntas da equipe e dos pacientes. Esse espaço auxiliar também é importante quando a equipe é composta por vários membros, para que um profissional possa aplicar as injeções enquanto prepara as soluções.

Uma nova sala de espera também deve ser considerada. Ao entrarem na clínica, os pacientes com alergia devem ser levados imediatamente para a sala de imunoterapia e estar prontos para deixar o consultório em 30 minutos. Isso certamente irritaria pacientes que esperaram por sua consulta médica por uma hora, porque pensariam que outros pacientes estavam sendo atendidos antes deles. O ideal é ter uma entrada separada para os pacientes com alergia, permitindo que sejam recebidos e levados para uma sala de espera menor, próxima à área de tratamento (▶ Fig. 44.2). Essa área também pode ser usada pelos pacientes durante o período de espera de 30 minutos após a imunoterapia.

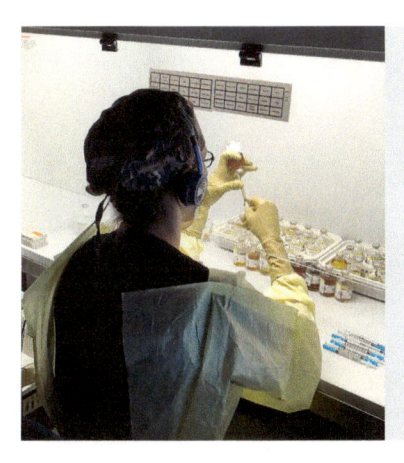

Fig. 44.1 A equipe de manipulação usa as vestimentas adequadas e trabalha em uma área separada, livre de distrações.

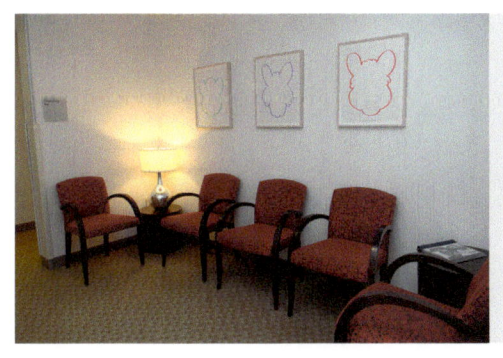

Fig. 44.2 Um exemplo de sala de espera menor para pacientes com alergia.

44.5 Equipamentos Necessários
44.5.1 Geladeira

A refrigeração de extratos, soluções de teste e soluções de imunoterapia prolonga sua vida útil. Uma geladeira maior, independente ou embaixo de um balcão, pode armazenar a maioria desses suprimentos. Nenhum desses suprimentos necessita ser congelado, mas um *freezer* pode armazenar compressas de gelo para aplicação no braço do paciente em caso de uma reação local extensa. As compressas químicas frias, ativadas por pressão mecânica, economizam espaço na geladeira e podem ser oferecidas ao paciente para uso mesmo depois de saírem da clínica. Uma geladeira pequena e de bancada pode armazenar os itens mais usados durante o dia, como bandejas de teste. Este item não só poupará as costas do profissional de flexões e esforços repetidos, mas também evitará a abertura e o aquecimento repetidos da geladeira principal.

44.5.2 Cadeira para Tratamento de Pacientes

Esta cadeira deve ser confortável, de preferência com apoios para os braços para proporcionar estabilidade enquanto o paciente está sendo submetido a testes cutâneos, recebendo uma injeção ou à coleta de sangue. O médico deve procurar uma cadeira que caiba na sala de tratamento e no orçamento. Essas cadeiras podem ser adquiridas de lojas *online* ou do varejista que forneceu os demais móveis da clínica. É possível entrar em contato com o hospital local para ver se estão descartando cadeiras de flebotomia, que podem precisar apenas de pequenos reparos. Esse tipo de cadeira funciona muito bem porque geralmente possui braços grandes ou uma barra frontal para apoiar os braços (▶ Fig. 44.3). O ideal é que a cadeira de tratamento também possa ser reclinada, caso o paciente desenvolva uma reação vasovagal ou anafilática; esse tipo de móvel, porém, ocupa mais espaço.

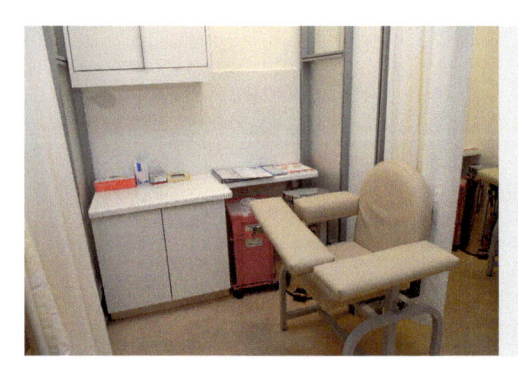

Fig. 44.3 Um exemplo de sala para testes com cadeira de braços grandes ou uma barra frontal para apoiar os braços.

44.5.3 Coletores de Materiais Perfurocortantes

Nos Estados Unidos, esses coletores são considerados obrigatórios pela *Occupational Safety and Health Administration* (OSHA) e devem ser instalados de acordo com os regulamentos atuais. Coletores de materiais perfurocortantes devem ser colocados perto de cada cadeira de tratamento e em todos os balcões em que há uso de agulhas. Os dispositivos para *prick test* e frascos também são descartados nesses coletores. Um grande coletor de materiais perfurocortantes, com rodas, pode ser movido para cada área em que é necessário, enquanto outros, menores, podem ser fixados nas paredes. Deve-se tomar cuidado para seguir todas as regulamentações estaduais e federais relativas ao descarte de coletores de materiais perfurocortantes, cujo número aumentará de forma significativa quando a clínica passar a oferecer serviços de diagnóstico e tratamento de alergias.

44.5.4 *Kit*/Carrinho de Emergência

Este é um carrinho ou *kit* contendo os medicamentos necessários, como adrenalina autoinjetável, anti-histamínicos e corticosteroides, além de laringoscópios, tubos endotraqueais (ETs) e os suprimentos para acesso intravenoso (IV). Veja exemplos de equipamentos, medicamentos e suprimentos necessários em casos de emergências alérgicas e um exemplo de protocolo de anafilaxia no Capítulo 34. Uma caixa de ferramentas comum, adquirida na loja de ferragens, funciona muito bem para isso (▶ Fig. 44.4). A caixa deve possuir vários compartimentos menores, para armazenar frascos de medicamentos, e gavetas menores para ET, tubos IV etc. O *kit* deve ser claramente rotulado e armazenado em um local conhecido por toda a equipe da clínica, de preferência na área de tratamento de alergias. Deve ser verificado com regularidade para assegurar a reposição de medicamentos vencidos e a funcionalidade das baterias do laringoscópio. Além disso, deve conter cartões de medicamentos em um pequeno arquivo para simplificar os cálculos de doses em emergências.

Outros equipamentos necessários para o tratamento da anafilaxia, como esfigmomanômetros e estetoscópios, devem ser armazenados no *kit* de

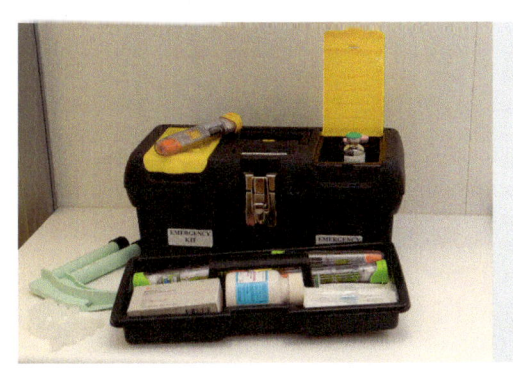

Fig. 44.4 Um exemplo de *kit* de emergência para alergias.

emergência. Um tanque de oxigênio, de preferência com rodas, deve ser mantido, adequadamente cheio, próximo à área de tratamento de alergias. Máscaras de oxigênio e ambus devem estar à disposição, juntamente com tubos de conexão e o equipamento, tubos e cateteres de sucção. Um desfibrilador elétrico automático (AED) pode ser adquirido para a clínica.

44.6 Aquisição de Suprimentos

44.6.1 Estantes para Frascos de Teste e Tratamento

As estantes projetadas para armazenar frascos de vidro de 5 mL são fabricadas em diversos materiais, mas o acrílico funciona muito bem para essa finalidade. Essas estantes são resistentes e se encaixam bem na maioria das prateleiras de geladeira pequenas. Devem ter seis colunas para conter todas as diluições necessárias para um antígeno específico e 10 fileiras de profundidade para acomodar antígenos suficientes para uma sessão específica de teste intradérmico. Como convenção, a sexta diluição fica do lado esquerdo da estante, e esses números devem ser escritos na lateral da estante com marcador preto permanente para evitar qualquer confusão. Os antígenos concentrados nunca são armazenados nas estantes de teste e tratamento. A mesma estante pode ser usada em procedimentos de teste e tratamento. Os vários frascos de antígeno preparados para cada tratamento de paciente também devem ser armazenados na geladeira.

44.6.2 Seringas

Existem três tipos de seringas: (1) seringas de teste, (2) seringas de tratamento e (3) seringas de mistura. As seringas de teste têm bisel curto de 9,5 mm para injeção intradérmica. De modo geral, são seringas de 0,5 mL com agulha de 0,37 mm de calibre, mas seringas de 1 mL e agulhas de 0,45 mm de calibre podem ser usadas. As seringas de tratamento têm 1 mL de volume e agulha 0,45 mm de calibre e 13 mm de comprimento, com bisel maior para entrada no espaço subcutâneo. No entanto, também existem agulhas de 9,5 mm e calibre menor, de 0,35 mm. As seringas de teste e tratamento também podem apresentar um recurso de segurança de proteção instantânea da agulha após o uso. Seringas de mistura, com uma agulha de 13 mm de comprimento e 0,6 mm de calibre, são muito úteis por permitirem a retirada e liberação de 1 mL de fluido com o mínimo esforço dos dedos. A princípio, é difícil saber a quantidade necessária de cada seringa a ser adquirida, mas isso se esclarece em pouco tempo. É importante utilizar seringas com agulhas integradas. O uso de seringas de tuberculina, ou outras seringas com agulhas removíveis, diminui a precisão dos testes e tratamentos por causa da retenção de uma pequena quantidade de fluido no canhão após a pressão total do êmbolo.

44.6.3 Dispositivos para *Prick Tests*

Estes dispositivos são comercializados pela maioria das empresas especializadas em alergias, tanto em variedade única como múltipla. São feitos de plástico descartável e, de modo geral, contêm várias pontas no final de cada braço para retenção do extrato por capilaridade. Uma gota do extrato concentrado é colocada na pele e o dispositivo pica a epiderme nesse local; alternativamente, o dispositivo é armazenado em bandejas cujos recipientes são preenchidos com extrato. Essas bandejas possuem um adesivo na tampa para identificação clara de qual antígeno está em cada recipiente; além disso, as bandejas podem ser tampadas e encaixadas em outras bandejas para facilitar o armazenamento. As bandejas sempre devem ser manipuladas pela parte inferior, e não pela tampa, durante o transporte. Cada recipiente deve ser preenchido com aproximadamente 0,7 mL de extrato concentrado. O enchimento total do recipiente reduz o intervalo até o reabastecimento, mas pode levar ao extravasamento e à contaminação dos recipientes vizinhos. As bandejas devem ser substituídas periodicamente ou quando houver resíduos de extrato ao redor dos recipientes. A princípio, é razoável solicitar um grande volume de dispositivos para *prick test*, pois esse é um material gasto com rapidez, principalmente se duas ou três unidades forem usadas em cada paciente por sessão.

44.6.4 Extratos de Alérgenos

Os extratos concentrados são geralmente adquiridos em potências padronizadas ou como concentração de 1:20 em peso por volume (p/v). Isto significa que há 1 g de extrato antigênico em 20 mL de solução. Esse número não indica a quantidade de antígeno principal em cada solução, nem assegura certa atividade antigênica ao extrato. Infelizmente, ainda existe uma variabilidade significativa em diferentes lotes de antígenos, mas o uso do mesmo fornecedor deve minimizar essa variabilidade. Os extratos concentrados vêm em glicerina a 50%, o que lhes confere uma vida útil de aproximadamente 3 anos. No entanto, devem ser armazenados em geladeira, de preferência agrupados de acordo com os painéis de teste, para facilitar o reenchimento dos recipientes. De modo geral, os frascos de concentrado possuem 10 mL, mas há tamanhos maiores, se necessário (▶ Fig. 44.5). O profissional deve decidir quais antígenos serão usados nos testes e tratamentos, mas, a princípio, pelo menos um ou dois

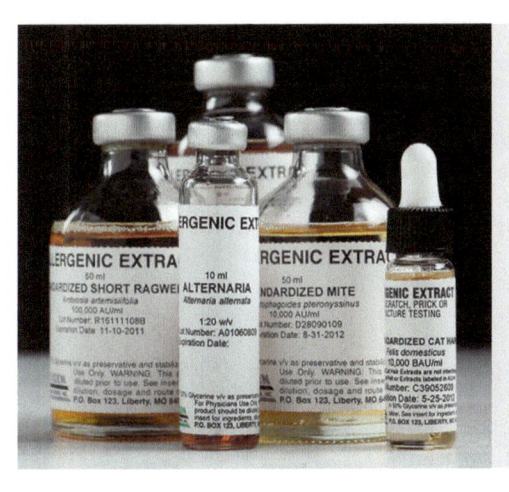

Fig. 44.5 Frascos de diversos tamanhos com concentrados de alérgenos.

antígenos de cada classe principal devem ser utilizados. Alguns antígenos, como ácaros, pelos de gatos e bolores, são padrões em todas as regiões, mas os pólens de árvores, gramíneas e ervas daninhas variam conforme a localização da clínica.

44.6.5 Frascos de Vidro com ou sem Diluente

Vazios, frascos de vidro de 5 mL são usados para criar um frasco de imunoterapia multidoses. Esses frascos possuem uma membrana macia no topo e um *cuff* metálico, como outros frascos para injetáveis. Há também frascos semelhantes, com 4 mL de diluente, como solução salina fenolada ou albumina sérica humana. Esses frascos são utilizados na criação de cinco diluições do extrato concentrado para testes intradérmicos. De modo geral, 1 mL de extrato é misturado com 4 mL de solução salina fenolada para criar uma diluição 1:5. A primeira diluição do extrato concentrado (#1) terá 10% de glicerina, o que confere um prazo de validade de três meses em geladeira, enquanto as diluições subsequentes (#2 a #6) têm validade de apenas 6 semanas.

44.6.6 Diluente, Histamina e Glicerina

O diluente mais comum é a solução salina fenolada. Esta é uma solução salina tamponada que é resistente ao crescimento de bactérias e vírus. É usada na criação de diluições 1:5 de extrato concentrado, como um dos controles dos testes intradérmicos e para correção do volume de um frasco de imunoterapia. Algumas clínicas também usam albumina sérica humana como diluente. O fosfato aquoso de histamina é utilizado em concentração de 0,275 mg/mL. Essa solução pode ser diluída para testes intradérmicos únicos ou com diluição. A solução com concentração de 1 mg/mL em base de histamina (2,75 mg/mL de fosfato de histamina) ou 6 mg/mL em base de histamina (10 mg/mL de dicloreto de histamina) em glicerina a 50% é usada como controle positivo nos *prick tests*. A glicerina em concentração de 50% pode ser obtida em frascos de 100 mL e é usada como controle negativo para SPT. Essa solução, diluída (#1 a #3), é usada nos testes intradérmicos com diluição, uma vez que a própria glicerina pode produzir uma reação de pápula e eritema em certos indivíduos. A glicerina aumenta o prazo de validade da solução e é adicionada aos frascos de imunoterapia para obtenção de concentração mínima de 10%.

44.6.7 Outros Materiais

Muitos dos materiais necessários já existem na clínica, mas terão que ser solicitados em maiores quantidades quando os serviços relacionados com a alergia começarem a ser oferecidos. Dentre eles, estão compressas de álcool, marcadores, etiquetas, cronômetros, compressas de gelo e anti-histamínico tópico em *spray*. Réguas de papelão, com recortes semicirculares para medida do tamanho da pápula, são comercializadas por fornecedores especializados em alergias. Os frascos conta-gotas e bombas dosadoras para SLIT são produzidos em vidro e plástico (▶ Fig. 44.6). Folhetos educativos sobre rinite alérgica, prevenção de alérgenos e imunoterapia devem ser preparados para que os pacientes os levem

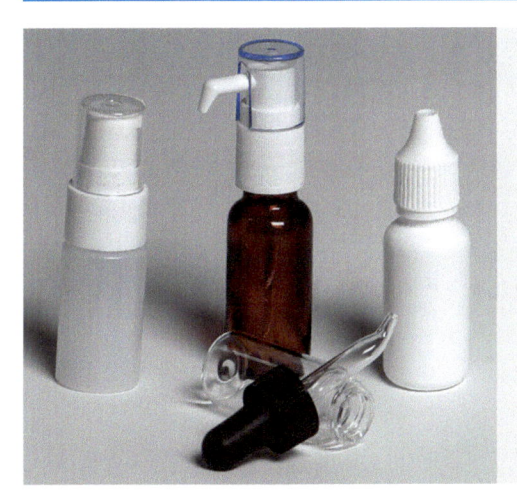

Fig. 44.6 Frascos conta-gotas e bombas dosadoras para imunoterapia sublingual (SLIT).

para casa e exemplos de produtos, como barreiras para ácaros, também devem estar disponíveis para demonstração.

44.7 Documentação

A maioria das clínicas usa prontuários médicos eletrônicos, pois esse tipo de documentação funciona muito bem com serviços de alergia. Um modelo deve ser criado no computador para fácil inserção dos resultados dos *prick tests*. Esse modelo deve incluir a data, o médico solicitante, a pessoa que realizou o teste, o local do teste, o antígeno utilizado, a classificação e o diâmetro da pápula, além de um espaço para comentários. Da mesma forma, modelos para testes intradérmicos e formulação de frascos também devem ser criados. Formulários similares, em papel, podem ser criados para anotação dos resultados na presença do paciente, caso não haja computador à disposição. O registro de imunoterapia deve conter a data, o número do frasco, o plano de imunoterapia (aumento, diminuição, repetição ou manutenção), a dose e o diâmetro da pápula resultante.

Além dos registros de teste e tratamento, é importante que o médico e demais profissionais documentem a extensão de todas as pápulas do paciente com alergia. Após o teste, o profissional deve documentar todas as estratégias de controle ambiental discutidas e o tempo gasto em aconselhamento. Durante uma sessão de imunoterapia, o profissional deve indicar o estado atual dos sintomas do paciente, os medicamentos em uso e quaisquer reações adversas da injeção anterior. Em algumas ocasiões, o profissional pode dar aconselhamento sobre um assunto não relacionado, como sinusite ou otalgia, o que também deve ser cuidadosamente documentado. O médico supervisor deve, então, rever todos os registros e anotações e registrar seu parecer no prontuário do paciente.

Pérolas Clínicas M!

- Consulte os colegas e consultores da clínica assim que a ideia de passar a oferecer serviços relacionados com a alergia for considerada.
- Crie um orçamento e determine se a adição de serviços relacionados com a alergia é financeiramente viável para a clínica.
- Faça cursos e obtenha o treinamento adequado antes de avançar.
- Use o espaço existente antes de fazer grandes reformas na clínica.
- Escolha bem os demais profissionais e supervisione-os com rigor.
- Comece com casos fáceis e lentamente aumente a complexidade.
- Aprenda a realizar e ensinar cada aspecto do teste e tratamento de alergias.
- Participe ativamente da clínica de alergia.

Bibliografia

[1] Burton MJ, Krouse JH, Rosenfeld RM. Extracts from The Cochrane Library: Sublingual immunotherapy for allergic rhinitis. Otolaryngol Head Neck Surg. 2011; 144(2):149–153
[2] Houser SM, Keen KJ. The role of allergy and smoking in chronic rhinosinusitis and polyposis. Laryngoscope. 2008; 118(9):1521–1527
[3] Marple BF, Mabry RL. Quantitative Skin Testing for Allergy: IDT and MQT. New York, NY: Thieme;2006
[4] Noon L. Prophylactic inoculation against hay fever. Lancet. 1911; 1:1572–1573

45 Escolha de Pacientes

Cecelia C. Damask

45.1 Montando o Quebra-Cabeças

Embora um diagnóstico presuntivo de rinite alérgica (RA) possa ser estabelecido com base na anamnese e no exame físico, a detecção de anticorpos específicos (ou seja, imunoglobulina E [IgE]) contra alérgenos ou inalantes relacionados com os sintomas do paciente ajuda na confirmação da doença e permite a instituição da imunoterapia. No entanto, isto requer várias coisas: um paciente com sintomas condizentes com alergia, testes específicos de alergia e, talvez o mais importante, um médico capaz de interpretar os resultados dos exames à luz da sintomatologia. O diagnóstico correto de alergia só pode ser feito na presença de todos esses itens.

45.2 Considerações Principais

A avaliação e escolha adequada de pacientes a serem submetidos aos testes cutâneos são cruciais.

- Doenças cutâneas e a reatividade da pele podem influenciar os resultados dos testes. Evite realizar os testes em pacientes com:
  - Dermografismo.
  - Urticária difusa.
  - Dermatite ativa.
- A escolha adequada do local de realização dos testes também é importante.
  - Os *prick tests* podem ser feitos na parte superior das costas ou na superfície volar do antebraço.
  - A pele das costas é mais reativa do que a pele do antebraço.
  - As reações intradérmicas podem ser feitas na parte superior do braço.
  - Independentemente da localização, é necessário haver espaço suficiente (cerca de 2 a 2,5 cm) entre cada alérgeno aplicado.
  - Os testes não podem ser feitos em áreas a 5 cm do pulso ou 3 cm da fossa antecubital.
- Os medicamentos podem alterar a validade dos resultados. Diversos fármacos podem reduzir a reatividade cutânea e devem ter sua administração interrompida antes do teste, inclusive:
  - Anti-histamínicos de primeira e segunda geração.
  a) Inclusive colírios e *sprays* nasais.
  b) A duração da supressão da reatividade ao teste cutâneo é variável conforme o fármaco e os indivíduos.
  - Antidepressivos, como doxepina e outros tricíclicos, possuem atividade anti-histamínica.

- Medicamentos de venda livre (OTC), como antigripais, analgésicos para "sinusite", antitussígenos, bloqueadores H2 etc., podem influenciar a resposta cutânea.
- Fitoterápicos podem influenciar os resultados dos testes cutâneos.
- Antieméticos, sedativos e relaxantes musculares também podem influenciar a resposta cutânea.
- O tratamento curto com corticosteroides orais não diminui significativamente a resposta ao teste cutâneo, mas a terapia prolongada, sim.
- O uso prolongado de corticosteroides tópicos reduz a reatividade cutânea.
- O omalizumabe pode suprimir a reatividade cutânea.
- Classes especiais de medicamentos:
  - Os betabloqueadores são um fator de risco para anafilaxia mais grave e resistente ao tratamento e, assim, são uma contraindicação relativa aos testes cutâneos para inalantes.
- Contraindicações/precauções relativas:
  - Má cooperação do paciente.
  - Impossibilidade de interrupção do tratamento com anti-histamínicos ou outros medicamentos.
  - Asma grave/instável persistente.
  - Gestação.

A escolha adequada dos pacientes que podem se beneficiar da imunoterapia é fundamental para os bons resultados do tratamento.

A imunoterapia com alérgenos deve ser considerada em pacientes com evidência de anticorpos IgE específicos para alérgenos clinicamente relevantes, demonstrada por meio de teste cutâneo ou de determinação de IgE específica *in vitro*. A instituição da imunoterapia com alérgenos é uma decisão compartilhada pelo médico e o paciente após a análise da resposta ao tratamento, inclusive efeitos adversos de medicamentos, resposta a medidas de prevenção, probabilidade de adesão a um esquema imunoterápico e preferência do paciente. A gravidade e a duração dos sintomas, juntamente com o efeito sobre a qualidade de vida do paciente, também devem ser consideradas ao avaliar a necessidade de prosseguir com a imunoterapia.

45.3 Precauções

As contraindicações/precauções relativas da imunoterapia são:

- Má cooperação do paciente/incapacidade de adesão ao esquema imunoterápico.
- Asma instável.
- Gestação.
- Os betabloqueadores são um fator de risco para o desenvolvimento de anafilaxia mais grave e resistente ao tratamento.

Pérolas Clínicas

- A escolha adequada do paciente é crucial para o teste cutâneo e a imunoterapia.
- Reveja todas as doenças do paciente, inclusive doenças cutâneas, como dermografismo, e o controle da asma, antes da realização do teste cutâneo.
- Reveja todas as medicações em uso pelo paciente antes da realização do teste cutâneo.
- Certifique-se da interrupção do tratamento com determinados medicamentos antes da realização do teste cutâneo.

Bibliografia

[1] Bernstein IL, Li JT, Bernstein DI, et al. American Academy of Allergy, Asthma and Immunology, American College of Allergy, Asthma and Immunology. Allergy diagnostic testing: an updated practice parameter. Ann Allergy Asthma Immunol. 2008; 100(3) Suppl 3:S1–S148

[2] Cox L, Nelson H, Lockey R, et al. Allergen immunotherapy: a practice parameter third update. J Allergy Clin Immunol. 2011; 127(1) Suppl:S1–S55

46 Escolha e Treinamento da Enfermagem

William R. Reisacher ■ *Matthew W. Ryan* ■ *Cecelia C. Damask*

46.1 Formação da Equipe

A contratação de novos funcionários pode não ser necessária ao adicionar serviços relacionados com a alergia à clínica. O imunoalergologista deve ser capaz de executar todas as tarefas necessárias e pode aproveitar a oportunidade para usar suas habilidades. No entanto, à medida que o serviço de alergia se torna mais movimentado, mais membros devem ser recrutados para a equipe para economizar tempo e energia do imunoalergologista. Esses profissionais devem ser qualificados para execução do trabalho solicitado e adequadamente treinados pelo imunoalergologista, que é responsável por seu desempenho. O médico pode treinar um assistente ou enfermeiro existente para executar algumas das tarefas, como testes cutâneos, injeções de imunoterapia, aconselhamento do paciente e controle de estoque. Outros deveres como o preparo de frascos de imunoterapia podem ser realizados por outro funcionário com experiência em laboratório ou técnico em farmácia.

Com o tempo, a maioria das funções de uma clínica de alergia movimentada estará nas mãos de um ou mais profissionais, provavelmente novos funcionários. A clínica pode ter vários funcionários em meio período, um funcionário em período integral ou qualquer outra combinação, mas a continuidade do tratamento, desde os testes e aconselhamento até a preparação de frascos de imunoterapia, é um fator importante a ser considerado. Os profissionais da equipe de alergia provavelmente verão os pacientes com frequência muito maior do que o alergista. Os pacientes confiam mais nesses profissionais do que no médico. É por isso que a comunicação entre o alergista e a equipe de tratamento de alergias é extremamente importante. Embora o médico sempre oriente o tratamento das alergias, o profissional deve ser capaz de trabalhar de forma mais independente à medida que for adquirindo experiência.

Não há um programa oficial de treinamento ou certificação para esses profissionais, mas um enfermeiro com nível superior e registro no conselho de classe ou técnico em enfermagem tende a atuar melhor nessa capacidade. Alguns profissionais já trabalharam em clínicas de alergia, mas provavelmente precisarão ser treinados pelo alergista, já que cada médico tem preferências e métodos ligeiramente diferentes. Enfermeiros sem experiência prévia em alergia naturalmente terão que passar por um treinamento mais extenso. É por isso que é tão importante que o imunoalergologista receba treinamento suficiente, não apenas para executar todas as tarefas necessárias, mas também para poder ensinar os demais profissionais. Embora enfermeiros recém-formados possam ser recrutados, o teste e o tratamento de alergias não fazem parte do currículo padrão; todo esse

46.1 Formação da Equipe

treinamento deve ser feito pelo alergista para quem estão trabalhando. Além de anúncios em jornais locais e revistas médicas, cursos e reuniões são excelentes lugares para se relacionar com outros imunoalergologistas e encontrar profissionais que possam estar interessados em mudar de emprego.

Estes profissionais são muito procurados pelos imunoalergologistas. Essas pessoas devem ser fáceis de trabalhar e ter boas habilidades de comunicação. Estes profissionais devem ser asseados, não utilizar produtos cosméticos com odores intensos, organizados, detalhistas e capazes de realizar múltiplas tarefas ao mesmo tempo. Boas habilidades matemáticas são uma vantagem para formulação de frascos e diluição de extratos concentrados de alérgenos. Ao entrevistar candidatos para a vaga, o imunoalergologista deve-se certificar de que o indivíduo é capaz de realizar procedimentos "práticos", como *prick tests* e punção venosa, mas também de interagir bem com os pacientes. Esse profissional deve entender que acompanhará os pacientes por um longo período e poderá ouvir problemas que pouco têm a ver com alergias. O profissional também deve entender que há uma grande quantidade de treinamento prático. Por fim, é importante que o profissional seja confiável, porque faltas frequentes e não planejadas podem prejudicar o atendimento do paciente e o bem-estar do médico.

Embora grande parte do treinamento do profissional seja feita diretamente pelo imunoalergologista, há outras opções. Alguns capítulos de livros didáticos como este devem ser designados para leitura prévia, a fim de facilitar as sessões de treinamento. É melhor começar devagar e desenvolver princípios fundamentais. Faça um cronograma para as sessões de treinamento com prazos razoáveis para conclusão. Muitas informações fornecidas de uma vez só criarão confusão e frustração para todas as partes envolvidas. Há também oportunidades educacionais externas. Muitos enfermeiros participam de cursos de educação médica continuada (CME) com seus alergistas e há cursos *on-line* ou disponibilizados por sociedades de classe. É melhor criar uma lista de responsabilidades para o profissional para controle dos pontos principais do treinamento. Esta lista pode incluir:

- *Prick test* (SPT).
- Teste intradérmico (ID).
- Teste quantitativo modificado (MQT).
- Punção venosa.
- Administração de injeção subcutânea.
- Protocolo de anafilaxia.
- Diluição 1:5 de extratos concentrados de alérgenos.
- Formulação e preparo de frascos para imunoterapia subcutânea (SCIT) e imunoterapia sublingual (SLIT).
- Aconselhamento de pacientes, estratégias de prevenção e demonstração com adrenalina autoinjetável.
- Realização do teste de função pulmonar.
- Dar palestras em cursos/inclusão de pacientes em pesquisas (instituições acadêmicas).
- Solicitar materiais/cobranças/agendamentos/documentação.

A expansão do departamento de alergia pode fazer com que outros acréscimos à equipe sejam necessários, como funcionários administrativos para trabalhar na recepção e assegurar o bom fluxo de pacientes com alergia pela clínica. A equipe administrativa também pode aumentar para ajudar a gestão do aumento do número de documentos processados e assegurar o recebimento correto dos pagamentos. Outros funcionários, como técnicos em enfermagem, também podem aferir sinais vitais, atender ao telefone e controlar o estoque. Por outro lado, a clínica pode optar por investir em tecnologia, como *key fobs* (chaveiros de informação médica) que podem conter dados digitalizados ou serem usados na recepção, lembretes de consultas marcadas via mensagens de texto e programas de pagamento eletrônico. Embora os funcionários ou tecnologias adicionais possam não constar do primeiro orçamento, devem ser considerados nos cálculos futuros do departamento de alergia.

Pérolas Clínicas M!

- Profissionais bem treinados e educados são vitais para o sucesso de qualquer clínica de alergia.
- O treinamento deve ser realizado pelo imunoalergologista responsável.
- Há muitas oportunidades para maior educação e treinamento da equipe, inclusive cursos presenciais, livros e módulos *on-line*.

47 Cobrança

Cecelia C. Damask ▪ *Matthew W. Ryan* ▪ *William R. Reisacher*

47.1 Informações Principais

Cada médico ou enfermeiro é responsável por suas próprias práticas e precisão de codificação. Este capítulo contém um guia dos códigos comumente usados das Terminologias Procedimentais Atuais em Alergia (*Current Procedural Terminology*, CPT), atualizados até o momento, mas que podem ser alterados em futuras revisões após a publicação deste livro. Consulte a versão mais recente do CPT para assegurar a precisão da codificação.

47.2 Cobrança

Ao adicionar serviços relacionados com a alergia a uma clínica nova ou existente, o alergista deve se reunir com a equipe administrativa de cobrança e explicar todos os novos códigos de procedimento. A adição de uma equipe de cobrança ou atualização de *softwares* de cobrança/codificação ou prontuário médico eletrônico pode ser necessária para acomodar o aumento no volume de documentos. Os planos de saúde também devem ser contatados para que as tabelas de taxas e os serviços cobertos sejam explicitados de maneira clara e por escrito. A maioria dos procedimentos cobrados pelos alergistas é "incidente aos" serviços e paga de acordo com a tabela de honorários do médico. O serviço "incidente" deve fazer parte do tratamento normal do paciente. O médico deve ter realizado o primeiro serviço e continuado ativamente envolvido no tratamento. Embora o médico não precise estar na sala em que o serviço é realizado, deve estar na área imediata, fornecendo supervisão direta. Isto também deve ser claramente indicado no prontuário do paciente. Os códigos da CPT® mais comuns nos serviços de alergia são discutidos adiante.

95004: Este código é usado nos *prick tests* com alérgenos aéreos ou alimentares. O número de unidades atribuídas a esse código corresponde ao número de antígenos e controles testados. Os laudos e a interpretação do médico estão incluídos neste código.

> Em um *prick test* com 10 antígenos mais os controles positivo e negativo, o código 95004 seria cobrado por 12 unidades.

95024: Este código é usado para testes intradérmicos com uma única diluição de alérgeno ou controle; o número de unidades corresponde ao número de testes realizados. Novamente, a interpretação e os relatórios estão incluídos neste código. Em caso de realização simultânea de teste de puntura cutânea e teste intradérmico, o código 95004 pode também ser inserido na cobrança.

95027: Este código é usado para testes intradérmicos com várias diluições de um alérgeno ou controle; o número de unidades corresponde ao número total de testes realizados, incluindo interpretação e laudos. Determinados planos de saúde não reembolsam 95027 e a equipe de cobrança saber disso para evitar que o pedido seja negado.

> Se o teste de diluição intradérmica fosse realizado com dois antígenos em quatro diluições cada, 95027 seria cobrado por 8 unidades.

95115: Este código é usado para uma administração de imunoterapia injetável e não inclui o fornecimento de extratos de alérgenos. Não há unidade atribuída a este código.

95117: Este código é o mesmo que 95115, exceto que mais de uma injeção de imunoterapia é administrada. Esses códigos (95115 e 95117) nunca podem ser cobrados juntos. Não há unidades atribuídas a este código.

95165: Este código abrange os serviços profissionais de supervisão e preparo de um frasco de imunoterapia. É cobrado assim que o frasco é preparado, geralmente um dia em que o paciente não está na clínica e nenhum outro serviço de teste ou tratamento está sendo realizado. Para um frasco de 5 mL, o número de unidades depende da dose "faturável". Embora a dose de "tratamento" possa ser de 0,5 mL, o Medicare e alguns outros planos de saúde usam 1 mL como dose "faturável" e, portanto, cinco unidades serão cobradas por este serviço. Outros planos de saúde permitem o uso de 0,5 mL como dose "faturável" e, nesse caso, 10 unidades são cobradas. A equipe de cobrança deve consultar cada plano de saúde para esclarecimento de suas políticas específicas.

47.3 Requisitos de Supervisão

Nos Estados Unidos, o Medicare requer supervisão médica direta dos serviços de teste de alergia. Os serviços de testes cutâneos para diagnóstico de alergia devem ser relatados com o nome do médico supervisor local e o número do *National Provider Identifier* (Identificador de Prestadores Nacionais, NPI). Os enfermeiros não podem cobrar pelos testes cutâneos. Esses profissionais podem fazer a cobrança com seu próprio NPI de qualquer teste que realizem pessoalmente, mas não podem supervisionar outro enfermeiro ou técnico em enfermagem que realiza o exame. Como os requisitos relativos a quem pode cobrar pelos serviços de alergia e em que nível variam entre os estados norte-americanos, é prudente esclarecer os detalhes na localidade da clínica.

47.3 Requisitos de Supervisão

O Medicare também exige que um médico ou outro profissional de saúde qualificado supervisione de maneira direta a imunoterapia contra alergias, inclusive injeções e preparo de frascos. O serviço é relatado com o nome e o número do NPI do supervisor local. O preparo de frascos é cobrado (com o código 95165) na data de sua realização, usando o nome e o número do NPI do provedor local. De acordo com os requisitos do Medicare, esses serviços não podem ser cobrados por um médico que não esteja fisicamente na clínica (ou seja, um cirurgião no centro cirúrgico) quando o serviço é realizado.

Pérolas Clínicas M!

- Certifique-se de discutir/ensinar os códigos da CPT que passarão a ser utilizados com a adição dos serviços relacionados com a alergia para a equipe de cobrança.
- Os serviços relacionados com a alergia são "incidentes", ou seja, o profissional responsável não precisa estar diretamente na sala de exame/tratamento, mas deve estar em uma área adjacente. Isso também se aplica a serviços de preparo de frascos de alérgenos ou imunoterapia.
- Os testes são cobrados por códigos da CPT por número de unidades/testes e incluem os controles.
- Os códigos de injeção não incluem unidades.
- Os frascos de injeção podem ser cobrados pelo número de doses "faturáveis" de 1 mL ou doses de "tratamento". Certifique-se de verificar com cada plano de saúde para que a equipe de cobrança envie os pedidos corretos.

Índice Remissivo

Entradas acompanhadas por um *f* em itálico ou **q** em negrito indicam figuras e quadros, respectivamente.

A

Ácaro(s)
  da poeira, 29
    alérgenos criados, 29
    doméstica, 98, 162
      extrato alergênico, 162
    mensurações de, 98
    funcionam?, 98
    visão de um, 30*f*
Acupuntura
  no tratamento
    das alergias, 136
    Medicina Tradicional
      Chinesa, 136
    riscos e efeitos
      colaterais, 136
Adenotonsilectomia, 39
Alérgenos
  inalantes
    árvores, 22
      assunto sério, 22
        quais árvores têm
          extratos alergênicos
          padronizados?, 25
        quais árvores têm os
          principais alérgenos
          conhecidos?, 25
        polinização das
          árvores, 23
        tipos comuns de
          árvores alergênicas
          na América
          do Norte, 22
      pérolas clínicas, 25
      problemas com
        na primavera, 22
    epidérmicos
    e pelos de animais, 29
      assunto sério, 29
        alérgenos
          maiores que são
          conhecidos, 30
        alérgenos potenciais
          encontrados
          o ano todo, 29
        epidérmicos e pelos
          de animais
          apresentam
            extratos de
              alérgeno
              disponíveis, 31
        informações sobre
          ácaros da poeira, 29
        assentam em
          mim, 29
        pelo de animais de
          estimação, 30
        poeira e, 29
      ervas daninhas, 32
        assunto sério, 32
          alérgenos maiores
          conhecidos, 36
          comuns, 34
          extratos alergênicos
            padrão disponíveis, 36
          famílias, 34
          "impostoras", 34
          polinização, 34
          tipos mais comuns de
            alérgenos na América
            do Norte, 32
        piores, 32
      gramíneas, 15
        assunto sério, 15
          destaques de alérgenos
            de gramíneas, 18
          extratos de alérgeno
            não padronizados, 16
            padronizados, 16
          gramíneas alergênicas
            mais comuns, 20
          pólen
            o que é
              exatamente?, 18
          postulados de
            Thommen
            quais são?, 17
          quando as gramíneas
            se polinizam?, 19
          que tipos de plantas
            produzem polens
            alergênicos?,
          reação cruzada
            o que é?, 16
          revisão rápida, 15
          o que é um
            alérgeno?, 15
          o que é um
            antígeno?, 15
          no verão, 16
        pérolas clínicas, 20
      mofo, 26
        assunto sério, 26
          alergia, 26
          alergênicos comuns, 27
          alérgeno padrão
            conhecido, 28
          alérgenos maiores
            conhecidos, 27
          esporos podem te
            derrubar, 26
          prevenção, 98
Alergia
  a inalantes
  alimentar, 200
    alérgenos alimentares, 201
    classificação, 201
    contaminantes tóxicos, 202
    definição, 200, 201
    estudo Aprendizado
      Precoce sobre a Alergia ao
      Amendoim (LEAP), 200
    gastroenteropatias, 202
    manejo, 200
    reações adversas, 202
    reações alérgicas, 200
    reações imunológicas, 202
    sintomas, 202
    tratamento, 203
      epinefrina, 203
      imunoterapia, 203
      terapias coadjuvantes, 203
  a mofo, 26
  anti-histamínicos para, 107
  à penicilina, 188
  coletas de dados
    e questionário para
      pacientes, 41
      usar ou não, 41
  comorbidades
    associadas à, 39
  creme dental para, 165
  diagnóstico de, 40
    diferencial, 48
      imitadores e
        impostores, 48
    exame cutâneo, 52
      condições que
        influenciam o, 52
    exame físico, 44
    história da, 38
      cirúrgica pregressa, 39
      da doença atual, 38
      familiar/social, 40
      medicações, 39
      patológica pregressa
        elementos da, 39

Índice Remissivo

leucotrienos na, 115
sintomas de, 32
  tipos de, 40
  teste cutâneo de, 69
  planilhas
    com respostas, 216
  versus
    sensibilização, 9
Allergic Rhinitis in Asthma (ARIA), 6
Amaranthaceae, 35**q**
Ammi visnaga, 119
Anafilaxia, 160, 176
  administrar epinefrina, 176
  casos de, 152
  espere o melhor, 182
  kit de, 179*f*
  ocorrência de, 180
  prepare-se para o pior, 177
  prevenção, 176
  Prick test e, 58
  protocolo para, 178*f*
    doses de
      medicamentos, 181**q**
  reação sistêmica à, 153
  sinais e sintomas da, 180**q**
  sobre, 182
Antagonista
  de receptor
    de leucotrieno, 115
    quais são?, 116
Anthemideae, 32
Anticolinérgicos, 105
  classe de medicação, 105
  exemplos, 105
  por que e quando usar, 105
  quando o nariz parece uma torneira, 105
  riscos e efeitos colaterais, 106
    local, 106
    sistêmico, 106
  sintomas adequados para tratamento, 105
Antígenos
  testados
    no teste cutâneo, 57
Anti-histamínicos, 107
  e descongestionantes nasais, 104
  combinações entre, 104
  classe de medicação, 107
  exemplos, 108
  idades de uso, 109
  medicação para alergia, 107
  por que e quando usar, 108
  riscos e efeitos colaterais, 109
  sintomas adequados para tratamento, 107
    intranasais, 108
    oculares, 108
Área de Composição de Extratos Alergênicos (AECA), 248

Arundinoideae, 18
Árvores
  alérgenos conhecidos, 25
  alérgenos inalantes, 22
    angiospermas, 24**q**
    gimnospermas, 24**q**
  com extratos alergênicos disponíveis, 25
Ascomycota, 26
  família, 26
Asma, 194
  controle da, 195
  entendimento futuro da, 198
  espirometria, 52
  exacerbação da, 185
  mais do que apenas um chiado, 194
  manejo
    orientações para o, 196*f*
  não diagnosticada, 198
  o quanto pode ficar grave, 194
  orientações
    para avaliação, 195*f*
  terapia
    ajustes da, 197*f*
  tratamento, 197
Astereae, 32, 35**q**
  família, 32
Avaliação Global da Gravidade da Alergia, 42**q**

B

Baccharis
  espécie, 33
Bambusoideae, 18
  família, 18
Bandeja Dipwell, 64
Baratas
  como controlar
    para evitar os sintomas alérgicos, 99
Basidiomycota, 26
  família, 18
Basófilos
  células, 4
Benralizumabe, 132
  administração, 132
  definição, 132
  dosagem, 132
Betabloqueadores
  uma palavra especial sobre, 55
  nos testes cutâneos, 55
  riscos e benefícios, 55
Brasscaceae, 34
  família, 34
Brometo de Ipratrópio, 105
Budesonida
  no tratamento da esofagite eosinifílica, 207, 208
Butterbur, 137
  planta, 137

C

Capim-Rabo-de-Rato, 161
  dose, 162
  extrato do, 162
    alergênicos mistos, 162
  indicações, 161
Carvalho, 25*f*
Cedro
  das montanhas, 23*f*
Cefalosporinas, 188
Células
  apresentadoras
    de antígenos, 3
  B, 3
  basófilos, 4
  eosinófilos, 4
  imunoglobulinas, 3
  mastócitos, 3
  T, 3
  T-*helper*, 3
    tipo 1, 3
    tipo 2, 3
  T regulatórias, 3
Chenopod, 33
  família, 33
Chenopodiaceae, 33, 35**q**
  família, 33
Classificação
  de Gell e Coombs, 188
Clínica
  montagem da, 252
    adicionar diagnóstico e tratamento
      à prática médica, 252
      o que significa?, 252
    aquisição
      de suprimentos, 260
      diluente, histamina e glicerina, 262
      dispositivos para *Prick tests*, 260
      estantes para frascos de teste
        e tratamento, 260
      extratos de alérgenos, 261
      frascos de vidros, 263*f*
        com ou sem diluente, 262
      outros materiais, 262
      seringas, 260
    documentação, 263
    equipamentos
      necessários, 258
      cadeira, 258
      coletores de materiais perfurocortantes, 259
      geladeira, 258
      kit/carrinho de emergência, 259
    fatores a considerar, 253

preparo da clínica, 254
    espaço a oferecer
        preparo do, 256
    serviços a oferecer, 254
    treinamento
        em alergia, 254
Cobrança, 271
    informações principais, 271
    requisitos de supervisão, 272
Coleta de Dados, 41
    e questionário para
        pacientes, 41
    diferença entre, 41
    o básico, 41
    os instrumentos, 42**q**
    pérolas clínicas, 43
    sugestões, 42
    usar ou não, 41
Comprimidos
    Sublinguais, 160
        aplicações práticas dos, 160
        candidato aos, 160
        canibalismo do
            novos pacientes, 164
        disponíveis nos Estados
            Unidos, 161
                ácaro da poeira
                    doméstica, 162
                capim-rabo-de-rato, 161
                comum a todos, 162
                erva-de-Santiago, 162
        em busca de unicórnios, 160
Concha Nasal
    aumento de volume da, 46*f*
Congestão Nasal
    tratamento da, 102
Conjuntivite
    alérgica, 6
Conservantes, 140
Corticosteroides, 111
    classe de medicação, 111
    exemplos dessa classe, 111
    idade de uso, 113
        intranasais, 113
        oculares, 113
        orais, 113
    importância, 111
    injetáveis
        cautela nas
            preparações de, 113
        por que e quando usar, 112
        intranasais, 112
        oculares, 112
        orais, 112
    riscos e efeitos colaterais, 112
        intranasais, 112
        oculares, 113
        orais, 112
    sintomas adequados para
        tratamento, 111
        intranasais, 111
        oculares, 111
        orais, 111

Controle Primário de
    Engenharia, 248
Creme Dental
    para alergia, 165, 167
Cromolina, 119
    definição de, 119
    mecanismo de efeito da, 119
    produtos à base de, 120
        modo de usar, 120
    símiles, 120
Cryptococcus
    levedura, 26
Cryptomeria japonica, 22

D

Dedos Enluvados
    teste de, 250
        necessidade do, 250
Degranulação
    prevenção da, 119
Dermatite
    atópica, 126, 210
        cuidados e reparo
            da barreira cutânea, 211
            emolientes, 211
            identificação e controle
                dos desencadeantes,
                211
        mais do que superficial, 210
        comorbidades, 210
        definição, 210
        etiologia, 210
        tratamento da
            anti-inflamatórios
                tópicos, 211
            futuro do, 212
                dupilumabe, 212
                    ensaios clínicos, 212
            terapia sistêmica, 211
    de contato, 52
Dermatophagoides farinae, 98
*Dermatophagoides
    pteronyssinus*, 98, 153
Dermografismo, 52
    causa, 52
    tipo de urticária física, 52
Descongestionantes
    intranasais, 102
        riscos e efeitos
            colaterais, 103
    oculares, 102
        riscos e efeitos
            colaterais, 103
    orais, 102
        riscos e efeitos
            colaterais, 103
Diagnóstico
    Diferencial
        imitadores
            e impostores, 48
Dispositivo de Puntura
    Cutânea (SPD), 60
        bandeja Dipwell, 60

Doença do Refluxo Esofágico
    (DRGE), 206
Dupilumabe, 132
    definição, 132
    indicações, 132
        na asma moderada, 132
        no tratamento
            da esofagite, 132

E

Endpoints, 139, 140
Enfermagem
    escolha e
        treinamento da, 268
        formação da equipe, 268
Ensaio Imunoenzimático
    (ELISA), 16
Eosinófilos
    células, 4
Epinefrina
    administração, 182
    indicações, 182
        episódios de anafilaxia, 182
    sobre, 182
Ervas Daninhas
    alérgenos inalantes, 32
        as piores, 32
        comuns, 34
        extratos alergênicos
            padrão disponíveis, 36
        "impostoras", 34
        mais conhecidos, 36
        menores
            famílias de, 34
        quando polinizam, 34
        tipos comuns de
            na América do Norte, 32
Erva-de-Santiago, 162
    comprimido
        do extrato de, 162
    dose, 162
Escore de Controle da
    Rinoconjuntivite
    Alérgica, 42**q**
Escore de Sintomas de Rinite
    Alérgica, 42**q**
Escore Total de Sintomas
    Nasais, 42**q**
Espirometria
    teste de, 185
Esporos
    podem te derrubar, 26
Esofagite
    eosinofílica (EoE), 205
        achados endoscópicos, 207
        biópsias, 207
        apresentação clínica, 206
            sintomas, 206
                clássicos, 207
        informações, 205
            definição, 205
        manejo, 207

Índice Remissivo

tratamentos
  farmacológicos, 207
    budesonida, 208
      dilatação periódica, 208
    o que ainda
      não sabemos?, 205
      testes para alérgenos, 205
    o que sabemos?, 205
      desencadeadores, 205
      prevalência, 206
      associação, 206
      características, 206
Estabilizadores
  de mastócitos, 119
Exame Cutâneo
  condições que
    influenciam o, 52
    doenças, 52
    experiência da autora, 54
    medicamentos, 53
    palavra especial sobre
      betabloqueadores, 55
    pérolas clínicas, 55
    preparação
      para o sucesso, 52
    tipo de teste, 52
Exame Físico, 44
  achados no, 44**q**-45**q**
  nem tudo que faz espirrar é
    alérgico, 44
Extratos
  de alérgeno, 16
    não padronizado, 16
    padronizado, 16

F

Faringite
  alérgica, 6
Farmacoterapia
  descongestionantes, 102
    cautela, 102
    classe de medicamento, 102
    combinações
      de anti-histamínicos-
        descongestionantes, 104
      preparações orais, 104
      oculares, 104
    exemplos, 102
    por que e quando usar, 103
    riscos e efeitos
      colaterais, 103
    tratamento de quais
      sintomas, 102
Febre do Feno, 38
Fitoterapias, 136
  tratamento à base de plantas
    medicinais
      nas alergias, 136
      lista, 137**q**
Fluticasona
  no tratamento da esofagite
    eosinofílica, 207

Frasco(s)
  de dessensibilização
    progressiva, 155**q**
  de manutenção
    de imunoterapia
      sublingual, 155**q**
    duração dos, 158
Fungo(s)
  classificação, 26
  de-saco, 26
  reino dos, 26
    divisão do, 26

G

Gell e Coombs
  classificação de, 188
Glomromycota
  filo, 27
Gotejamento
  pós-nasal, 13
Grama
  rabo-de-gato, 19*f*
Gramíneas
  alergênicas
    mais comuns, 20
  alérgeno inalante, 15, 18
    pólen de, 15
    reação cruzada, 15
    subfamílias, 15
  bahia, 19
  polinização das, 19
  rabo-de-gato, 19

H

Heliantheae, 32
  família, 32
Higiene
  ambiental, 98
    coisa séria,98
      alergia a gato, 99
    baratas
      controlar para
        aliviar os sintomas
          alérgicos, 99
    mensurações de ácaros
      da poeira
        funcionam?, 98
    primavera e o pólen, 100
      como controlar?, 100
    prevenção, 98
Hipersensibilidade
  reações de, 3
Histaminas
  para teste intradérmico, 58*f*
  controle da, 77
História, 38
  cirúrgica pregressa, 39
  da doença atual, 38
  familiar/social, 40
  lista de sintomas, 38**q**
  medicações, 39
  patológica pregressa, 39
  pérolas clínicas, 40
  revisão de sistemas, 40

I

Imunidade
  adaptativa, 2
Imunobiológicos, 126
  imunoglobulina E, 126
    benralizumabe, 131
    dupilumabe, 132
    interleucina-4
      e interleucina-13, 132
    interleucina-5, 131
    lebrikizumabe, 132
    linfopoietina
      estromal tímica, 132
    mepolizumabe, 131
    omalizumabe, 126
    reslizumabe, 131
    tezepelumabe, 133
    tralokinumabe, 132
  interleucina-31, 133
    o que não sabemos?, 133
    nemolizumabe, 133
  introdução, 126
Imunoglobulina, 9
  E, 9
    específica, 9
      preparo de amostras
        para determinação, 242
      respostas, 243
    teste de, 225
      respostas, 226
    teste específico de, 88
      para alergia a inalantes, 88
        comparações entre os
          testes cutâneos
          e de IgE, 90
        interpretação, 92
        levando o soro
          a sério, 88
        o futuro dos testes, 93
        testando o
          "componente", 93
        outras vantagens e
          desvantagens, 92
        sensibilidade e
          especificidade, 91
        técnica para medir, 88
          etapa 1: incubação, 88
          etapa 2: primeira
            lavagem, 89
          etapa 3: rotulagem, 89
          etapa 4: segunda
            lavagem, 90
          etapa 5:
            mensuração, 90
Imunologia
  princípios básicos de, 2
    imunidade adaptativa, 2
    introdução, 2
    principais personagens, 3
    reações de
      hipersensibilidade, 2
    respostas imunes
      adaptativas, 2

tolerância e padrão de
resposta
do sistema imune, 4
uma palavra sobre a
simplificação
do sistema imune, 4
Imunoterapia
pela mucosa oral, 165, 227
antes de iniciar, 165
candidato, 166
caso de preparo de
material para, 244
respostas, 245
creme dental
para alergia, 165
eficácia, 168
misturar, 166
rotina, 165
uso, 167
subcutânea, 139, 227
básico, 139
coisa séria, 141
mistura de frascos, 141
como fazer, 143
passos, 143-144
concentração usada, 147
terapêutica, 137
conservantes, 140
endpoints
nova explicação, 140
usar ou não, 139
exemplos de receita, 141
para misturar, 144
próxima receita, 144
ferramentas de
comercialização, 141
injeção, 146
administração
da, 146, 146f
protocolos de
dessensibilização
progressiva
de injeções, 146
seleção de candidatos, 139
tempo de espera, 149
volume
da injeção
de manutenção, 149
sublingual, 150, 227
alternativas às injeções, 150
coisa séria, 150
como atua?, 151
eficácia, 151
evidências de, 151
melhor dose, 153
mistura do frasco, 154
duração, 158
por que a
imunoterapia?, 150
prática, 153
segurança, 152
material para
caso de preparo, 240
respostas, 241

Inalantes
alérgenos, 29
Inflamação pulmonar, 13
Injeções
administração de, 146
para alergia, 146
protocolos de
dessensibilização
progressiva de, 147, 148**q**
volume das, 149
Interleucina-4, 132
Interleucina-5, 131
atuação, 131
definição, 131

J

Juniperus ashe, 22i

L

Lebrikizumabe, 132
definição, 132
eventos adversos, 132
Leucotrieno
antagonismo
de receptor de, 115
coisa séria, 115
comparação com outras
medicações
para rinite alérgica, 117
condições alérgicas que
podem ser tratadas, 116
efeitos colaterais, 117
melhor forma de usar, 117
o que é o "inibidor" de
síntese?, 116
o que são
leucotrienos?, 115
preocupação
na alergia, 115
informação
interessante, 115
Linfopoietina
estromal
tímica, 132
definição, 132
Língua-de-ovelha
família *Plantaginaceae*, 34
Lycopodium, 34

M

Mastócitos
estabilizadores de, 119
coisa séria, 119
condições alérgicas, 120
cromolina
o que é?, 119
modo de usar
produtos à base de
cromolina, 120
o que há de positivo
sobre os
estabilizadores de
mastócitos?, 120
o que há de não positivo

sobre os
estabilizadores de
mastócitos?, 120
degranulação
prevenção da, 119
Mediadores
Inflamatórios, 14
Medicina Tradicional
Chinesa, 136
Medida de Resultado Relatado
pelo Paciente (PROM), 41
Mel
no tratamento
das alergias, 135
riscos e efeitos
colaterais, 136
Mepolizumabe, 131
definição, 131
indicações, 131
na asma grave, 131
Miniquestionário de QoL em
Rinoconjuntivite, 42**q**
Mofo
alérgenos inalantes, 26
assunto sério, 26
alergia a mofo, 26
o que é preciso saber
sobre, 26
extratos de alérgeno
padrão disponíveis, 28
mofos alergênicos
comuns, 27
mofos maiores
conhecidos, 27
esporos podem te
derrubar, 26
Monossensibilização
versus Polissensibilização, 170
tratamento, 170
implicações
financeiras, 172
tipos de
pacientes, 170, 171
tratar ou não tratar?, 170
Montelucaste, 116
Mucosa oral
imunoterapia pela, 165

N

Nasofaringe
vista endoscópica da, 47f
Nemolizumabe, 133
definição, 133
estudos sobre, 133

O

Olheira
alérgica, 45f
Omalizumabe, 126
alvo do, 126
aprovação do, 126
indicações, 126
uso, 131
Otoscópio, 190
bainha de, 191

Índice Remissivo

P

Paciente
  escolha de, 265
  considerações
    principais, 265
    montando o quebra-
      cabeças, 265
    precauções, 266
  monossensibilizado
    monoalérgico, 170
    paucialérgico, 170
    paucissensibilizado, 170
    pauciterapia, 171
    polialérgico, 171
    politerapia, 172
Pápula(s)
  definição de, 57
  medida, 63*f*, 66
  tamanho das, 63*f*
  registro
    no prontuário
      eletrônico, 63*f*
Pelos
  de animais
    de estimação, 30
    epidérmicos e, 29
    poeira e, 29
Penicilina
  alergia à, 188
    assunto sério, 188
    diagnóstico e
      testagem, 189
    história, 189
    informação chocante, 189
      como realmente fazer
        isso?, 189
      passo 1, 189
      passo 2, 190
      passo 3, 192
    medo e rotulagem, 188
Pezizomycotina
  família, 26
Prick Test, 62*f*, 189, 205
  caso prático de, 217, 219
    respostas, 218, 220
Planilhas
  de preparo de amostras, 227
    com respostas, 227
      para teste intradérmico
        com diluição, 288-230
        versão 1, 228
          respostas, 229
        versão 2, 230
          respostas, 231
      de material
        para imunoterapia
          sublingual, 240
          respostas, 241
      escalonadas
        versão 1, 232
          respostas, 234
        versão 2, 236
          respostas, 238
    para determinação de
      imunoglobulina E
      específica, 242
      respostas, 243
    para imunoterapia
      em mucosa oral, 244
      respostas, 245
    de teste de alergia
      com respostas, 216
Poeira
  e pelos de animais, 29
  ácaros da, 29
Pólen
  alergênico, 18
    plantas que produzem, 18
      angiosperma, 18
      gimnospermas, 18
  de bétula
    alergia ao, 88
  definição de, 18
  grãos de, 17*f*
  liberação de, 18
Polygonaceae, 34
  família, 34
Polinização
  das árvores, 23
Pooideae
  subfamília, 19
Postulados
  de Thommen
    quais são, 17, 20
Preparo de Produtos
  Manipulados
  Estéreis (CSPs), 248
Primavera
  problemas
    com árvores na, 22
    sintomas de alergia, 22
Pteridófitos esporulados, 34
  definição, 34
Puntura
  teste cutâneo, 56

Q

Questionário(s)
  de QoL em
    Rinoconjuntivite, 42**q**
  para pacientes, 41
    coleta de dados e, 41

R

Reação cruzada, 15
  ocorrência da, 17
    nas ervas daninhas, 17
  o que é?, 16
Receita
  exemplo de, 141, 144
Reino
  Fungi, 27
Reslizumabe, 131
  definição, 131
  dose, 131
  indicações, 131
Respostas
  Imunes Adaptativas, 2
Rinite
  alérgica, 6
    antagonistas do receptor
      de leucotrieno e a, 117
    definições e
      classificações, 6
    chaves para o sucesso, 6
    diagnóstico, 6
    gravidade, 8
    sistema de classificação
      não tão perfeito, 6
      intermitente, 7
      perene, 7
      persistente, 8
      relacionado com a
        exposição, 7
      sazonal, 7
  eritema na, 46*f*
  gestacional, 49
    tratamento, 49
  induzida
    por medicamentos, 49
      associados, 49
    medicamentosa, 49
      causa, 49
  mista, 13
  não alérgica, 13
    incidência, 48
    sintomas, 48
  química, 49
  relacionada com a idade, 48
    queixas, 48
    sintomas, 48
  viral, 48
    definição, 48
    duração, 48
    sintomas, 48
    tratamento da, 116

S

Sensibilização
  versus
    Alergia, 9
      assunto sério, 9
      conduta errônea, 11
      enigma mais
        interessante, 9
      última frustração, 11
Síndrome
  da Alergia Oral, 17
Síntese
  "inibidor" de, 116
Sinusite
  crônica, 14
Sistema Imune
  simplificação do, 4
    uma palavra sobre a, 4
  tolerância
    e padrão de resposta do, 2
Solução Salina Fenolada
  Normal (PNS), 70
Sprays Nasais
  anticolinérgicos, 105

T

Tasneira, 33f
  pequena, 36
Técnica Asséptica de
  Manipulação, 249
  avaliação da, 250
Terapias
  combinadas, 122
    coisa séria, 122
    combinações, 123**q**-124**q**
    o que são?, 122
    pontos fortes, 122
    trabalhando junto, 122
T-*Helper*
  células, 2
Teste
  cutâneo
    de alergia
      com respostas
        planilhas de, 216
          caso de
            Prick test 2, 219
            respostas, 220
          caso de teste de
            imunoglobulina E
            específica, 225
            respostas, 226
          caso de teste
            intradérmico
            com diluição, 221
            respostas, 222
          caso de teste
            quantitativo
            modificado, 223
            respostas, 224
          caso prático de
            Prick test 1, 217
            respostas, 218
    intradérmico, 69
      coisa séria, 69
      com diluição, 221
        respostas, 222
        versão 1, 228
          respostas, 229
        versão 2, 230
          respostas, 231
      ferramentas de
        trabalho, 71
      informações
        chocantes, 71
      preparação dos
        controles, 77
      preparação de
        diluições, 71
        etapa 1, 74
        etapa 2, 74
        etapa 3, 75
        etapa 4, 75
        etapa 5, 75
        etapa 6, 76
      penetrando na pele do
        paciente, 69
      técnica de teste
        diluicional
        intradérmico, 81
      técnica de teste
        intradérmico
        único, 78
        etapa 1, 78
        etapa 2, 78
        etapa 3, 78
        etapa 4, 80
        etapa 5, 80
        etapa 6, 80
        etapa 7, 80
      medicamentos que
        influenciam o, 53, 54**q**
      medicamentos que não
        influenciam o, 53
      medicamentos que podem
        influenciar o, 53
      técnicas combinadas, 84
        coisa séria, 84
        como fazer, 85
          protocolo de teste
            quantitativo
            modificado, 85
            etapa 1, 86
            etapa 2, 86
            etapa 3, 86
            etapa 4, 86
            etapa 5, 86
        informação
          interessante, 84
    de avaliação do controle da
      rinite, 42**q**
    de controle de rinite
      alérgica, 42**q**
    de espirometria, 185
    de provocação brônquico, 13
    diluicional intradérmico, 84
    específico de
      imunoglobulina E
      para alergia a inalantes, 88
    puntura (*Prick Test*), 56
      como fazer o exame, 58
      considerações
        importantes, 56
        bom candidato para o
          teste, 56
        materiais necessários, 58
      onde faço o teste?, 57
      o que é controle
        negativo?, 57
      o que é pápula?, 57
      o que é controle
        positivo?, 57
      o que é um teste
        negativo?, 57
      o que indica?, 57
      o que é um teste
        positivo?, 56
      o que indica?, 56
      o que o teste me diz?, 56
      o teste pode causar
        anafilaxia?, 58
      quais são os antígenos
        testados?, 57
      quanto tempo
        demora?, 56
      quando posso ver o
        resultado?, 56
      você precisa de controle
        negativo e controle
        positivo?
        por quê?, 57
      informações
        interessantes, 56
      técnica com dispositivo de
        puntura múltipla, 64
        etapa 1, 64
        etapa 2, 64
        etapa 3, 64
        etapa 4, 66
        etapa 5, 66
        etapa 6, 66
        etapa 7, 67
      técnica com dispositivo de
        puntura única, 59
        etapa 1, 59
        etapa 2, 60
        etapa 3, 60
        etapa 4, 63
        etapa 5, 63
        etapa 6, 64
        etapa 7, 64
      quantitativo modificado, 84
        caso de, 223
          respostas, 224
        protocolo de, 85
          fluxograma, 87f
    radioalergoabsorvente
      (RAST), 16
Thommen
  postulados de
    quais são, 17, 20
Tralokinumabe, 132
  definição, 132
Tratamentos
  alternativos, 135
    acupuntura, 136
      riscos e efeitos
        colaterais, 136
    fitoterapias, 136
      riscos e efeitos
        colaterais, 137
    mel, 135
      riscos e efeitos
        colaterais, 136
    mente poderosa, 135
Trezepelumabe, 133
  definição, 133
Turbinectomias, 39

U

Urgências
  e emergências, 184
    cavalo com listras, 184

Índice Remissivo

dor no peito
  hipoglicemia
    sintomas não relacionados com a anafilaxia, 186
  exacerbação da asma, 185
  reação vasovagal, 185
  reações locais, 184
    imediatas, 184
    retardadas, 184
  urticária
    isolada, 186
Urticaceae, 34
  família, 34
Urticária
  isolada, 186
  sintomas, 186
  surto agudo de, 186
  tratamento, 186
USP <797> e Manipulação, 248
  nova versão, 248
  onde a manipulação dos produtos é feita?, 249
  o que é?, 248
  responsável pelo preparo, 248
  técnica asséptica de manipulação, 249
    avaliação da, 250
  teste dos dedos enluvados, 250
    necessidade do, 250

V

Via Aérea Unificada
  conceito de, 13
    como isso pode funcionar, 13
    gotejamento pós-nasal, 13
    pode causar inflamação pulmonar?, 13
    o que é, 13
    pérolas clínicas, 14
    por que é importante?, 14

Z

Zafirlucaste, 116
Zuleuton, 116